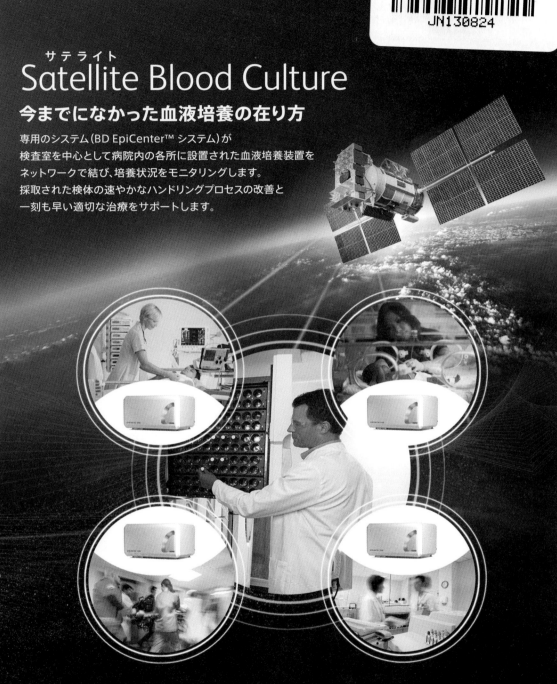

Satellite Blood Culture
サテライト
今までになかった血液培養の在り方

専用のシステム（BD EpiCenter™ システム）が検査室を中心として病院内の各所に設置された血液培養装置をネットワークで結び、培養状況をモニタリングします。採取された検体の速やかなハンドリングプロセスの改善と一刻も早い適切な治療をサポートします。

日本ベクトン・ディッキンソン株式会社
本社：〒107-0052 東京都港区赤坂4-15-1 赤坂ガーデンシティ
カスタマーサービス TEL：0120-8555-90 FAX：024-593-3281

bd.com/jp/

© 2018 BD。BD、BDロゴおよびその他の商標はBecton, Dickinson and Companyが所有します。

エキスパートに学ぶ
Sepsis 敗血症バンドル

特集編集　松田直之

日本版敗血症診療ガイドライン 2016 の使い方

●Guidelines Now

日本版敗血症診療ガイドラインの使い方	江木盛時	657
ケーススタディ 1　劇症型肺炎球菌肺炎の一例	松嶋　暁	663
ケーススタディ 2　汎発性腹膜炎の一例	小林誠人	671
ケーススタディ 3　尿路感染症による敗血症性ショックの一例	大野博司	677

基礎編　敗血症の病態概念と管理システム

敗血症の病態生理	松原庸博, 梅村　穣, 小倉裕司	687
敗血症の定義と診断	松田直之	697
敗血症の重症度評価	豊﨑光信, 藤島清太郎	705
敗血症における Rapid Response System	中川雅史	713

実践編　敗血症の管理ポイント

バイタルサインのモニタリング	森松博史	719
感染防御策の徹底	土手健太郎，南立秀幸，関谷慶介	723
抗菌薬の選択・変更・中止と微生物検査	井口光孝	729
敗血症における鎮痛・鎮静	鶴田良介	742
敗血症の初期蘇生	藤田基生，宮川乃理子，久志本成樹	749
敗血症における呼吸管理	貫和亮太，藤野裕士	753
敗血症における腎機能管理と血液浄化法	上野昌輝，松田兼一，森口武史	765
敗血症における播種性血管内凝固の管理	早川峰司	773
敗血症における栄養管理のポイント	海塚安郎	781
敗血症におけるリハビリテーション	飯田有輝，高橋哲也	793
小児の敗血症で気をつけること	中川　聡	801
エコーのベッドサイドでの積極的利用	吉田拓也，西周祐美，野村岳志	807

トピックス編　敗血症ホットライン

敗血症のバイオマーカー	細川康二，志馬伸朗	815
敗血症に対するステロイド療法	宮本昇太郎，垣花泰之	820
免疫グロブリン	升田好樹，赤塚正幸，巽　博臣	825
中心静脈カテーテルの医療安全：安全な挿入と管理	貝沼関志，竹田道宏	833
展望　敗血症のグローバリズム―Global sepsis Alliance の役割―	松嶋麻子	839

注意 本書記載の薬剤の処方に際しましては，必ず添付文書などをご参照のうえ，読者ご自身で十分な注意を払われますようお願い致します。

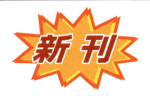

救急・集中治療
Vol 30 No 4 2018

エキスパートに学ぶ
神経集中治療

特集編集　黒田　泰弘

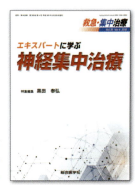

B5判／本文192頁
定価（本体6,200円＋税）
ISBN978-4-88378-557-5

目　次

- ●Introduction
  - ・総論：脳の酸素需給バランスの確保のために
- ●Guidelines Now
  —エビデンスに基づき改訂されるガイドライン—
  - ・神経集中治療ガイドラインのtopic
- ベーシック編
  - ●Case study　典型症例と診療のポイント
    - ・Case 1
      心原性心停止，PCAS，TTM：典型症例と診察のポイント
    - ・Case 2
      重症くも膜下出血：典型症例と診察のポイント
  - ●Q&A
    - ・FOURスコアによる意識レベル評価のコツ
    - ・集中治療で役立つ，脳神経反射，神経所見の取り方とそのコツ
    - ・脳波：基礎編．脳波の基本，救急外来やICUでの脳波モニタリング方法とその利用法について
    - ・教えてください！ てんかん，痙攣，てんかん重積の違い
    - ・体温管理療法で使用する鎮静薬／鎮痛薬／筋弛緩薬は通常のICUでの重症患者の鎮静・鎮痛とどこが違うのですか？
- ・体温管理療法におけるシバリングの評価と防止方法について
- ・脳酸素飽和度モニタリング
- ・頭蓋内圧の意味，正常値，そのモニタリング，モニタリングの注意点
- ・重症頭部外傷における頭蓋内圧亢進状態に対してどのように対処すべきか？
- ・脳神経ドプラ法による脳血流速度測定方法，特にくも膜下出血における脳 vasospasm の評価方法
- アドバンス編
  - ・脳波判読のプロフェッショナルになるために
  - ・非痙攣性てんかん重積状態
  - ・心停止後症候群に対する体温管理療法の適応条件
  - ・心拍再開後昏睡状態の患者に対する体温管理療法の前提となる全身管理の方法
  - ・くも膜下出血の神経集中治療：特に電解質異常とその対策
  - ・くも膜下出血における遅発性脳虚血の予防および治療
- トピックス編 —その常識は正しいか？—
  - ・敗血症性関連脳障害って何？
  - ・神経集中治療とPICS—PICSとPIICS：生体侵襲制御と神経集中治療—

総合医学社　〒101-0061　東京都千代田区神田三崎町1-1-4
TEL 03(3219)2920　FAX 03(3219)0410　http://www.sogo-igaku.co.jp

エキスパートに学ぶ
Sepsis 敗血症バンドル

　敗血症（Sepsis）は，感染症により，炎症と臓器傷害が進行する病態です．この敗血症の定義は，菌血症と同義ではなく，感染症により全身性炎症が進行する病態として，1992年に Sepsis-1，2003年に Sepsis-2 の定義と診断が公表されました．そして，2016年，敗血症は Sepsis-3 として，感染症により臓器不全が進行する病態と変更され，重症度は従来の重症敗血症の区分がなくなり，敗血症と敗血症性ショックの2区分となりました．Sepsis-3 では，敗血症は感染症により生命を脅かす重篤な臓器傷害が進行する状態と定義され，Sepsis-1 および Sepsis-2 の重症敗血症にあたるものです．また敗血症性ショックは，輸液と血管作動薬に反応しない急性循環不全として，乳酸値≧2mmoL/L の細胞障害および代謝異常であると定義されました．

　世界保健機構は，2017年5月26日の World Health Assembly（世界保健総会）で，敗血症を当面の解決すべき重要な医療課題として議決しました．そして，2018年5月5日より，毎年，5月5日を手指衛生の日，クリーンハンドの日として，接触感染予防策の徹底として手指衛生キャンペーンを実施する方針を示しました．この敗血症の管理では，敗血症の早期発見と早期治療が必要です．早期発見のためには，感度の高い Sepsis-1 の定義である全身性炎症反応症候群の概念は重要です．その上で，qSOFA は感染症による臓器不全や生命予後の危険に対する特異度を高めたものです．治療においては，敗血症病態の進行を後追いをするのではなく，未然に防ぐための管理ポイントをバンドル（診療の束）として理解しておくことが必要です．

　日本版敗血症診療ガイドラインは，このような敗血症診療を支えるものとして作成され，2016年に診療エビデンスに基づくものとして改定されています．本書では，まず，ケーススタディとして，日本版敗血症診療ガイドラインの使い方を紹介して頂きました．そして，管理に必要な内容を基礎編として整理しました．実践編として，敗血症管理のポイントをバンドルとして理解して頂きたいと考えています．そして，最後に，敗血症に関する有用な情報としてのホットラインとしてトピックスをまとめました．敗血症による臓器傷害の進行を阻止するために，本書および日本版敗血症診療ガイドライン 2016 をお役立て下さい．

特集編集　**松田　直之**　名古屋大学大学院医学系研究科 救急・集中治療医学分野

好評発売中

救急・集中治療
Vol 30 No 3 2018

エキスパートに学ぶ
ショック管理のすべて

特集編集　垣花　泰之

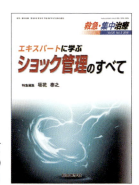

B5判／本文160頁
定価（本体5,600円＋税）
ISBN978-4-88378-556-8

目　次

- ●Introduction
  - ・ショックの歴史的概観
- ベーシック編
- ●Q&A
  - I. 知っておきたいショックの病態生理と臓器障害
    1. 血管内皮と微小循環障害
    2. 組織低酸素・組織酸素代謝障害
    3. 血管透過性と内皮グリコカリックス
  - II. ショックの定義，病態と分類
- アドバンス編
  —重症患者のショック管理をワンランクアップさせるために—
  - I. 各種ショックの病態生理と臓器障害
    1. 循環血液量減少性ショック
       a) 出血性（外傷性）ショックの診断と治療
       b) 非出血性循環血液量減少性ショック
    2. 心原性ショック
    3. 心外閉塞性ショック
    4. 血液分布異常性ショック
       a) 敗血症性ショック
       b) アナフィラキシーショック
       c) 神経原性ショック
  - II. ショック・臓器障害治療の実際
    1. ショックに伴うARDSと呼吸管理
    2. ショックに伴うAKIと血液浄化療法
    3. ショックに伴うDICと治療戦略
    4. ショックにおける薬物治療
       a) 心原性ショックの薬物療法
       b) 敗血症性ショックの薬物療法
    5. ショックにおける栄養管理
- トピックス編　—その常識は正しいか？—
  1. ショックとβレセプター
     —β₃受容体と敗血症についての考察—
  2. ショックと水素ガス吸入療法

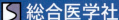
総合医学社
〒101-0061　東京都千代田区神田三崎町1-1-4
TEL 03(3219)2920　FAX 03(3219)0410　http://www.sogo-igaku.co.jp

特集 エキスパートに学ぶ Sepsis 敗血症バンドル

Guidelines Now

日本版敗血症診療ガイドラインの使い方

神戸大学大学院医学研究科 外科系講座 麻酔科学分野 江木盛時（えぎもりとき）

■ 1. 日本版敗血症診療ガイドライン（J-SSCG）2016の発刊

　敗血症は，感染を契機に全身状態が重篤化する疾患であり，あらゆる年齢層が罹患する．敗血症診療は近年10〜20年の間でも大きく変化し，急性期医療の中でも急速にアップデートを繰返している領域である．敗血症は，日常，外来，病棟，救急，集中治療とさまざまな場所で発生するため，急性期のエキスパートだけでなく，一般臨床家によってもその初期治療が行われることが多い．敗血症は，発症早期からの迅速かつ適切な全身管理を必要とするため，その診療体系は，非常に幅広い領域が含まれる．

　敗血症診療の診療支援を行うために，国際的ガイドラインであるSurviving Sepsis Campaign Guideline（SSCG）が2004年以降4年ごとに発刊され，第4版であるSSCG2016が報告されている．我が国でも日本の保険制度や診療体系も包括的に考慮した日本版敗血症診療ガイドライン2012が報告され，第2版である日本版敗血症診療ガイドライン2016（J-SSCG2016）[1,2]が発刊されている．

■ 2. J-SSCG2016の作成体制

　幅広い診療体系をカバーするために，19名の委員と52名のワーキンググループメンバーならびに両学会の担当理事2名の73名で構成された．領域として，敗血症の定義と診断，感染症の診断，抗菌薬治療，画像診断，感染巣に対する処置，初期蘇生と循環作動薬，呼吸管理，栄養管理，ステロイド，DIC対策，AKI・急性血液浄化療法，免疫グロブリン，鎮痛・鎮静・せん妄，PICS・ICU-AW，体温管理，血糖コントロール，輸血，DVT対策，小児患者の管理を揃え，合計19領域，89臨床課題（clinical question：CQ）を含んだガイドラインとなった．

■ 3. J-SSCG2016における各領域

　定義と診断におけるCQは，①敗血症の定義は？　②敗血症の診断と重症度分類は？　③敗血症診断のバイオマーカーとして，プロカルシトニン（PCT），プレセプシン（P-SEP），インターロイキン-6（IL-6）は有用か？　の3つである．近年，報告されたSepsis-3の新定義を解説したうえで，感染のバイオマーカーに有用性に関し，重症および非重症患者のそれぞれにおいて評価し，推奨が提示されている．

　感染の診断におけるCQは，①血液培養はいつどのように採取するか？　②血液培養以外の培養検体は，いつ何をどのように採取するか？　③グラム染色は培養結果が得られる前の抗菌薬選択に有用か？　の3CQである．敗血症診療の初期において抗菌薬投与前に適切な培養が提出されていることは後々の抗菌薬使用に大きな重要性を持つことが知られており，J-SSCG2016

でも培養に関する推奨が提示されている．

①感染巣診断のために画像診断は行うか？②感染巣が不明の場合，早期（全身造影）CTは有用か？の2つである．我が国は世界でも有数のCTを有する国であり，多くの施設でCT撮像が可能となる．各々の感染巣に対し有効な画像診断の表が提示されており有用である．

感染源のコントロールにおけるCQは，①腹腔内感染症に対する感染源コントロールはどのように行うか？②感染性膵壊死に対する感染源のコントロールはどのように行うか？③敗血症患者で血管カテーテルを早期に抜去するのはどのような場合か？④尿管閉塞に起因する急性腎盂腎炎による敗血症の感染源のコントロールはどのように行うか？⑤壊死性軟部組織感染症に対する感染源のコントロールはどのように行うか？の5つである．一般的に感染巣のコントロールは可及的速やかに行うべきであるが，感染性膵壊死に関してはその場合にあてはまらないケースがあることが示されており，本疾患に伴う敗血症診療にあたる際には参考にすべき推奨が提示されている．

抗菌薬治療におけるCQは，①抗菌薬を1時間以内に開始すべきか？②敗血症の経験的抗菌薬治療において併用療法を行うか？③どのような場合に抗カンジダ薬を開始すべきか？④敗血症，敗血症性ショックの患者に対してβラクタム薬の持続投与または投与時間の延長は行うか？⑤敗血症，敗血症性ショックの患者に対する抗菌薬治療で，デエスカレーションは推奨されるか？⑥抗菌薬はプロカルシトニンを指標に中止してよいか？の6つである．抗菌薬投与は敗血症診療の主軸治療のひとつであり，その開始時期，薬剤の選択および中止時期が患者予後や耐性株の発生に影響を与える．抗菌薬投与の基本的内容にも触れており重要領域の一つである．

免疫グロブリン（IVIG）療法におけるCQは，①成人の敗血症患者に免疫グロブリン（IVIG）投与を行うか？の1つである．推奨策定に紆余曲折が生じ，ガイドライン作成の難しさを感じた領域であるが，担当の皆さまのご尽力により精力的にまとめていただいている．エビデンス収集や解析に関しても，その難しさを知ることができる領域ではないかと考える．

初期蘇生・循環作動薬におけるCQは，①初期蘇生にEGDTを用いるか？②敗血症性ショックにおいて初期蘇生における輸液量はどうするか？③敗血症の初期蘇生の開始時において心エコーを用いた心機能評価を行うか？④初期輸液として晶質液，人工膠質液のどちらを用いるか？⑤敗血症性ショックの初期輸液療法としてアルブミンを用いるか？⑥初期蘇生における輸液反応性のモニタリング方法として何を用いるか？⑦敗血症の初期蘇生の指標に乳酸値を用いるか？⑧初期蘇生の指標として$ScvO_2$と乳酸クリアランスのどちらが有用か？⑨初期輸液に反応しない敗血症性ショックに対する昇圧薬の第一選択としてノルアドレナリン，ドパミンのどちらを使用するか？⑩ノルアドレナリンの昇圧効果が十分でない場合，敗血症性ショックに対して，アドレナリンを使用するか？⑪ノルアドレナリンの昇圧効果が不十分な敗血症性ショックに対して，バソプレシンを使用するか？⑫敗血症性ショックの心機能不全に対して，ドブタミンを使用するか？の12である．本領域を読めば，敗血症の循環管理の手順や手法を知ることができるよう網羅的にCQが用意されており，推奨が提示されている．敗血症ショックの管理をまとめた充実した内容である．

敗血症性ショックに対するステロイド療法におけるCQは，①初期輸液と循環作動

薬に反応しない成人の敗血症性ショック患者に低用量ステロイド（ハイドロコルチゾン：HC）を投与するか？ ②ステロイドの投与時期は早期投与か晩期投与か？ ③ステロイドの至適投与量，投与期間は？ ④ハイドロコルチゾンを投与するか？ の4つである．敗血症ショックの治療の際の重要事項の一つであり，2015年までのエビデンスを統合し，推奨を提示している．近年，敗血症ショック患者に対するステロイド療法の大規模試験結果が報告され，2020版でも注目される領域である．

輸血療法におけるCQは，①敗血症性ショックの初期蘇生において赤血球輸血はいつ開始するか？ ②敗血症に対して，新鮮凍結血漿の投与を行うか？ ③敗血症に対して，血小板輸血を行うか？ の3つである．輸血療法のエビデンスは赤血球輸血に集中しており，そのエビデンスレベルにおいて，新鮮凍結血漿および血小板と一線を画していることも注目すべき点であると思われる．

人工呼吸管理におけるCQは，①成人ARDS患者において人工呼吸を実施する際，一回換気量を低く設定するべきか？ ②成人ARDS患者において人工呼吸を実施する際，プラトー圧をどう設定すればよいか？ ③成人ARDS患者において人工呼吸を実施する際，PEEPをどう設定すればよいか？ ④成人ARDS患者において，日々の水分バランスをどのように維持すればよいか？ の4つである．本領域はARDS診療ガイドライン2016の中から，敗血症診療において重要と思われる臨床課題を抜粋する形で作成されている．

鎮痛・鎮静・せん妄管理のCQは，①成人ICU患者のせん妄に関連した臨床的アウトカムはどうなるか？ ②成人ICU患者に対し，非薬物的せん妄対策プロトコルはせん妄の発症や期間を減少させるために使用すべきか？ ③成人ICU患者に対し，せん妄の発症や期間を減少させるために，薬理学的せん妄予防プロトコルを使用すべきか？ ④人工呼吸管理中の成人患者では，「毎日鎮静を中断する」あるいは「浅い鎮静深度を目標とする」プロトコルを使用すべきか？ ⑤人工呼吸中の成人患者では，「鎮痛を優先に行う鎮静法」と「催眠重視の鎮静法」のどちらを用いるべきか？ の5つである．本領域は，J-PADガイドラインから改変引用する形で作成されている．

急性腎障害・血液浄化療法におけるCQは，①敗血症性AKIの診断においてKDIGO診断基準は有用か？ ②敗血症性AKIに対する腎代替療法（RRT）の早期導入を行うか？ ③敗血症性AKIに対するRRTは持続，間欠のどちらが推奨されるか？ ④敗血症性AKIに対して血液浄化量を増やすことは有用か？ ⑤敗血症性ショック患者に対してPMX-DHPの施行は推奨されるか？ ⑥敗血症性AKIの予防・治療目的にフロセミドの投与は行うか？ ⑦敗血症性AKIの予防・治療目的にドパミンの投与は行うか？ ⑧敗血症性AKIの予防・治療目的に心房性Na利尿ペプチド（ANP）の投与は行うか？ の8つである．AKIの予防・治療は長年において急性期医療における重要なトピックであり，本領域は敗血症性AKIにおける推奨を俯瞰するうえで重要である．

栄養管理におけるCQは，①栄養投与ルートは，経腸と経静脈のどちらを優先するべきか？ ②経腸栄養の開始時期はいつが望ましいか？ ③入室後早期の経腸栄養の至適投与エネルギー量は？ ④経静脈栄養をいつ始めるか？ ⑤経静脈栄養の至適投与エネルギー量は？ の5つである．栄養療法の重要性は周知の事実であり，本領域は栄養ルート・投与量・開始時期の基本3項目に推奨を提示している．

血糖管理におけるCQは，①敗血症患者の目標血糖値はいくつにするか？ ②敗血症患者の血糖測定はどのような機器を用いて行うか？ の2つの基本的な内容である①発熱した敗血症患者を解熱するか？ ②低体温の敗血症患者を復温させるか？ の2つである．発熱した敗血症患者の解熱の是非は近年のトピックの一つであり，過去のエビデンスを俯瞰するうえでも有用と思われる．

敗血症におけるDIC診断と治療におけるCQは，①敗血症性DICの診断を急性期DIC診断基準で行うことは有用か？ ②敗血症性DICにリコンビナント・トロンボモジュリン投与を行うか？ ③敗血症性DICにアンチトロンビンの補充は有用か？ ④敗血症性DICに蛋白分解酵素阻害薬の投与を行うか？ ⑤敗血症性DICにヘパリン，ヘパリン類の投与を行うか？ の5つである．我が国で使用されうる各薬剤に関して推奨を提示しており，DIC治療の先進国といわれる我が国のガイドラインならではの領域ともいえる．

静脈血栓塞栓症（venous thromboembolism：VTE）対策におけるCQは，①敗血症における深部静脈血栓症の予防として抗凝固療法，弾性ストッキング，間欠的空気圧迫法を行うか？ ②敗血症における深部静脈血栓症の診断はどのように行うか？ の2つである．DVT予防は敗血症診療においても重要であるが，本領域における介入試験による明確なエビデンスがないことがわかる．

ICU-acquired weakness（ICU-AW）とPost-Intensive Care Syndrome（PICS）におけるCQは，①ICU-AWの予防に電気筋刺激を行うか？ ②PICSの予防に早期リハビリテーションを行うか？（ICU-AW含む）の2つである．SSCGに含まれない新領域の1つであり，敗血症患者の長期予後も鑑みた新しいoutcomeといえ，注目度も高いといえる．

小児におけるCQは，①小児敗血症定義は，感染症（可能性を含む）＋SIRSでよいか？ ②呼吸数の基準はどうするか？ ③低血圧基準をどうするか？ ④クレアチニン基準を小児用に設定する必要があるか？ ⑤小児患者では，小児用血液培養ボトルを使用すべきか？ ⑥小児敗血症性ショックに対する循環作動薬は，どのようにするか？ ⑦小児敗血症の循環管理の指標としてcapillary refill timeを用いるか？ ⑧小児敗血症の循環管理の指標として$ScvO_2$または乳酸値を用いるか？ ⑨小児敗血症患者の目標Hb値はどうするか？ ⑩小児敗血症に対してステロイド投与を行うか？ ⑪小児敗血症性ショック治療の目的で血液浄化療法を行うか？ ⑫小児敗血症に対して免疫グロブリン療法を行うか？ ⑬小児敗血症患者に厳密な血糖管理を行うか？ ⑭小児敗血症性ショックの管理にACCM-PALSアルゴリズムは有用か？ ⑮小児敗血症性ショック時における輸液および循環作動薬の一時的投与経路として骨髄路を使用するかの15である．小児は小さな大人ではないとよくいわれるが，小児だけで成人と同じ数のCQや領域を用意することができる中で，厳選されたCQに対する推奨が提示されている．

4. ガイドラインにおける推奨の強さの解釈の注意点

決定される推奨の強さは，推奨・弱い推奨・弱い非推奨・非推奨の4つのカテゴリーに分類される．推奨の強さは，4つのカテゴリーで規定されているため，弱い推奨と弱い非推奨は真逆の推奨のように捉える考え方があるが，これは誤りである．推奨の強さは，エビデンスの質・利益と不利益のバランス・価値観や好み，そして，コ

表1 各推奨の説明

推奨（賛成）	真白に近い灰色．ほとんどの場合で行う介入．多くの患者で益が害を上回る．しかし，少数の患者では害が益を上回ることもある．
弱い推奨（賛成）	白目の灰色．行わない場合もあるが，行うことが多い介入．全体でみれば，益が害を上回る可能性が高い．しかし，患者によっては害の方が強く生じることもありうる．
弱い非推奨（反対）	黒目の灰色．行う場合もあるが，行わないことが多い介入．全体でみれば，害が益を上回る可能性が高い．しかし，患者によっては益の方が強く生じることもありうる．
非推奨（反対）	真黒に近い灰色．ほとんどの場合で行わない介入．多くの患者で，害が益を上回る．しかし，少数の患者では益が害を上回ることもある．

ストや資源の利用の4要因によって規定されるため，その推奨度は実質的には連続的であり，弱い推奨と弱い非推奨との間に大きな差がないこともありえる．各推奨をより理解しやすく記載すると**表1**のごとくと考えられる．

敗血症は，原因，重症度，病期，患者の合併症などによって大きな多様性を生じる病態である．したがって，単一の治療をすべての敗血症患者に行うことでは大きな治療効果を得ることはできない．実際臨床においては，患者の病状はもちろんのこと，医療者のマンパワーやリソース，患者・家族の意向など，個々の患者において，臨床家の判断がそれぞれ下される必要がある．その判断の際に，推奨策定の論拠を知ったうえでガイドラインの推奨を参考としていただくことが，ガイドラインの推奨の賢明な利用法である．

これらのことを考えれば，本ガイドラインで弱く推奨されている医療介入を行わなかったことで医療裁判において不利な状況に陥ったり，ガイドライン上の弱い非推奨の医療介入を熟慮のうえで施行したことを批判されたりすることは，ガイドラインやエビデンスの本質を理解できていないことによって生じる悲劇と考えられる．ガイドライン上の推奨は，本来的には4つのカテゴリーに当てはめることが困難なものを，各ガイドラインの一定のルールに基づいて半ば強制的にカテゴリー化している事実を理解して使用いただき，弱い推奨と弱い非推奨は反対の推奨ではないことをよく理解して使用いただくことでより実践的な使用が可能となる．

[文献]
1) Nishida O, Ogura H, Egi M et al：The Japanese Clinical Practice Guidelines for Management of Sepsis and Septic Shock 2016（J-SSCG 2016）. Acute Med Surg 5：3-89, 2018
2) Nishida O, Ogura H, Egi M et al：The Japanese Clinical Practice Guidelines for Management of Sepsis and Septic Shock 2016（J-SSCG 2016）. J Intensive Care 6：7, 2018

好評発売中

救急・集中治療
Vol 30 No 2 2018

ER, ICUのための
循環器疾患の見方，考え方
－エキスパートの診断テクニック－

特集編集　佐藤　直樹

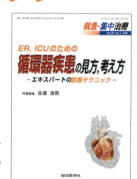

B5判／本文152頁
定価（本体5,600円＋税）
ISBN978-4-88378-555-1

目　次

I. 胸痛・背部痛
- ●総　論
  - ・疼痛の鑑別
- ●各　論
  - ・急性冠症候群
  - ・急性大動脈解離・大動脈瘤
  - ・急性心膜炎
  - ・急性下肢虚血

II. 呼吸困難・動悸
- ●総　論
  - ・呼吸困難・動悸
- ●各　論
  - ・急性心原性肺水腫
  - ・急性肺血栓塞栓症
  - ・心房細動
  - ・心室性不整脈

III. 発　熱（感染症）
- ●総　論
  - ・発熱（感染症）

- ●各　論
  - ・急性心筋炎
  - ・感染性心内膜炎

IV. 浮　腫
- ●総　論
  - ・浮　腫
- ●各　論
  - ・急性心不全による体液貯留
  - ・急性右心不全（慢性の急性増悪も含む）
  - ・収縮性心膜炎（慢性の急性増悪も含む）
  - ・血栓性静脈炎

V. ショック・意識障害
- ●総　論
  - ・ショック・意識障害
- ●各　論
  - ・心原性ショック
  - ・心タンポナーデ
  - ・心室頻拍・細動（Brugada症候群等を含む）

総合医学社
〒101-0061　東京都千代田区神田三崎町1-1-4
TEL 03(3219)2920　FAX 03(3219)0410　http://www.sogo-igaku.co.jp

特集 エキスパートに学ぶSepsis敗血症バンドル

Case study

日本版敗血症診療ガイドライン2016の使い方

劇症型肺炎球菌肺炎の一例

中東遠総合医療センター 救命救急センター　松島　暁

Key words 日本版敗血症診療ガイドライン2016[1]，Surviving Sepsis Campaign Guidelines 2016[2]，敗血症の早期認識，初期蘇生

point

- 敗血症を早期に認識する．
- 敗血症と認識した場合は"Hour-1 Surviving Sepsis Campaign Bundle of Care"に準じて初期蘇生を行う．
- 敗血症性ショックに対する蘇生を行う際は「酸素の需要と供給のバランス」を意識する．

症例提示

症　例：72歳，女性

主　訴　発熱，呼吸困難

現病歴　来院日朝から苦しそうにしていたが，夜になってさらに症状が悪化したため当院へ救急搬送されてきた．

既往歴　高血圧症，両大腿骨頸部骨折（術後）．

内服薬　ランソプラゾールOD錠（15mg）1回1錠・1日1回（朝食後）．
ニフェジピン錠（20mg）1回1錠・1日1回（朝食後）．

アレルギー　食物・薬剤ともになし．

身体所見　身長：152cm，体重：50kg．
血圧：76/42mmHg，心拍数：132bpm，呼吸回数：32回/min，体温：39.5℃．
SpO_2：92%（酸素8L/min）．
GCS：E3V4M6，両肺野で水泡音を聴取する，心雑音なし，四肢の浮腫はなし．

検査所見　WBC：3,200/mcL，Hb 11.3g/dL，PLT：9.7万/mcL，PT-INR 1.29，

FDP 16mcg/mL, AT Ⅲ 43.8%, T-Bil 1.2mg/dL, BUN/Cre 37.3/1.12mg/dL, Na 137mEq/L, K 4.0mEq/L, CRP 28.10mg/dL.
尿中肺炎球菌抗原検査：陽性.

喀痰グラム染色

グラム陽性双球菌.

動脈血液ガス分析

pH 7.329, $PaCO_2$ 46.3mmHg, PaO_2 63.4mmHg, HCO_3 22.0mmol/L, BE －2.1mmol/L, Lac 3.12mmol/L.

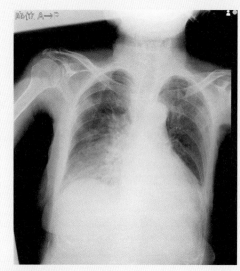

図1　胸部X線写真

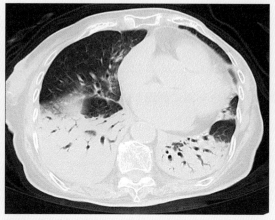

図2　胸部単純CT

来院後経過　身体所見と画像検査から肺炎と診断され，喀痰をグラム染色するとグラム陽性双球菌が観察された．膿性痰が多く，かつショックであったため救急外来で気管挿管による人工呼吸を開始した．来院時のqSOFAスコアは3点，かつSOFAスコアは8点となり敗血症と判断した．細胞外液1,500mLをボーラス投与しながら，ノルアドレナリンの投与を開始し，エンピリックにメロペネムとレボフロキサシンを投与した後に集中治療室に入室した．集中治療室に入室した後に観血的動脈ラインと中心静脈カテーテルを留置した．入室2日目に血液培養の検体から肺炎球菌を疑うグラム陽性双球菌が発育し，入室3日目にペニシリン感受性肺炎球菌（penicillin sensitive *Streptococcus pneumoniae*：PSSP）と判明した．酸素化とバイタルサインは安定化する傾向にあり，抗菌薬はペニシリンGにde-escalationした．入室2日目から少量の持続投与による経腸栄養を開始した．入室7日目に膿性痰が減少し，自発呼吸トライアル（spontaneous breathing trial：SBT）がクリアできたために抜管した．

入室9日目に集中治療室から退室し，入室3日目から開始したリハビリテーションを強化し自力歩行が可能となり，入院21日目に独歩で退院した．

診療の進め方

1. 敗血症の早期認識（CQ1：定義と診断）

2016年に発表されたSepsis-3で敗血症の定義は以下のように変更された[3]．

①**ICU患者**：感染症が疑われ，SOFAスコアで2点以上上昇していれば敗血症と診断する．

②**非ICU患者**：quick SOFA（qSOFA）[*1] 2点以上で敗血症を疑い，かつSOFAスコアが2点以上であれば，敗血症と診断する．

敗血症を「確定診断」するためにはSOFAスコアが必要で，それを算出するには時間がかかる．敗血症の治療を可及的速やかに開始するべきことは自明であり，qSOFAが2点以上であると判明した時点から敗血症を念頭におく．

[*1] ①意識の変容，②呼吸数：22回/min以上，③収縮期血圧：100 mmHg以下．

2. 敗血症性ショックの初期蘇生（CQ7：初期蘇生・循環作動薬）

ショックとは決して「血圧が低い」ことではない．ショックの根底にあるのは「**全身の酸素の需要と供給のバランスが崩れること**」であり，ショックの治療は①**酸素需要（酸素消費量）の軽減**，②**酸素供給の増加**，の2つの要素で構成される．

（1）酸素需要の軽減

敗血症で酸素需要を減少させる最大の手段は感染源のコントロールであるが，もう1つ重要なことは，呼吸仕事量を軽減させることである．本症例では肺炎であるため，酸素化や換気の改善も目的にはなるが，呼吸仕事量を軽減する目的でも気管挿管するべきである．

また，発熱している患者においても酸素の需要が増大しているが，敗血症患者に対する解熱の有効性は示されていないだけでなく，28日死亡率を増加させるという報告がある[4,5]．

（2）酸素供給の増加

これを理解するために必要な知識は，動脈血酸素含有量（CaO_2）と動脈血酸素供給量（DaO_2）で，以下の式で算出される．

$CaO_2 = 1.34 \times Hb \times SaO_2/100 + 0.0031 \times PaO_2$

$DaO_2 = CaO_2 \times CO$

これらの式から，酸素供給量はヘモグロビン値と心拍出量（cardiac output：CO）が規定している，ということがわかる．

TRISS試験では輸血の閾値を7 g/dLと9 g/dLで比較し，7 g/dLでも死亡率に差がないことが証明された[6]．ただ，慢性心疾患患者に限定すると7 g/dLを閾値に輸血を行うと死亡率が高い傾向にある．

心拍出量を規定するのは，心拍数，前負荷，後負荷，そして心収縮力である．これらを評価するツールとしてはさまざまなものがあるが，下肢挙上試験[*2]（passive leg raising：PLR）[7]や経胸壁心エコーが侵襲が少ない．

[*2] ①頭位を45度挙上する，②頭位を水平にし下肢を45度挙上する．300〜500 mLの補液に相当するといわれ，これで心拍出量が増加するか否かを評価する．

敗血症性ショックの場合は，血液分布異常性ショックだけではなく循環血液量減少性ショックを合併していることが多い．これに対して細胞外液を30 mL/kgをボーラス投与し，その反応性をみることが推奨されている．

（3）昇圧薬

敗血症の昇圧薬の第一選択は**ノルアドレナリン**である[1,2]．ただ，十分に輸液をされた後にノルアドレナリンを使用しても目標とする平均血圧に達しない場合，次に追加する薬剤としてバソプレシン[8,9]，アドレナリンの2つが候補になるが，その使い分けについて明確に示したエビデンスは存在しない．ただ，そのときにsepsis-induced myocardial dysfunction（SIMD）と称される心機能障害を合併しているか否かは参考になる[10,11]．心機能障害を合併していればβ刺激作用を持ち合わせるアドレナリンやドブタミンを，合併していなければバソプレシンを選択してみてもよい．ただ，アドレナリンを使用した場合は血清乳酸値が上昇するため，昨今注目されている乳酸クリアランスがモニタリング項目として解釈が難しくなることに留意する．

また，アンギオテンシン受容体刺激薬についてエビデンスが出始めている[12]．

（4）モニタリング

平均血圧を利用し，その目標値が65 mmHgであることは一貫して推奨されている[2]．

かつて重要視されていたEGDTではScvO$_2$や尿量が挙げられていたが，昨今では**乳酸クリアランス**が注目され[13,14]，SSCG 2016でも記載されている．ただ，ScvO$_2$や尿量も評価ツールとしては有用であり，最近ScvO$_2$が低いと死亡率が高くなるという最近の報告は示唆に富む[15]．

■ 3．感染巣のドレナージ（CQ4：感染源のコントロール）

感染症治療で重要なことの1つとして，**ドレナージの必要性の有無を判断する**ことである．

ドレナージが必要であるのに，「バイタルサインが悪いから行わない」ということは，救命の確率を著しく低下させると考えであることを認識して欲しい．

■ 4．抗菌薬（CQ5：抗菌薬治療）

敗血症であると認識した場合，**抗菌薬を可及的速やかに投与することが予後を改善する**．ただ，闇雲に抗菌薬を選択するべきではなく，感染巣が同定できれば自ずと使用する抗菌薬の候補が挙がってくるため，さらに患者背景や院内のアンチバイオグラムを考慮し広域スペクトラムを有する抗菌薬を選択する．

そして，起炎菌が判明し，その薬剤感受性が判明すればde-escalation

を行う．疾患ごとに目安となる抗菌薬の推奨投与期間があり，かつプロカルシトニン値は抗菌薬を中止する1つの基準になり得る．

▌ 5．ステロイド（CQ8：敗血症に対するステロイド療法）

報告があるたびに推奨度が変わるが，これに関係した臨床試験は2008年のCORTICUS試験[16]，2016年に報告されたHYPRESS試験[17]，2018年のADRENAL試験[18]が代表的である．いずれも低用量ステロイド（ハイドロコルチゾン200 mg/日）の28日死亡率の低下を示すことはできなかったが，CORTICUS試験ではショックから離脱するまでの期間が短縮された．また，ADRENAL試験ではステロイド投与群で平均血圧が高く，人工呼吸からの離脱期間が短縮された．そして，ハイドロコルチゾンに加えて鉱質コルチコイド作用を有するフルドロコルチゾンを投与したAPROCCHS試験では，90日死亡率が低下したことが示された[19]．

以上のことから，敗血症性ショックが遷延している症例に対しては低用量ステロイドの使用を考慮しても良い．

▌ 6．腎代替療法（CQ12：急性腎障害・血液浄化療法）

詳細は別項に譲るが，急性腎傷害のときには"renal indication"[*3]を十分に吟味し腎代替療法を考慮する．また，腎代替療法の開始時期については定まったものはないが[20,21]，敗血症において導入時期を早期と晩期の2群に分けた場合，その時期で予後が変わらなかったという報告は興味深い[22]．

▌ 7．DIC治療（CQ16：敗血症におけるDIC診断と治療）

日本版敗血症診療ガイドライン2016では，急性期DICスコアを使用することが推奨されている．DIC治療として，アンチトロンビン[23,24]やリコンビナント・トロンボモジュリン[25〜27]の使用を考慮する．

▌ 8．栄養管理（CQ13：栄養管理）

経腸栄養の禁忌事項に該当しない限りは早期（48時間以内）の経腸栄養を行う[28]．また，持続投与を行うほうが下痢などの経腸栄養に伴う合併症の頻度が少なく，また血糖コントロールが容易になるという利点がある[29]．

▌ 9．静脈血栓塞栓症予防（CQ17：静脈血栓塞栓症（venous thromboembolism, VTE）対策）

敗血症患者は静脈血栓塞栓症を発症するリスクが高いが，「リスクレベルに応じて抗凝固療法，弾性ストッキング，間欠的空気圧迫法を行うことを弱く推奨する」としか記載はない．機械的予防法（弾性ストッキング，間欠的空気圧迫法）を選択するのか，薬物的予防法を行うのか，施設ごと

[*3] ①体液過剰，②電解質異常（特に高カリウム血症），③高度の代謝性アシドーシス，④尿毒症症状．
これに対して"non-renal indication"とはメディエーター除去などを目的とした血液浄化法を指す．

に定まった基準もしくは Padua Prediction Score を参考にすればよい[30〜32]．

また，昨今注目されている早期リハビリテーションを行い，積極的に離床を勧めていくことも予防法の1つになる．

おわりに

敗血症を早期に認識し，初期蘇生を開始し，そして抗菌薬を速やかに投与する，これが敗血症の初期診療で最も大切なことである．

また，「ガイドラインに記載されているから」という理由で治療法を選択するのではなく，患者から得られた情報を根拠に各種ガイドラインや最新のエビデンスから治療法を選択し，そしてその治療法が妥当であったかを再評価するという姿勢を忘れてはならない．

まとめ

The Surviving Sepsis Campaign Bundle：2018 update が発表され，"Hour-1 Surviving Sepsis Campaign Bundle of Care" として1時間以内に行うべきことが以下のようにまとめられている[33]．
- 初回に測定した血清乳酸値が2mmol/Lを超えた場合は再度測定する
- 抗菌薬を投与する前に血液培養検体を採取する
- 広域スペクトラムの抗菌薬を投与する
- 低血圧もしくは血清乳酸値が4mmol/L以上のときは30mL/kgの晶質液を急速投与する
- 急速輸液を行っている最中もしくはその後で低血圧が続く場合は，平均血圧を65mmHg以上に保つことを目的として血管収縮薬を投与する

敗血症診療では早期に介入することが患者の予後を改善する，ということを強調しておきたい．

[文 献]

1) 西田 修，小倉裕司，井上茂亮 他：日本版敗血症診療ガイドライン2016．日集中医誌 24(suppl 2)：S1-S232, 2017
2) Rhodes A, Evans LE, Alhazzani W et al：Surviving Sepsis Campaign：International Guidelines for Management of Sepsis and Septic Shock：2016. Intensive Care Med 43：304-377, 2017
3) Singer M, Deutschman CS, Seymour CW et al：The Third International Consensus Definitions for Sepsis and Septic Shock (Sepsis-3). JAMA 315：801-810, 2016
4) Lee BH, Inui D, Suh GY et al；Fever and Antipyretic in Critically ill patients Evaluation (FACE) Study Group：Association of body temperature and antipyretic treatments with mortality of critically ill patients with and without sepsis：multi-centered prospective observational study. Crit Care 16：R33, 2012

5) Drewry AM, Ablordeppey EA, Murray ET et al：Antipyretic Therapy in Critically Ill Septic Patients：A Systematic Review and Meta-Analysis. Crit Care Med 45：806-813, 2017
6) Rygård SL, Holst LB, Wetterslev J et al；TRISS Trial Group；Scandinavian Critical Care Trials Group：Long-term outcomes in patients with septic shock transfused at a lower versus a higher haemoglobin threshold：the TRISS randomised, multicentre clinical trial. Intensive Care Med 42：1685-1694, 2016
7) Jabot J, Teboul JL, Richard C et al：Passive leg raising for predicting fluid responsiveness：importance of the postural change. Intensive Care Med 35：85-90, 2009
8) Russell JA, Walley KR, Singer J et al：Vasopressin versus norepinephrine infusion in patients with septic shock. N Engl J Med 358：877-887, 2008
9) Gordon AC, Mason AJ, Thirunavukkarasu N et al；VANISH Investigators：Effect of Early Vasopressin vs Norepinephrine on Kidney Failure in Patients With Septic Shock：the VANISH randomized clinical trial. JAMA 316：509-518, 2016
10) Parker MM, Shelhamer JH, Bacharach SL et al：Profound but reversible myocardial depression in patients with septic shock. Ann Intern Med 100：483-490, 1984
11) Landesberg G, Gilon D, Meroz Y et al：Diastolic dysfunction and mortality in severe sepsis and septic shock. Eur Heart J 33：895-903, 2012
12) Khanna A, English SW, Wang XS et al；ATHOS-3 Investigators：Angiotensin II for the Treatment of Vasodilatory Shock. N Engl J Med 377：419-430, 2017
13) Jones AE, Shapiro NI, Trzeciak S et al；Emergency Medicine Shock Research Network（EMShockNet）Investigators：Lactate clearance vs central venous oxygen saturation as goals of early sepsis therapy：a randomized clinical trial. JAMA 303：739-746, 2010
14) Nguyen HB, Kuan WS, Batech M et al；ATLAS（Asia Network to Regulate Sepsis care）Investigators：Outcome effectiveness of the severe sepsis resuscitation bundle with addition of lactate clearance as a bundle item：a multi-national evaluation. Crit Care 5：R229, 2011
15) Protti A, Masson S, Latini R et al：Persistence of central venous oxygen desaturation during early sepsis is associated with higher mortality：a retrospective analysis of the ALBIOS trial. Chest, 2018 ［Epub ahead of print］
16) Sprung CL, Annane D, Keh D et al；CORTICUS Study Group：Hydrocortisone therapy for patients with septic shock. N Engl J Med 358：111-124, 2008
17) Keh D, Trips E, Marx G et al；SepNet-Critical Care Trials Group：Effect of hydrocortisone on development of shock among patients with severe sepsis：the HYPRESS randomized clinical trial. JAMA 316：1775-1785, 2016
18) Venkatesh B, Finfer S, Cohen J et al；ADRENAL Trial Investigators and the Australian-New Zealand Intensive Care Society Clinical Trials Group：Adjunctive Glucocorticoid Therapy in Patients with Septic Shock. N Engl J Med 378：797-808, 2018
19) Annane D, Renault A, Brun-Buisson C et al；CRICS-TRIGGERSEP Network：Hydrocortisone plus fludrocortisone for adults with septic shock. N Engl J Med 378：809-818, 2018
20) Gaudry S, Hajage D, Schortgen F et al；AKIKI Study Group：Initiation Strategies for Renal-Replacement Therapy in the Intensive Care Unit. N Engl J Med 375：122-133, 2016
21) Zarbock A, Kellum JA, Schmidt C et al：Effect of Early vs Delayed Initiation of Renal Replacement Therapy on Mortality in Critically Ill Patients With Acute Kidney Injury：The ELAIN Randomized Clinical Trial. JAMA 315：2190-2199, 2016
22) Gaudry S, Hajage D, Schortgen F et al：Timing of Renal Support and Outcome of Septic Shock and Acute Respiratory Distress Syndrome. A Post Hoc Analysis of the AKIKI Randomized Clinical Trial. Am J Respir Crit Care Med 98：58-66, 2018
23) Warren BL, Eid A, Singer P et al；KyberSept Trial Study Group：Caring for the critically ill patient. High-dose antithrombin III in severe sepsis：a randomized controlled trial. JAMA 286：1869-1878, 2001
24) Wiedermann CJ, Hoffmann JN, Juers M et al；KyberSept Investigators：High-dose antithrombin III in the

treatment of severe sepsis in patients with a high risk of death : efficacy and safety. Crit Care Med 34 : 285-292, 2016
25) Yamakawa K, Ogura H, Fujimi S et al : Recombinant human soluble thrombomodulin in sepsis-induced disseminated intravascular coagulation : a multicenter propensity score analysis. Intensive Care Med 39 : 644-652, 2013
26) Vincent JL, Ramesh MK, Ernest D et al : A randomized, double-blind, placebo-controlled, Phase 2b study to evaluate the safety and efficacy of recombinant human soluble thrombomodulin, ART-123, in patients with sepsis and suspected disseminated intravascular coagulation. Crit Care Med 41 : 2069-2079, 2013
27) Yoshimura J, Yamakawa K, Ogura H et al : Benefit profile of recombinant human soluble thrombomodulin in sepsis-induced disseminated intravascular coagulation : a multicenter propensity score analysis. Crit Care 19 : 78-85, 2015
28) McClave SA, Martindale RG, Vanek VW et al ; A.S.P.E.N. Board of Directors ; American College of Critical Care Medicine ; Society of Critical Care Medicine : Guidelines for the Provision and Assessment of Nutrition Support Therapy in the Adult Critically Ill Patient : Society of Critical Care Medicine (SCCM) and American Society for Parenteral and Enteral Nutrition (A.S.P.E.N). JPEN J Parenter Enteral Nutr 33 : 277-316, 2009
29) 小谷譲二, 江木盛時, 海塚安郎 他：日本版重症患者の栄養療法ガイドライン．日集中医誌 23：185-281, 2016
30) Barbar S, Noventa F, Rossetto V et al : A risk assessment model for the identification of hospitalized medical patients at risk for venous thromboembolism : the Padua Prediction Score. J Thromb Haemost 8 : 2450-2457, 2010
31) Qaseem A, Chou R, Humphrey LL et al ; Clinical Guidelines Committee of the American College of Physicians : Venous thromboembolism prophylaxis in hospitalized patients : a clinical practice guideline from the American College of Physicians. Ann Intern Med 155 : 625-632, 2011
32) Decousus H, Tapson VF, Bergmann JF et al ; IMPROVE Investigators : Factors at admission associated with bleeding risk in medical patients : findings from the IMPROVE investigators. Chest 139 : 69-79, 2011
33) Levy MM, Evans LE, Rhodes A : The Surviving Sepsis Campaign Bundle : 2018 update. Intensive Care Med 44 : 925-928, 2018

特集 エキスパートに学ぶ Sepsis 敗血症バンドル

Case study

日本版敗血症診療ガイドライン 2016 の使い方

汎発性腹膜炎の一例

公立豊岡病院 但馬救命救急センター　小林誠人（こばやしまこと）

Key words 汎発性腹膜炎，敗血症性ショック，fluid resuscitation（初期蘇生輸液），エンドトキシン吸着療法（PMX-DHP）

point

▶ 感染巣制御（手術）は初期蘇生の一環である．

▶ 循環不全から離脱できない重症例では段階的な周術期管理を考慮する．

▶ 初期蘇生輸液を含めた循環管理および定量的蘇生法が重要である．

▶ 適切な導入基準に従った PMX-DHP の適応は早期循環動態改善に有効である．

症例提示

症　例：65 歳，女性

主　訴：腹痛．

現病歴：数日前から腹痛，嘔吐を自覚していた．腹痛の増悪と意識状態の悪化により救急要請された．救急隊現着時，ショック状態，汎発性腹膜炎と評価され当センターへ搬送された．

既往歴：特記事項なし．

内服薬：市販の下剤を頓用．

身体所見：呼吸数 40/min, SpO_2 96%（酸素マスク 10L/min），心拍数 136/min，血圧 62/—mmHg（触診），意識レベル：GCS E3V3M6，体温 38.7℃．

腹部所見：膨満し腸雑音消失．全体に筋性防御あり，圧痛あり，反跳痛あり．

搬入時検査所見

［血算］1,100/mL, Hb 9.4g/dL, PLT 71,000/mL. ［止血］PT-INR 1.45, APTT 53.2sec, Fib 279mg/dL, FDP 67.9μg/mL. ［生化学］T-Bil 0.8mg/dL, TP 5.3g/dL, Alb 3.0g/dL, BUN 94mg/dL, Cr 7.0mg/dL, Na 144mEq/L, K 4.7mEq/L, Cl 106mEq/L, CRP 0.14mg/dL, プロカルシ

トニン 200 ng/mL 以上，血糖 159 mg/dL．［血液ガス］pH 7.10，PaCO₂ 31.3 mmHg，PaO₂ 82.2 mmHg，HCO₃⁻ 19.3 mmol/L，B.E. －17.0 mmol/L，Lactate 7.7 mmol/L（酸素マスク 10 L/min）．

入院後経過 ショックに対し気管挿管，初期蘇生輸液，カテコラミン投与を行いながら原因検索を行った．身体所見とCT所見（腹水貯留，free air，S状結腸周囲の便塊）から下部消化管穿孔に伴う汎発性腹膜炎，敗血症性ショックと診断し，緊急開腹手術を施行した．開腹すると便汁様の腹水が貯留し，S状結腸憩室が穿孔していた．術中，循環不全は改善せず，腸管の色調も暗赤色であったため，穿孔部腸管切除と腹腔内洗浄のみを行い open abdomen のままICUへ入室とした．術後敗血症性ショックに対するPMX-DHPと急性腎障害に対するCHDFを導入し，カテコラミンの漸減，循環動態の改善が得られ，初回手術から24時間後に人工肛門造設術，閉腹術を行った．腹水培養および血液培養から大腸菌が検出された．術後多臓器不全は改善し，第12病日に一般病棟に転出，第30病日に独歩退院となった．搬入時 SOFA score 15点であった．

診療の進め方

　消化管穿孔による急性汎発性腹膜炎は，消化管内容物による腹腔内感染を原因とした敗血症性ショックをきたしやすく，適切かつ迅速な敗血症治療が重要である．

　腹膜炎による敗血症治療は，日本版敗血症性診療ガイドライン2016（J-SSCG2016）[1]に則して行うが，本稿では特に初期蘇生に着目して解説する．

初期蘇生戦略と戦術

1．蘇生を考慮した周術期管理

　消化管穿孔による腹膜炎の診断は，身体所見および画像所見から比較的容易に行うことができる．また緊急開腹術による**早期感染巣制御が初期治療の原則である**ことに異論はない[1]．

　初期蘇生と感染巣制御，どちらを優先するかの議論もあるが，感染巣制御は初期蘇生の一環でもある．循環不全から離脱できない重症例では，手術所見，乳酸値などから damage control surgery[*1]の概念を応用した，**蘇生的手術**[*2]，**術後集中治療**，**planned re-operation**[*3]を段階的に行う周術期管理を決断する[2]．

[*1] 外傷患者の最大の死因は出血であり，出血が制御不能な状況下では呼吸，循環，止血機構といった生理学的恒常性が破綻してゆく．そこで外傷性出血に対する初回の外科的手術では，損傷に対する解剖学的修復よりも生理学的修復を優先させるという手術戦略である．

[*2] 止血と汚染回避を目的とした手術である．消化管穿孔による腹腔内汚染に対しては，自動吻合器などで一時的閉鎖あるいは腸管切除のみを行い，筋膜閉鎖を伴わない一時的閉腹が行われる．

[*3] 生理学的状態が安定した後に，腸管再建，人工肛門造設，閉腹などの根治的手術を目的とした計画的再手術である．

2. 初期蘇生の目的

敗血症性ショックは組織低灌流から組織低酸素血症が生じ，嫌気性代謝による乳酸値の上昇と代謝性アシドーシスが進行する状態である．これは感染に伴う種々のメディエータ放出による，血管透過性亢進からの血管内脱水に加え，血管拡張物質の産生に伴い体血管抵抗が減少した血液分布異常性ショック（distributive shock）に起因する．このため，敗血症性ショックに対する治療戦略は，前述の**早期感染巣制御**と適切な**循環管理**[*4]が中心となる．

[*4] 低下した心拍出量や酸素供給量の改善，組織の酸素需給バランスの維持を目的とする．

3. 循環動態の改善を目指した治療戦略

敗血症性ショックに対する循環管理の目的は，低下した酸素供給量を改善し，迅速に組織の**酸素需給バランスの改善・維持**を図ることにある．そのための戦略として，J-SSCG2016 では，Rivers ら[3]が提唱した早期目標達成指向型療法（early goal directed therapy：EGDT）の原法を実施しないことを弱く推奨している（2A）．しかし初期蘇生輸液および動的指標を用いプロトコル化された循環管理・定量的蘇生法を否定するものではなく，むしろ実践することの重要性を肯定している．

4. 敗血症性ショックに対する急性血液浄化療法の活用

J-SSCG2016 の中で，血液浄化療法は急性腎障害に対する腎補助療法として推奨されているが，敗血症性ショックに対する標準治療として，**エンドトキシン吸着療法（PMX-DHP）**を実施しないことが弱く推奨されている（2C）．しかし，PMX-DHP の作用機序（**表1**[4]），臨床的効果（**表2**[4〜7]），海外からの報告[5〜7]など，敗血症性ショック，特に腹腔内感染に起因する**敗血症性ショックに対する PMX-DHP はむしろ推奨されるべき治療法**と考えられる．

表1　PMX-DHP の作用機序

1. エンドトキシンの吸着
2. 即時・非遺伝子介在型メディエータ　内因性大麻の吸着
3. 早期・遺伝子介在型メディエータ　サイトカインの産生調整
4. 後期・致死的メディエータ　high-mobility group box-1 protein（HMGB-1）の産生制御

表2　PMX-DHP の臨床効果

1. 平均血圧の上昇
2. カテコラミン総投与量の減量
3. 心係数の増加
4. 左室仕事係数の増加
5. 酸素摂取率の改善
6. PaO_2/F_iO_2 比の改善
7. SOFA score の改善
8. 死亡率の改善

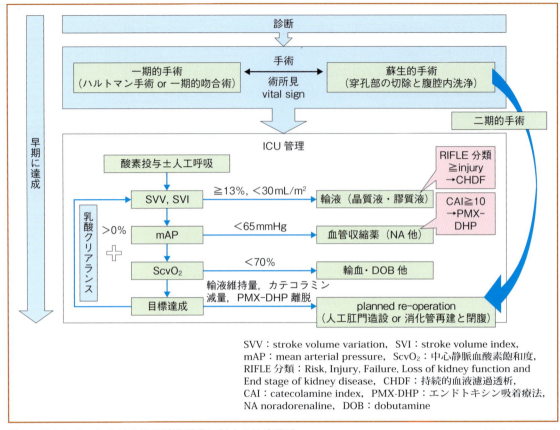

図1 当センターにおける汎発性腹膜炎に対する治療戦略 （文献2より引用）

　PMX-DHPの有効性を発揮するためには，導入のタイミングが重要である[4]．自施設では**図1**に示すEGDTを改変した治療戦略にPMX-DHPを組み入れている[2,4]．**初期蘇生輸液を行い，循環動態維持にカテコラミン総投与量（catecholamine index：CAI[*5]）が10以上必要な場合，PMX-DHPの適応とし迅速な導入を行っている**[2,4]．

　導入基準に従ったPMX-DHPの適応により，速やかな循環動態の改善が期待される．循環動態の早期改善は総輸液量の減量にもつながる．輸液負荷量が多く，結果的に過剰輸液になった敗血症性ショック症例の予後が悪いことが示されている[8]．初期蘇生輸液では急速大量輸液を行い，循環動態の改善に応じた輸液管理，体液管理が良好な予後をもたらすということに他ならない．そのためにも，**敗血症性ショックから迅速に離脱させることを目的に，PMX-DHPを戦術の1つに組み入れることは有用な治療戦略となる**．

[*5] CAI＝dopamine＋dobutamine＋100×noradrenaline＋100×adrenaline．投与量の単位は $\mu g/kg/min$．

[文献]

1) 西田　修，小倉裕司，井上茂亮 他；日本版敗血症診療ガイドライン 2016 作成特別委員会：日本版敗血症診療ガイドライン 2016．The Japanese Clinical Practice Guidelines for Management of Sepsis and Septic Shock 2016（J-SSCG2016）．日集中医誌 24（suppl 2）：S1-S232, 2017
2) 番匠谷友紀，小林誠人，永嶋　太 他：当センターにおける大腸穿孔に対する治療戦略の検討．日腹部救急医会誌 35：841-847, 2015
3) Rivers E, Nguyen B, Havstad S et al；Early Goal-Directed Therapy Collaborative Group：Early goal-directed therapy in the treatment of severe sepsis and septic shock. N Engl J Med 345：1368-1377, 2001
4) 小林誠人：エンドトキシン吸着（PMX-DHP）．感染症内科 1：176-181, 2013
5) Cruz DN, Perazella MA, Bellomo R et al：Effectiveness of polymyxin B-immobilized fiber column in sepsis：a systematic review. Crit Care 11：R47, 2007
6) Vincent JL, Laterre PF, Cohen J et al：A pilot-controlled study of a polymyxin B-immobilized hemoperfusion cartridge in patients with severe sepsis secondary to intra-abdominal infection. Shock 23：400-405, 2005
7) Cruz DN, Antonelli M, Fumagalli R et al：Early use of polymyxin B hemoperfusion in abdominal septic shock：the EUPHAS randomized controlled trial. JAMA 301：2445-2452, 2009
8) Boyd JH, Forbes J, Nakada TA et al：Fluid resuscitation in septic shock：a positive fluid balance and elevated central venous pressure are associated with increased mortality. Crit Care Med 39：259-265, 2011

好評発売中

救急・集中治療
Vol 30 No 1 2018

エキスパートに学ぶ
栄養管理のすべて

特集編集　小谷 穣治

B5判／本文 176 頁
定価（本体 5,600 円＋税）
ISBN978-4-88378-554-4

目次

- **Introduction**
  - 重症患者での栄養療法総論
- **Guidelines Now** —海外と日本のガイドラインの現況—
  - 重症患者における栄養療法に関する国内外のガイドライン

ベーシック編

- **Case study** 典型症例と診療のポイント
  - Case 1：敗血症症例
  - Case 2：外傷症例
- **Q & A**
  - 重症患者の栄養障害リスク評価法
  - 経腸栄養耐性の評価方法と腸管蠕動改善薬の意義と効果
  - 脂質：n-3PUFAs と MCT の理論とエビデンス
  - Arginine を強化した栄養剤の理論とエビデンス
  - 重症患者における Glutamine 投与の理論とエビデンス
  - 重症患者への蛋白質の投与量とそのモニタリング
  - 蛋白源としてのペプチドの意義
  - Prebiotics, probiotics, synbiotics の種類，意義
  - 抗潰瘍薬
  - 東洋医学的アプローチ

アドバンス編
—重症患者の栄養管理をワンランクアップさせるために—
  - 呼吸不全
  - 急性腎障害
  - 肝不全
  - 急性膵炎
  - 中枢神経障害
  - 高度肥満

トピックス編 —その常識は正しいか？—
  - 静脈栄養（parenteral nutrition）
    —その常識は正しいか？—
  - 重症患者における経腸・静脈栄養の看護的な問題と対策
    —その常識は正しいか？—

総合医学社
〒101-0061　東京都千代田区神田三崎町 1-1-4
TEL 03(3219)2920　FAX 03(3219)0410　http://www.sogo-igaku.co.jp

特集 エキスパートに学ぶSepsis敗血症バンドル
日本版敗血症診療ガイドライン2016の使い方

Case study

尿路感染症による敗血症性ショックの一例

洛和会音羽病院 ICU/CCU　大野博司（おおのひろし）

Key words　敗血症，敗血症性ショック，Sepsis-3，敗血症バンドル，ウロセプシス

point

- 尿路感染症による敗血症性ショック——いわゆるウロセプシスはありふれた疾患である．
- ウロセプシスでは症状・身体所見および尿一般・沈渣，尿グラム染色で診断するが，特に高齢者・免疫不全者・病院内感染では常に他臓器感染の除外も重要である．
- 一般的に尿路感染症ではグラム陰性桿菌をまずはカバーするよう抗菌薬を選び，敗血症性ショックになる場合は尿路の閉塞機転を確認するとともに，外科的ドレナージが必要かどうかを常に考える．
- 特に尿路感染症で尿グラム染色は起因菌を絞るのに有用である．
- 敗血症バンドルを意識し必要な検査を行い，迅速に適切な抗菌薬および循環管理を行う．

症例提示

症　　例	80歳男性，168 cm，50 kg
主　　訴	発熱，左腰背部痛．
現 病 歴	ADL自立した80歳男性が3日前から感冒症状があり総合感冒薬内服し様子をみていた．前日からの尿閉，頻尿となり，当日からの左背部痛および悪寒戦慄を伴う発熱があるためER救急搬送となった．呼吸困難感，嘔気・嘔吐が強い．
既 往 歴	肺気腫/COPD，前立腺肥大症，尿管結石．
内 服 薬	気管支拡張薬グリコピロニウム・インダカテロール吸入．
アレルギー	なし．
身体所見	体温38.5℃，心拍数130，呼吸数25，血圧90/60，SpO$_2$ 88%RA．全身状

態：きつそうである，口すぼめ呼吸．

頭目耳鼻喉：異常なし，胸部：両背側下肺に喘鳴聴取，腹部：平坦・軟，左背部 CVA 叩打痛．

下腹部に軽度圧痛あり，肝脾腫なし，四肢：皮疹なし．

入院時検査所見

尿所見：pH 7.5，蛋白（＋＋）・糖（＋），赤血球 50〜70/HPF，白血球＞100/HPF．

血算：Hb/Ht 11.5/35%↓，白血球 1,100/μL↓（St 17，Seg 54，Lym 26，Mono 2，Eos 1），血小板 $8.5×10^4$/μL↓，PT-INR 1.2，aPTT 38 秒，Fib 220↑．

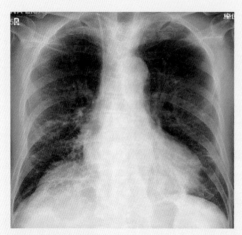

図1　胸部 X 線像

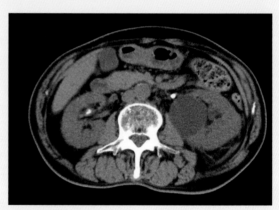

図2　腹部 CT 像

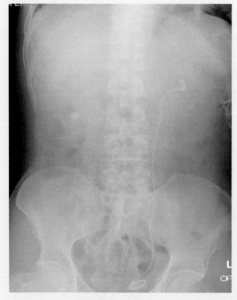

図3　ステント留置後 KUB

生化学：肝機能・腎機能正常，電解質異常なし，血糖230↑，CRP 16↑，乳酸 40 mg/dL↑.

胸部 X 線（図 1）で著明な滴状心・肺気腫，腹部エコーで左水腎症，胸腹部 CT で左尿管結石（図 2）.

入院後経過 ER で複雑性尿路感染症による敗血症性ショックと考え，尿閉解除目的で尿カテーテル留置するも尿わずかしか得られず，採血・血液培養2セット，尿培養採取のうえ，白血球減少より発熱性好中球減少症の要素も考慮して抗菌薬セフェピム2gおよびアミカシン20mg/kg 1回投与を行った．尿グラム染色はグラム陰性桿菌．血圧モニタリングで動脈ラインを確保し，心エコーで右心負荷を評価しながら輸液1,000mL（20mL/kg）したところで左室 D-shape となったが，平均動脈圧 MAP 55 程度と低値だったため血管収縮薬ノルアドレナリン0.1γ（μg/kg/min）で開始し，MAP≧65を目標にして0.3γまで上げた．酸素化不良については CO_2 貯留を認めなかったため高流量鼻カニュラ（high-flow nasal cannulae：HFNC），37℃，流量 40L/min，酸素濃度 40％で開始した．泌尿器科コンサルトのうえ，全身麻酔下で左尿管ステント留置（図 3）を行い，挿管・ICU入室となった．

ICU入室後速やかに自発呼吸出現し，再度心エコーで評価しながら乳酸加リンゲル液500mLを2回負荷しノルアドレナリン0.3⇒0.1μg/kg/minと漸減でき，人工呼吸器 AC VC⇒CPAP＋PSV で離脱し再度HFNCを使用した．抗菌薬投与継続とともに右心負荷があるためDVT/PE予防でヘパリン皮下注を行った．

2病日にノルアドレナリン使用しながら血行動態徐々に安定，白血球数も改善．血液培養はグラム陰性桿菌，腸内細菌科．尿グラム染色フォローでも菌体消失していた．輸液は維持輸液とし食事再開，PT/OTオーダーし早期離床・廃用予防のためのリハビリテーションを開始した．

3病日に血行動態安定しノルアドレナリン終了とした．血液・尿培養結果ともに2世代セフェム以上に感受性良好な大腸菌陽性であり，セフェピム⇒セフォチアムに de-escalation し14日間投与した．

診療の進め方

1. 診 断

上部尿路感染症の急性腎盂腎炎は状態に応じて外来加療が可能であるが，①敗血症・敗血症性ショックを疑う場合，②経口摂取不可能，③複雑性尿路感染症（解剖学的，機能的に閉塞機転を伴う）を疑う場合は入院加療となる．

今回のケースでは敗血症性ショックおよび複雑性尿路感染症が疑われる．日本版敗血症診療ガイドライン2016では，2016年2月に発表され

表1 敗血症・敗血症性ショックの定義

敗血症：感染症によって重篤な臓器障害がひき起こされる状態
敗血症性ショック：急性循環不全による細胞障害および代謝異常が重度となり，死亡率を増加させる可能性のある状態

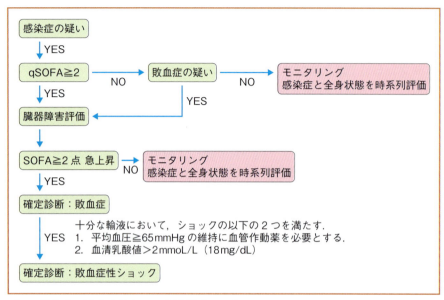

図4 敗血症・敗血症性ショック診断チャート
感染症の可能性がある場合，ただちにqSOFAスコアの3項目として，①意識変容，②呼吸数≧22/min，③収縮期血圧≦100mmHgを評価する．qSOFA≧2項目では，臓器障害の評価として血液・生化学検査，動脈血ガス分析，血液培養検査，画像検索などを追加し，SOFAスコアを評価して，総SOFAスコア≧2点の急上昇により敗血症の確定診断とする．敗血症と評価できない状況においては，感染症と全身状態の時系列評価を繰返し，qSOFAをモニタリングする．輸液や血管作動薬で平均血圧≧65mmHgを維持し，血清乳酸値＜2mmol/L（18mg/dL）を目標とする．qSOFA≧2項目では，集中治療管理を念頭におく． (文献3を参照して作成)

た敗血症の新しい定義Sepsis-3に準じてqSOFA，SOFAスコアを用いて診断する（**表1**，**表2**）．

このケースは，発熱，悪寒戦慄，側腹部痛および膿尿があり，身体所見で肋骨脊柱角叩打痛から腎盂腎炎を疑い，qSOFA 2点を満たしており尿路感染症からの敗血症，つまり**ウロセプシス**を考える．血液データも含め，SOFAでも血小板数，平均動脈圧MAP値から敗血症の診断となり，輸液20mL/kgを加え右心負荷が顕在化したが，MAPが低いため血管収縮薬を開始し乳酸値上昇も認めていることから敗血症性ショックの診断となる（**図4**）．

2. 治療

欧米のSurviving Sepsis Campaign（SSCG）2016は時間を意識した診療として3時間バンドルが推奨されている（**表3**）．

表2　SOFAスコア

項目	点数				
	0点	1点	2点	3点	4点
呼吸器 PaO$_2$/F$_I$O$_2$（mmHg）	≧400	<400	<300	<200 ＋呼吸補助	<100 ＋呼吸補助
凝固能血小板数（×10^3/μL）	≧150	<150	<100	<50	<20
肝機能ビリルビン（mg/dL）	<1.2	1.2～1.9	2.0～5.9	6.0～11.9	>12.0
循環機能 平均動脈圧（MAP）（mmHg）	MAP≧70	MAP<70	DOA<5γ あるいはDOB使用	DOA 5.1～15 あるいはAd≦0.1γあるいはNOA≦0.1γ	DOA>15γ あるいはAd>0.1γあるいはNOA>0.1γ
中枢神経系 GOS	15	13～14	10～12	6～9	<6
腎機能 クレアチニン値（mg/dL）	<1.2	1.2～1.9	2.0～3.4	3.5～4.9	>5.0
尿量（mL/日）				<500	<200

DOA：ドパミン，DOB：ドブタミン，Ad：アドレナリン，NOA：ノルアドレナリン
SOFAスコアのベースラインから2点以上の増加で，感染症が疑われるものは敗血症と診断される
（文献3を参照して作成）

表3　敗血症3時間バンドルを意識した診療

敗血症3時間バンドル
1. 乳酸値を測定する．初回>2mmol/L（18mg/dL）なら再検する
2. 抗菌薬投与前に血液培養を採取する
3. 広域抗菌薬を投与する
4. 低血圧または乳酸値≧4mmol/L（36mg/dL）ならば30mL/kgの晶質液crystalloidを迅速に投与する
5. 輸液蘇生中または投与後低血圧が続く場合，平均動脈圧MAP≧65mmHgを目標にして血管収縮薬を投与する

しかしここで重要なポイントは，
(1) "3時間"という時間幅が必ずしも妥当ではないこと

3時間以内に施行すれば安全かつ死亡率が低下するわけではない．より早期にバンドルが遵守されるほうが予後がよいことがわかっており，2018年には3時間⇒1時間バンドルとなっており，敗血症・敗血症性ショックは内科エマージェンシーとして1分でも1秒でも早い診断・治療がより重要と認識しなければいけないと考えられる[12,13]．

(2) 選択すべき広域抗菌薬は意味もなく広いスペクトラムの抗菌薬を用いることではない

閉塞起点を伴う複雑性尿路感染症，急性腎盂腎炎による敗血症性ショックではグラム陰性菌のカバーが必須である．グラム陰性桿菌を広域にカ

バーすることと，発熱性好中球減少症の要素があり緑膿菌を含める必要があるため，今回のケースでは4世代セフェムに加えアミノ配糖体を併用している．グラム染色ではグラム陽性球菌の腸球菌の所見がないため腸球菌カバーはしていない．

生命に関わる尿路感染症による敗血症性ショックでの，empiric therapyでの抗菌薬選択については表4を参照．

複雑性尿路感染症，急性腎盂腎炎の起因菌は，好気性グラム陰性桿菌で腸内細菌科（大腸菌，クレブシエラ，プロテウス）またはグラム陽性球菌（腸球菌）である．治療開始前に尿グラム染色にて区別する．

抗菌薬の選択にあたっては腸球菌を疑う場合，静注ではアンピシリン，アンピシリン・スルバクタム，ピペラシリン・スルバクタム，バンコマイシンが適応となる．セフェム系抗菌薬は，腸球菌には無効であることも知っておく必要がある．

現在は市中感染においてもグラム陰性菌の耐性化が進んでいるため，病院内および地域のアンチバイオグラムを参考にした初期抗菌薬選択が重要である．また敗血症バンドルのとおり，抗菌薬投与前の血液培養（および尿培養，その他）を採取することで培養結果に応じて速やかにde-escalationを考慮する．

重症感染症による敗血症，敗血症性ショックにおける最近の抗菌薬選択の考え方は「適切な広域スペクトラムの抗菌薬」を「十分量」で「可能な限り早急に開始」し，ひとたび起因菌・感受性がわかり次第「狭域スペクトラムの抗菌薬に変更する（de-escalation）」ことが重要である．

なぜなら不適切な初期抗菌薬治療により，合併症率・死亡率の上昇，入院期間の延長につながることが示されているため，想定される感染臓器はどこか（腹腔内，血流，中枢神経系，呼吸器，皮膚・軟部組織，尿路），

表4　生命に関わる尿路感染症のempiric therapyでの抗菌薬選択

抗菌薬	解説
ゲンタマイシン±アンピシリン トブラマイシン±アンピシリン アミカシン±アンピシリン	アンピシリンで腸球菌カバー，アミノ配糖体で腸内細菌科，緑膿菌カバー
セフトリアキソン セフォタキシム	腸内細菌科カバー，腸球菌カバーなし
セフタジジム	腸内細菌科，緑膿菌カバー，腸球菌カバーなし
ピペラシリン・タゾバクタム	腸球菌，緑膿菌カバー
レボフロキサシン，シプロフロキサシン	耐性頻度が高い
イミペネム，メロペネム，ドリペネム	ESBL産生腸内細菌科，緑膿菌カバー
アズトレオナム	腸内細菌科，緑膿菌カバー，腸球菌カバーなし
バンコマイシン	耐性グラム陽性菌カバー，グラム陰性菌カバーなし

そしてその感染臓器で想定すべき原因微生物は何かに基づいて，想定される菌種すべてをカバーするように初期抗菌薬（empiric therapy）を選択すべきである．

つまり感染症を起こしているだろうと「推定される」微生物に対して，有効な抗菌薬を選択し開始することがempiric therapyである．そして原因微生物が判明すると原因微生物を最低限カバーする，さらに狭いスペクトラムの抗菌薬で治療することが可能となり，この広いスペクトラムのempiric therapyから狭いスペクトラムの抗菌薬に治療を変更することをde-escalationという．

尿路感染症からの敗血症性ショックに限らず，重症感染症が想定される場合には治療開始前に必ず適切な培養提出することが重要である．感染臓器にかかわらず，特に①血液培養2セット，②胸部X線，③尿一般・培養の3つを"Fever Workup"として，敗血症診療では必須の検査であることを知っておくことが大切である．

（3）輸液30 mL/kg急速投与が妥当か？

ガイドラインでは晶質液の初期輸液30 mL/kg急速投与が推奨されている．しかし低心機能を伴う慢性心不全や肺気腫/COPDなど右心不全を伴う慢性呼吸不全の既往があるケースでは特段注意が必要であり，最近循環管理に頻用される動的モニタリングであるpulse pressure variation（PPV），stroke volume variation（SVV）が使いにくい．

過剰な前負荷は右心負荷・左室収縮能を低下させるため，筆者はさらに少ない10 mL/kg程度の急速投与で輸液反応性をみている．そして輸液前後での心エコーによる右心負荷増悪所見の出現の有無に注意してモニタリングしている．

その理由としては，右心不全患者では右室前負荷と後負荷および心室間相互依存の状態であることがあげられる．

右心不全時の輸液管理の5つのポイントを次にあげる．

1）右室の前負荷を適切に保つ：心エコーで右室拡張がないかどうかを確認し，輸液反応性fluid responsivenessに応じて晶質液250 mL負荷を行う．右心不全での輸液チャレンジは1回100～250 mLと少量で行う．右心不全では輸液反応性がないことが多く血管内ボリューム過剰ならば早期から利尿薬，腎代替療法renal replacement therapy（RRT）を用いマイナスバランスで管理する．

2）洞調律を維持する：特にatrial fibrillation（AF）やmultiple atrial tachycardia（MAT）など頻脈性不整脈を合併した場合，レートコントロールのみでは不十分で右心循環維持のためには可能な限り洞調律を維持することが大切である．AF/MATでは電解質補正とともに適宜アミオダロンや電気的除細動を行う．

3）右室の後負荷を適切に保つ：低酸素血症では低酸素性肺血管攣縮が起こり肺動脈抵抗上昇につながる．また高二酸化炭素血症やアシドーシス

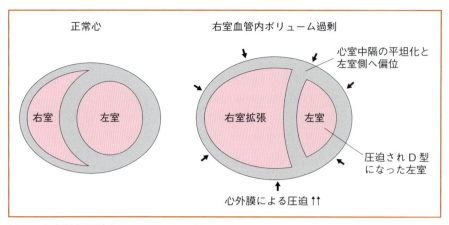

図5 心室間相互依存 ventricular interdependence

でも肺動脈抵抗上昇となるため，低酸素血症，高二酸化炭素血症，アシドーシスは補正が必要である．

人工呼吸器管理では不適切に高い気道内圧上昇，高い呼気終末陽圧呼吸 positive end-expiratory pressure（PEEP）は避ける（プラトー圧＜27，最少の PEEP，低1回換気による人工呼吸器管理が推奨される）．

肺気腫/COPD 急性増悪では気道抵抗上昇による右室後負荷上昇となるため，気管支拡張薬 β_2 刺激薬・抗コリン薬吸入，全身ステロイド投与および血管作動薬としてエピネフリン使用を考慮する．

閉塞性ショックで右心負荷がかかるケースでは DVT/PE を合併すると急激に循環動態が破綻するため，禁忌がなければ早期から DVT/PE 予防としてヘパリンによる抗凝固療法を開始すべきである．

4）右室収縮能を適切に保つ：右室拡張能の維持で強心薬ミルリノン，少量ドブタミンを用い，冠動脈血流の維持で低血圧は避け，ノルアドレナリンを早期から使用する．

5）循環動態変化に伴い頻繁に心室間相互依存 ventricular interdependence（図5）を評価する：右室拡張が強いと心室中隔の左室偏位となり，1回拍出量が著明に低下するため，輸液負荷や利尿薬使用による右室前負荷の変化の際や，不整脈による心調律の変化，人工呼吸器設定・血管作動薬調整の際には頻繁に心エコーでの評価を行い最適化する．

■ 3．尿路感染症による敗血症性ショック──ウロセプシスでの重要なポイント

（1）治療に反応しない場合の対応

外科的ドレナージや尿バルーン留置による閉塞解除を必要とする閉塞起点の評価については，国内では簡易で腹部エコー検査ができるため，水腎症・尿管拡張の有無など入院時にチェックされることが多い．特に敗血症性ショックの場合，CT を含めた画像評価のうえ，速やかな感染源コント

ロールとして泌尿器科的に尿管ステントによるドレナージが必要である．

一方で，腎盂腎炎の治療を開始し3日以上発熱が持続する場合や血行動態がいっこうに改善しない場合にも再度閉塞起点・膿瘍形成などを疑い，CTや腹部エコーでの再評価することが必須である．

(2) 治療効果判定パラメーター

バイタルサインを含む全身状態および肋骨脊柱角叩打痛の程度および検査所見での尿一般・沈渣，尿グラム染色，血液培養陰性化を治療効果判定に使う．

また腎盂腎炎は腎臓内の微小膿瘍感染であり，きちんと治療を行っても解熱するまで2，3日かかるため，すぐに解熱しなくても治療の失敗を意味しない．ウロセプシスや胆道系感染症などグラム陰性菌菌血症を伴う敗血症性ショックでは治療開始48～72時間は低血圧が遷延するが酸・塩基平衡や乳酸値など上昇せず，さらなる悪化がない"低空飛行"の状態が続くこともよく経験する．

一度治療を開始し，培養結果もそろい抗菌薬が適切にもかかわらずウロセプシス自体が改善しない場合，多くはドレナージ不良が原因である．CTを含む画像検索が必要である．

一般的な治療期間は敗血症性ショックを伴う尿路感染，急性腎盂腎炎では14日間，カテーテル留置に伴う尿路感染症や再発性腎盂腎炎では14～21日間の治療が必要である．

(3) 予防のために

敗血症性ショックをきたす尿路感染症では，多くは基礎疾患（糖尿病など）や解剖学的・機能的な閉塞機転を伴っているため，糖尿病のしっかりした管理や閉塞機転の解除（尿路結石，尿路・骨盤悪性腫瘍，前立腺肥大症，神経因性膀胱の治療や不必要な尿カテーテル抜去など）により予防に努める．

[文 献]

1) Dellinger RP, Carlet JM, Masur H et al：Surviving Sepsis Campaign guidelines for management of severe sepsis and septic shock. Crit Care Med 32：858-873, 2004
2) Dellinger RP, Levy MM, Carlet JM et al；International Surviving Sepsis Campaign Guidelines Committee；American Association of Critical-Care Nurses；American College of Chest Physicians；American College of Emergency Physicians；Canadian Critical Care Society；European Society of Clinical Microbiology and Infectious Diseases；European Society of Intensive Care Medicine；European Respiratory Society；International Sepsis Forum；Japanese Association for Acute Medicine；Japanese Society of Intensive Care Medicine；Society of Critical Care Medicine；Society of Hospital Medicine；Surgical Infection Society；World Federation of Societies of Intensive and Critical Care Medicine：Surviving Sepsis Campaign：International guidelines for management of severe sepsis and septic shock：2008. Crit Care Med 36：296-327, 2008
3) Seymour CW, Liu VX, Iwashyna TJ et al：Assessment of Clinical Criteria for Sepsis：For the Third International Consensus：Definitions for Sepsis and Septic Shock (Sepsis-3). JAMA 315：762-774, 2016

4) Rhodes A, Evans LE, Alhazzani W et al：Surviving Sepsis Campaign：International Guidelines for Management of Sepsis and Septic shock：2016. Intensive Care Med 43：304-377, 2017
5) 日本版敗血症診療ガイドライン2016作成特別委員会：日本版敗血症診療ガイドライン2016．日集中医誌 24：S1-S232, 2017
6) 青木　眞：レジデントのための感染症診療マニュアル第2版．医学書院，2008
7) Johnson JR, Russo TA：Acute pyelonephritis in adults. N Engl J Med 378：48-59, 2018
8) Nicolle LE：Urinary tract infection. Crit Care Clin 29：699-715, 2013
9) Masterton RG：Antibiotic de-escalation. Crit Care Clin 27：149-162, 2011
10) Schlossberg D：Clinical approach to antibiotic failure. Med Clin N Am 90：1265-1277, 2006
11) King C, May CW, Williams J et al：Management of right heart failure in the critically ill. Crit Care Clin 30：475-498, 2014
12) Pruinelli L, Westra BL, Yadav P et al：Delay Within the 3-Hour Surviving Sepsis Campaign Guideline on Mortality for Patients With Severe Sepsis and Septic Shock. Crit Care Med 46：500-505, 2018
13) Levy MM, Evans LE, Rhodes A：The Surviving Sepsis Campaign Bundle：2018 update. Intensive Care Med 44：925-928, 2018

特集 エキスパートに学ぶ Sepsis 敗血症バンドル

基礎編―敗血症の病態概念と管理システム―

敗血症の病態生理

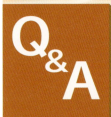

大阪大学医学部附属病院 高度救命救急センター
松原庸博, 梅村 穣, 小倉裕司
まつばらつねひろ　うめむら ゆたか　おぐらひろし

Key words　敗血症，多臓器障害，血管内皮障害，敗血症性ショック，腸管障害，敗血症性 DIC，敗血症性脳症，post-intensive care syndrome（PICS）

point

- 敗血症では，微小循環障害やミトコンドリア障害により，感染巣以外でも遠隔臓器障害が進行する．
- 敗血症性ショックは，血管透過性の亢進，末梢血管抵抗の減弱，心機能低下が組合さった複合的な循環障害である．
- 敗血症では，好中球-血小板・血管内皮の相互活性化を伴う炎症・凝固のクロストークが進み，DIC に至りやすい．
- 腸管は，敗血症における標的臓器の一つであり，腸内細菌叢や腸内環境の崩壊は病態の進行に関連する可能性がある．
- 敗血症では，生存例においても post-intensive care syndrome（PICS）とよばれる運動機能・認知機能障害が起きやすく，長期予後に大きな影響を与えている．

Q 敗血症ではどのような臓器障害がひき起こされますか？

A 敗血症では，重症化に伴ってしばしば感染臓器以外の遠隔臓器が障害されることが知られています．例えば，敗血症における呼吸器障害の頻度は高く，重症例では低酸素血症が進行して急性呼吸促迫症候群（ARDS）に陥ることがあります．2013 年に行われた単施設の大規模観察研究では，敗血症全体における ARDS の発症頻度は 6.2％ と高頻度ではないものの，発症した場合の死亡率は 60％ と極めて高いことが報告されています[1]．また急性腎障害（AKI）も敗血症によってひき起こされる代表的な臓器障害です．敗血症性 AKI は敗血症以外の原因による AKI と比較して死亡率が高く，我が国の AKI 診療ガイドラインでも両者を区別して対応することが推奨されています[2]．その他にも心筋，肝臓，消化管，中枢神経など全身のさまざまな臓器，組織が同時進行性に障害され，重篤な

多臓器障害をひき起こします．臓器障害は敗血症の病態，重症度と密接に関与しており，2016年2月に発表された敗血症の新定義（Sepsis-3）において，敗血症は，"**感染に対する生体反応が調節不能となることにより，重篤な臓器障害がひき起こされた状態**"と見直されました[3]．

Q 敗血症により遠隔臓器が障害されるメカニズムは？

A 敗血症などの全身性炎症反応では，血管内皮障害と微小循環障害が多臓器障害をひき起こす一因として重要視されています．敗血症や外傷などで生体に侵襲が加わると，病原微生物由来の病原体関連分子パターン（pathogen-associated molecular patterns：PAMPs）や損傷組織から細胞外へ逸脱した組織損傷関連分子パターン（damage-associated molecular patterns：DAMPs）が，単球や好中球などの免疫担当細胞上に存在するパターン認識受容体（pattern-recognition receptors：PRRs）にリガンドとして認識され，免疫応答が惹起されます．例えばDAMPsの一種であるHMGB1（High Mobility Group Box 1）は，白血球，血管内皮細胞表面のTLR4やRAGEと結合することで，TNF-α，IL-1などの前炎症性サイトカインを産生し，IL-6，IL-8，MCP-1などの炎症性サイトカインを誘導し，全身性炎症反応をひき起こします．この際，血小板，白血球，血管内皮細胞は，細胞間接着を介して相互に活性化し合い，侵襲の強さに応じて血管内皮障害，微小循環障害を進行させます．実際，リポ多糖（LPS）投与，熱中症などの全身性炎症モデルでは，著しい凝固活性亢進に加え，複数の臓器に共通して血小板，好中球の血管内皮への集積，白血球のアポトーシス，血管内皮傷害の進行が報告されています[4,5]．これらの結果は，**敗血症では炎症-凝固のクロストークにより，血管内皮傷害を介した遠隔臓器障害がひき起こされる**ことを示しています．

一方，敗血症時の臓器障害は，全身の循環が維持され，組織へ適切な酸素供給が行われている場合でもひき起こされることが報告されており，微小循環障害以外のメカニズムが関与している可能性も示唆されています[6]（図1）．全身炎症反応による臓器障害の原因として，多くのメカニズムが考えられますが，代表的なものとして，細菌毒素や炎症性サイトカインによる直接的な細胞障害，過剰な一酸化窒素（nitric oxide：NO）の産生，細胞のアポトーシス亢進，代謝障害などが挙げられます[7]．例えば，古典的に敗血症性AKIは循環障害によって腎血流量が減少し急性尿細管壊死がひき起こされることで発症するとされてきましたが，近年では腎血流量が増加したhyperdynamicな敗血症でもAKIが発生することが報告されています．その理由の1つとして敗血症時にNO synthase活性が亢進することで過剰なNOが産生され，腎血管拡張，組織虚血がひき起こされる機序が関与する可能性が示されています[8]．また高度侵襲時の肝臓や腎臓における代謝障害にはミトコンドリアの酸素利用障害が関与しており，肝細

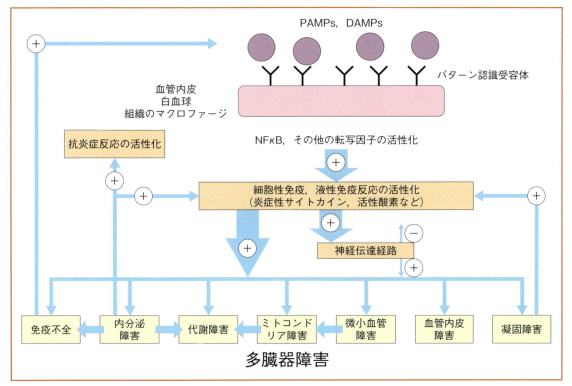

図1 全身炎症反応から多臓器障害がひき起こされるメカニズム
PAMPs：pathogen-associated molecular patterns，DAMPs：damage-associated molecular patterns.
(文献6を参照して作成)

胞のアポトーシスの一因となっていることが報告されています[9]．ミトコンドリア障害は，TNF-α，IL-1β，IL-6などの炎症性メディエータがひき起こす，①ミトコンドリア内への糖質，脂質の取り込み障害，②電子伝達系の障害，③ミトコンドリア膜電位の低下と膨潤に伴う外膜の崩壊（ミトコンドリア膜透過性遷移現象）などに起因するとされています[10,11]．さらに近年では，敗血症患者のエクソソーム内に炎症反応，酸化ストレス，細胞周期に関連したmicroRNAsが豊富に存在することが報告され，エクソソームを介した細胞間情報伝達経路が，急性炎症反応の進行に重要な役割を担うことも注目されています[12]．

Q 敗血症性ショックのメカニズムを教えてください

A 典型的な敗血症性ショックは，血管透過性の亢進と末梢血管抵抗の減弱による血液分布異常（distributive shock）ですが，ショックが遷延すると血管反応性の低下，心機能低下を伴い，さらに重篤な循環障害をきたすこともあります．敗血症時の血管透過性亢進には，ヒスタミン，トロンビン，ブラジキニン，血管内皮細胞増殖因子（vascular endothelial growth factor：VEGF），血小板活性化因子（platelet-activating factor）， angiopoietin-2，TNF，IL-1，LPSなどの多様な炎症性メディエータが関与しています．これらの生理活性物質が過剰に産生されることで，VE-cadherinやOccludinなどの血管内皮の細胞結合に関わる因子が障害され，細胞外液や蛋白質の血管外漏出が亢進します[13]．

また，末梢血管拡張は血管平滑筋へのNOや亜硝酸塩の作用が主要な役割を果たしますが，重症例ではATP/カルシウム依存のカリウムチャネルの過剰な活性化や副腎皮質ステロイドの分泌低下，vasopressinの産生低下，血管平滑筋のα受容体の感受性低下，カテコラミン不活性化などが影響して治療抵抗性の血管反応性の低下をきたすこともあります[14]．

心機能低下も敗血症性ショックの重要な原因であり，Landesbergらは敗血症患者の54％が心拡張機能障害をきたしており，また心拡張機能障害は死亡率の上昇に有意に関連していたことを報告しました[15]．こうした敗血症によってひき起こされる心機能低下は**敗血症性心筋障害（septic cardiomyopathy）**とよばれ，その発生には，過剰な炎症性メディエータによる心筋障害，細胞のアポトーシス，ミトコンドリア機能障害，交感神経β受容体のdown regulationなどが関与しているとされます．

Q 腸管は敗血症の病態にどのように関与していますか？

A 腸管は侵襲時の重要な標的臓器であり，また感染に対する免疫応答としても重要な役割を果たしています．1994年にMooreらは，腸管の虚血再灌流モデルを用いて腸管における免疫機能の低下が多臓器不全の進展に関わっている可能性を示しました[16]．侵襲時の腸管は，腸管バリア破壊によるbacterial translocation，腸間膜リンパを介した炎症性サイトカインの全身循環への流入，IgAなどの腸管免疫の低下などがひき起こされることで，"the motor of critical illness"として全身の多臓器障害の進行に影響を与えると考えられています[17]．侵襲時にみられる腸管障害の原因として，腸内細菌叢と腸内環境のダイナミックな変化が挙げられます．例えば，正常な便のグラム染色像は，グラム陰性菌，グラム陽性菌が混在するpolymicrobialな所見（「健常パターン」）ですが，敗血症を含む重症患者では，特定の細菌や真菌のみが目立つ「単純パターン」に変化し，さらに重症化すると菌が認められなくなる「消失パターン」へ変化します．**このような腸内細菌叢の変化は生命転帰と重大な関連があり**，清水らの研究では，ICU患者で便のグラム染色が健常パターンであった場合の死亡率が6％であったのに対して，単純パターンでは52％，消失パターンでは64％と高率であったと報告されています[18]．また，腸内細菌叢の崩壊とともに，腸管内の有機酸，中でも短鎖脂肪酸が著しく減少して腸内環境も悪化します[19]（**図2**）．特に短鎖脂肪酸は腸管上皮細胞の主要なエネルギー器質でもあるため，長期的に欠乏すると腸管障害がさらに増悪します．したがって，多臓器障害の一因となりうる腸内細菌叢や腸内環

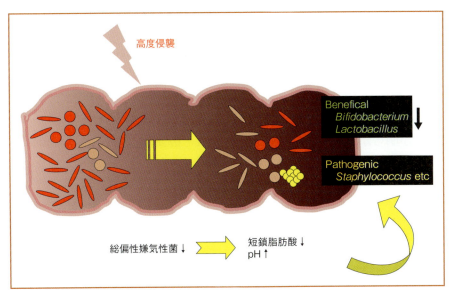

図2 侵襲時の腸内細菌叢，腸内環境の変化
敗血症など高度侵襲時には，腸内細菌叢，腸内環境が進行性に増悪し，悪循環を形成する．
（文献19を参照して作成）

境の崩壊を避ける目的で，近年ではシンバイオティクス療法や便移植などの有用性が注目されています．

Q 敗血症性DICが進行するメカニズムは？

A 播種性血管内凝固（DIC）は敗血症の主要な合併症の一つであり，予後に大きな影響を与えます．敗血症において炎症反応と凝固線溶障害はクロストークすることが知られており，**DICの発生には血小板—白血球—血管内皮細胞の相互作用による血管内皮細胞障害が重要な役割を担っています**[20]．活性化した血小板，白血球は複合体を形成し，接着分子を介して血管内皮細胞に接着し，活性化好中球から放出される活性酸素種（reactive oxygen species：ROS）や好中球エラスターゼなどの蛋白分解酵素は，血管内皮細胞障害を促進します．血管内皮細胞の表層はグリコカリックス（glycocalyx）とよばれる糖衣層で保護されていますが，過剰な刺激によりグリコカリックス層が破綻すると血管内皮細胞障害が加速されます．血管内皮障害の進展に伴い，血管透過性亢進による組織低酸素代謝，血管外への遊走白血球による実質細胞傷害などが生じ臓器障害がひき起こされます．また活性化した好中球がneutrophil extracellular traps（NETs）とよばれる網目状の構造物を能動的に放出する機序も，炎症と凝固反応に影響することが注目されています．NETsは，核内のDNAやヒストンと，細胞質，好中球顆粒内の好中球エラスターゼ，ミエロペルオキシダーゼなどの抗菌蛋白で構成されています．NETsの表面では血栓形成が促進され，免疫血栓（immunothrombosis）とよばれる血栓を作るこ

とで，病原体を感染局所に封じ込め，捕獲して排除する生体防御的な役割を担っています．しかし過剰な炎症が遷延することにより，感染局所で形成された血栓が全身性に広がると，DICの一因となり微小循環に深刻な影響を及ぼします[21〜23]．実際に重症敗血症（severe sepsis）624症例を対象とした日本救急医学会の多施設共同研究において，重症敗血症全体の死亡率が29.4％であったのに対して，DICを発症した患者の死亡率は38.4％と著明に高いことが明らかになりました[24]．したがって敗血症性ではDICの有無を早期に判別し，適切な治療介入を検討することが重視されています．

Q 敗血症における中枢神経障害のメカニズムは？

A 敗血症では，しばしば意識障害，せん妄などの中枢神経障害がひき起こされます．敗血症時の中枢神経障害は，敗血症性脳症（sepsis-associated encephalopathy）とよばれ，循環障害による脳血流量低下に加えてさまざまなメカニズムが関与して発症するとされています．代表的なメカニズムとして，脳血流関門の破綻による中枢神経へ炎症反応の波及，炎症性メディエータによる神経細胞の傷害，細胞内のミトコンドリア障害による酸素利用障害，微小血栓による末梢循環障害などが挙げられ，さらに炎症が遷延した場合は酸化ストレスが加わり意識障害が悪化，遷延します．また頭蓋内の神経伝達物質であるgamma-aminobutyric acid（GABA）の放出は侵襲に対する主要な生体反応であり，GABAの上昇は敗血症性脳症の発生に関与しているとされています．感染や虚血などの侵襲時には中枢神経におけるGABA-A受容体の発現が増強し，またGABAのアゴニストが炎症時の苦痛を増強させることも報告されていますが，詳細なメカニ

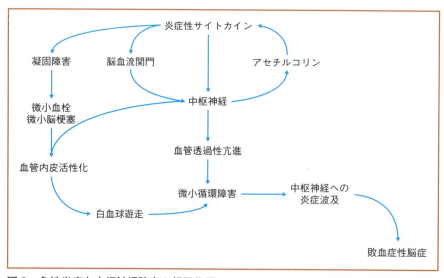

図3　急性炎症と中枢神経障害の相互作用　　　　　（文献25を参照して作成）

ズムは明らかになっていません．さらに近年では敗血症などの高度な侵襲に対する生体反応として，**中枢神経と免疫系の相互作用**が注目されており，敗血症性脳症が炎症の制御にも密接に関与している可能性が示唆されています．敗血症などの全身性炎症反応では，アセチルコリンを始めとする神経伝達物質が神経末端から免疫組織に放出されることで過剰な免疫反応を制御していますが，敗血症性脳症では神経伝達物質を介した経路がdownregulationをきたし，病態の重症化に関与すると考えられています[25]（**図3**）．

Q 敗血症患者の長期的な問題点は何ですか？

A 近年の医療水準の向上，敗血症診療指針の国際的な標準化などを背景として，敗血症患者の生存退院率は経年的に改善傾向にあります[26]．その一方で退院後数ヵ月～数年単位で起こる筋力低下，神経学的異常，精神障害などの長期的な健康障害に注目が集まるようになりました．敗血症患者における長期的な健康障害の発生はまれではなく，Yendeらが約2,000例の敗血症患者を対象とした多施設共同RCTを解析した結果，ICUを退室した患者の1/3は6ヵ月以内に死亡し，1/3は6ヵ月後に何らかの機能障害が残存し，日常生活動作に障害があることが明らかになりました[27]．2010年に米国集中治療学会は，こうした長期的な健康障害を総称してPICSという概念を提唱しました[28]．PICSはICU在室中から身体・認知・精神機能の機能予後が増悪する症候群と定義されます．またPICSの中でも，特に筋力低下，感覚異常を指してICU-acquired weakness（ICU-AW）とよばれ，これは古典的にはcritical illness polyneuropathy（CIP）またはcritical illness myopathy（CIM）とよばれてきた病態を含む概念です[29]．**近年，PICS，ICU-AWの発生にICUにおける急性期の敗血症管理が関与する可能性が注目され**，日本版敗血症診療ガイドライン第2版（J-SSCG2016）でも独立した項目として取り上げられ重視されています[30]．PICSをひき起こす要因として①患者の疾患および重症度，②医療・ケア介入，③ICU環境要因，④患者の精神的要因が挙げられており，実際にはこれらの複数の要素が複雑に絡み合うことで発症すると考えられています．またICU-AWは重症病態における微小循環障害，電解質異常，代謝障害，異化亢進などが病因として重なることでひき起こされ，敗血症患者の約半数に発症するという報告もあります．PICS，ICU-AWに対して，発症した場合の特異的な治療はないため，急性期からリハビリテーションなどの積極的な予防策を講じることでいかに発症を抑えるかが重要な臨床課題になっています．

[文 献]

1) Mikkelsen ME, Shah CV, Meyer NJ et al：The epidemiology of acute respiratory distress syndrome in patients presenting to the emergency department with severe sepsis. Shock 40：375-381, 2013
2) AKI（急性腎障害）診療ガイドライン作成委員会 編：AKI（急性腎障害）診療ガイドライン 2016
3) Singer M, Deutschman CS, Seymour CW et al：The Third International Consensus Definitions for Sepsis and Septic Shock (Sepsis-3). JAMA 315：801-810, 2016
4) Sonoi H, Matsumoto N, Ogura H et al：The effect of antithrombin on pulmonary endothelial damage induced by crush injury. Shock 32：593-600, 2009
5) Roberts GT, Ghebeh H, Chishti MA et al：Microvascular injury, thrombosis, inflammation, and apoptosis in the pathogenesis of heatstroke：a study in baboon model. Arterioscler Thromb Vasc Biol 28：1130-1136, 2008
6) Singer M：The role of mitochondrial dysfunction in sepsis-induced multi-organ failure. Virulence 5：66-72, 2014
7) Abraham E, Singer M：Mechanisms of sepsis-induced organ dysfunction. Crit Care Med 35：2408-2416, 2007
8) Langenberg C, Gobe G, Hood S et al：Renal histopathology during experimental septic acute kidney injury and recovery. Crit Care Med 42：e58-e67, 2014
9) Fink, MP：Cytopathic hypoxia. Mitochondrial dysfunction as mechanism contributing to organ dysfunction in sepsis. Crit Care Clin 17：219-237, 2001
10) Dare AJ, Phillips AR, Hickey AJ et al：A systematic review of experimental treatments for mitochondrial dysfunction in sepsis and multiple organ dysfunction syndrome. Free Radic Biol Med 47：1517-1525, 2009
11) Singer M：The role of mitochondrial dysfunction in sepsis-induced multi-organ failure. Virulence 5：66-72, 2014
12) Real JM, Ferreira LRP, Esteves GH et al：Exosomes from patients with septic shock convey miRNAs related to inflammation and cell cycle regulation：new signaling pathways in sepsis? Crit Care 22：68, 2018
13) Sukriti S, Tauseef M, Yazbeck P et al：Mechanisms regulating endothelial permeability. Pulm Circ 4：535-551, 2014
14) Levy B, Collin S, Sennoun N et al：Vascular hyporesponsiveness to vasopressors in septic shock：from bench to bedside. Intensive Care Med 36：2019-2029, 2010
15) Landesberg G, Gilon D, Meroz Y et al：Diastolic dysfunction and mortality in severe sepsis and septic shock. Eur Heart J 33：895-903, 2012
16) Moore EE, Moore FA, Franciose RJ et al：The postischemic gut serves as a priming bed for circulating neutrophils that provoke multiple organ failure. J Trauma 37：881-887, 1994
17) Clark JA, Coopersmith CM：Intestinal crosstalk：a new paradigm for understanding the gut as the "motor" of critical illness. Shock (Augusta, Ga) 28：384-393, 2007
18) Shimizu K, Ogura H, Hamasaki T et al：Altered gut flora are associated with septic complications and death in critically ill patients with systemic inflammatory response syndrome. Dig Dis Sci 56：1171-1177, 2011
19) Shimizu K, Ogura H, Goto M et al：Altered gut flora and environment in patients with severe SIRS. J Trauma 60：126-133, 2006
20) Ogura H, Gando S, Iba T et al；Japanese Association for Acute Medicine Disseminated Intravascular Coagulation (JAAM DIC) Study Group：SIRS-associated coagulopathy in critically ill patients with thrombocytopenia. Shock 28：411-418, 2007
21) Czaikoski PG, Mota JM, Nascimento DC et al：Neutrophil Extracellular Traps Induce Organ Damage during Experimental and Clinical Sepsis. PLoS One 11：e0148142, 2016
22) Ekaney ML, Otto GP, Sossdorf M et al：Impact of plasma histones in human sepsis and their contribution

to cellular injury and inflammation. Crit Care 18：543, 2014
23) Xu J, Zhang X, Pelayo R et al：Extracellular histones are major mediators of death in sepsis. Nat Med 15：1318-1321, 2009
24) Gando S, Saitoh D, Ogura H et al；Japanese Association for Acute Medicine Sepsis Registry Study Group：A multicenter, prospective validation study of the Japanese Association for Acute Medicine disseminated intravascular coagulation scoring system in patients with severe sepsis. Crit Care 17：R111, 2013
25) Dal-Pizzol F, Tomasi CD, Ritter C：Septic encephalopathy：does inflammation drive the brain crazy? Rev Bras Psiquiatr 36：251-258, 2014
26) Kaukonen KM, Bailey M, Pilcher D et al：Systemic inflammatory response syndrome criteria in defining severe sepsis. N Engl J Med 372：1629-1638, 2015
27) Yende S, Austin S, Rhodes A et al：Long-Term Quality of Life Among Survivors of Severe Sepsis：Analyses of Two International Trials. Crit Care Med 44：1461-1467, 2016
28) Needham DM, Davidson J, Cohen H et al：Improving long-term outcomes after discharge from intensive care unit：report from a stakeholders' conference. Crit Care Med 40：502-509, 2012
29) Hermans G, Van den Berghe G：Clinical review：intensive care unit acquired weakness. Crit Care (London) 19：274, 2015
30) Nishida O, Ogura H, Egi M et al：The Japanese Clinical Practice Guidelines for Management of Sepsis and Septic Shock 2016 (J-SSCG 2016). J Intensive Care 6：7, 2018

好評発売中

救急・集中治療 Vol.29 臨時増刊号 2017

ER・ICUにおける
手技の基本と実際
—ベテランに学ぶ トラブル回避法—

特集編集　**西村 匡司**

B5判／本文306頁
定価（本体6,400円＋税）
ISBN978-4-88378-550-6

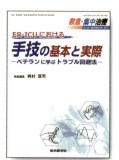

目　次

Ⅰ　総　論
- 標準予防策・清潔操作
  （ガウンテクニックなど）

Ⅱ　気道の確保・呼吸管理
- 気管挿管・気管チューブの固定
- 抜　管
- 気管切開/輪状甲状間膜穿刺・切開
- 酸素療法
  （低流量システム・高流量システム）
- 非侵襲的陽圧人工呼吸管理
- （侵襲的）人工呼吸管理

Ⅲ　穿刺とドレナージ術
- 胸腔穿刺と胸腔ドレナージ
- 心嚢穿刺
- 腹腔穿刺と腹腔ドレナージ
- 腰椎穿刺と髄液検査

Ⅳ　外傷・熱傷・整形外科的疾患
- 創処置の実際

- 減張切開

Ⅴ　消化管に対する処置
- 胃管の挿入法
- イレウス管の挿入法（従来法）と管理について
- 栄養チューブ

Ⅵ　カテーテル手技
- 末梢静脈カテーテル
- PiCCOカテーテル
- PICC（末梢挿入型中心静脈カテーテル）
- 中心静脈カテーテル
- 肺動脈カテーテル
- 動脈穿刺と動脈ライン留置
- 尿道カテーテル
- 血液浄化用ダブルルーメンカテーテル

Ⅶ　内視鏡手技
- 気管支鏡検査＋BAL
- 消化管内視鏡検査・治療

Ⅷ　急性期管理
- IABP（大動脈内バルーンパンピング）
- PCPS（経皮的心肺補助装置）
- VV ECMO（静脈-静脈膜型人工肺）
- VA ECMO（静脈-動脈膜型人工肺）
- 心拍出量モニター
- Defibrillation
- Cardioversion

Ⅸ　その他
- 経食道心エコー
- FASTの普及
  —skillからcompetencyへ—
- 肺エコー
- ICP（頭蓋内圧）測定
- 膀胱内圧測定
- 体温管理
- グラム染色
- ■索引

総合医学社　〒101-0061　東京都千代田区神田三崎町1-1-4
TEL 03(3219)2920　FAX 03(3219)0410　http://www.sogo-igaku.co.jp

特集 エキスパートに学ぶ Sepsis 敗血症バンドル

基礎編 ―敗血症の病態概念と管理システム―

敗血症の定義と診断

Q&A

名古屋大学大学院医学系研究科 救急・集中治療医学分野　松田直之

Key words 敗血症，定義，診断

point

- 敗血症（Sepsis）の定義と診断が，2016年にSepsis-3[1]として変更された．
- 敗血症は，Sepsis-3[1]において，感染症あるいは感染症が疑われる状態における臓器傷害の進行と定義されている．
- 敗血症性ショックは，輸液と血管作動薬に反応しない急性循環不全として血中乳酸値≧2mmoL/L（18mg/dL）の細胞障害および代謝異常である．
- 敗血症の診断には，quick sequential (sepsis-related) organ failure assessment score（quick SOFA，qSOFA）とSOFAスコアを用いる．

Q 敗血症の定義を教えてください

A 敗血症（Sepsis）の定義と診断が，2016年にSepsis-3[1]として変更され，国内でもこの新しい定義が定着してきています．Sepsis-3[1]の定義のキーワードは，臓器傷害です．感染症あるいは感染症が疑われる状態で，臓器傷害が進行する場合，ただの感染症ではなく，敗血症と定義し，感染症管理に加えた全身管理の治療を行っていきましょうという理念です．現在，敗血症は，感染症により臓器傷害が進行する病態と理解して下さい[*1]（図1）．

敗血症の学術の進化は，振り返れば1992年にSepsis-1[2]として，Roger C. Boneたちにより，敗血症の定義と診断が発表されたことによります．このSepsis-1の定義では，**全身性炎症反応症候群**（systemic inflammatory response syndrome：SIRS）という概念が重要であり，敗血症を感染症による全身性炎症を定義したものです．1992年以後，全身性炎症の病態が，学術として解明されてきました．

一方，現在のSepsis-3[1]の定義は，「臓器傷害の進行」をターゲットとしています．Sepsis-1では，全身性炎症を生じた感染症（敗血症：

[*1] 敗血症の治療概念が全身性炎症ではなく，臓器傷害の進行の阻止にシフトされた．

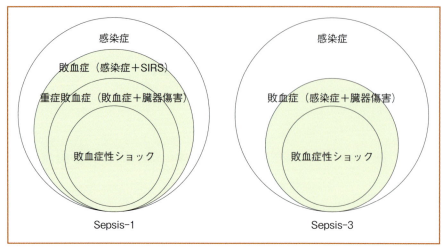

図1　敗血症の定義の変化
Sepsis-3[1] の定義では，重症敗血症という区分がなくなり，臓器不全の進行する感染症を敗血症（感染症＋臓器傷害）と定義した．敗血症としての治療範疇が，塗られた範囲として変更された．SIRS（Systemic Inflammatory Response Syndrome）[2] という概念は，早期発見と早期治療の観点において病態学的に重要と考えるが，定義および治療の概念領域として用いなくなった．

sepsis），臓器傷害を合併した感染症（重症敗血症：severe sepsis），ショックを合併した感染症（敗血症性ショック：septic shock）の3段階での分類としていましたが，Sepsis-3 では「全身性炎症を生じた感染症」がなくなってしまいました．すなわち，Sepsis-3 では敗血症の治療ターゲットを，臓器不全を合併した感染症，そしてショックを合併した感染症（敗血症性ショック：septic shock）に絞り込んだわけです．そのため，Sepsis-1 における重症敗血症（severe sepsis）の重症度区分が削除されました．

現在，敗血症は，Sepsis-3[1] により，感染症による重篤な臓器傷害と定義されています．また，敗血症性ショックは，輸液と血管作動薬に反応しない急性循環不全として血中乳酸値≧2 mmoL/L の細胞障害および代謝異常であると定義されています．日本集中治療医学会敗血症診療ガイドライン 2016[3] も，この Sepsis-3 の定義に準じています．

Q 敗血症の概念の変遷を教えてください

A 敗血症（sepsis）は，「崩壊」や「腐敗」を意味するギリシャ語の **septikos** を語源としています．必ずしも菌が血液中に存在しなくとも，感染部位において菌体成分が Toll-like 受容体などの炎症性受容体と反応して，全身性炎症が進展し，敗血症病態がサイトカイン血症と連動して多臓器傷害を進行させます．

1990年レベルでは，Schottmüller ら[4] のように，敗血症は「微生物が局所から血流に侵入した病気」と捉えられていました．血液における微生

表1 Sepsis-1における全身性炎症反応症候群

- 体温　　　＞38℃　あるいは　＜36℃
- 心拍数　　＞90回/min
- 呼吸数　　＞20回/min　あるいは　$PaCO_2$＜32mmHg
- 白血球数　＞12,000/mm³ あるいは＜4,000/mm³
　　　　　　あるいは幼若球＞10%

Sepsis-1[2]では，表の4つのクライテリアのうち2つ以上を満たす場合に，全身性炎症反応症候群（Systemic Inflammatory Response Syndrome：SIRS）と診断される．Sepsis-1[2]では感染症あるいは感染症を疑う場合のSIRSを，敗血症と定義した．現在のSepsis-3[1]は，臓器不全の進行や臓器傷害をターゲットとしているので，Sepsis-1[2]における重症敗血症以上の重症度を治療の対象としていることになる．

（文献2を参照して作成）

物の検出が，敗血症の確定診断と考えられていました．しかし，1989年にBoneたち[5]によりseptic syndrome（**セプシス症候群**）という概念が提唱され，この頃から感染部位の局所炎症が全身に波及する概念，すなわちサイトカインストームの概念が定着し始めました．

そして，1992年に米国集中治療医学会と米国胸部疾患学会によるSepsis-1[2]がBoneたちの独創性として公表されました．炎症性サイトカイン血症や高C反応性蛋白血症と伴走する「全身性炎症反応症候群（SIRS）（**表1**）」の概念が，1992年に導入されたわけです．SIRSは，呼吸，脈拍，体温，白血球数で規定される4つのクライテリアのうち，2つ以上を満たす症候群です．Sepsis-1による敗血症の重症度は，①全身性炎症のみの敗血症，②臓器不全を伴う重症敗血症，③ショックを伴う敗血症性ショックの3つでした．

しかし，SIRSの診断基準を用いた**Sepsis-1**[2]による敗血症診断は感度は高いけれども，敗血症およびその重症化に対して特異度が低いことがわかってきました．このため，2003年にSepsis-2[6]（**表2**）として，バイオマーカーや理学所見の追加による24項目が敗血症診断に追加される提案がなされました．Sepsis-2においても，敗血症の定義はSepsis-1と変わるものではなく，敗血症は感染症に伴うSIRSと定義していました．しかし，結果としてSepsis-2の診断はSepsis-1と比較して，敗血症診断や敗血症重症化の特異度を高めませんでした[7〜9]．

このような過程において，敗血症管理の対象を全身性炎症とするのではなく，臓器傷害の進展とするという概念が集中治療との関連としてクローズアップされてきました．SIRS基準（表1）[2]は，敗血症における制御不能に陥った致命的状態を示すものではなく，多くの入院患者で陽性となり，感染症を併発しない患者や良好な転帰をとる患者にも認められるとするSIRSに対する疑義です[10]．

オーストラリアとニュージーランドにおいて2000年から2013年まで172の集中治療室において後向きに解析した研究[11]において，全1,171,797例が解析されました．このデータにおいて，約9.4%にあたる109,663例が感染症と主要臓器傷害を合併していましたが，このうちの

表2 Sepsis-2における敗血症を疑う所見

(1) 全身所見
・発熱：核温＞38.3℃
・低体温：核温＜36℃
・頻脈：心拍数＞90回/min，もしくは＞年齢平均の2SD
・頻呼吸
・精神状態の変容
・著明な浮腫または体液過剰：24時間で輸液バランス20mL/kg以上
・高血糖：糖尿病の既往のない状態で血糖値＞120mg/dL

(2) 炎症所見
・白血球上昇＞12,000/μL
・白血球低下＜4,000/μL
・白血球正常で10％を超える幼若白血球
・CRP＞基準値の2SD
・プロカルシトニン＞基準値の2SD

(3) 循環変動
・血圧低下：収縮期血圧＜90mmHg，平均血圧＜70mmHg，もしくは成人では正常値より40mmHgを超える低下，もしくは年齢に対する正常値の2SD未満
・混合静脈血酸素飽和度（SvO_2）＞70％
・心係数（CI）＞3.5L/min/m^2

(4) 臓器傷害所見
・低酸素血症：PaO_2/FiO_2＜300mmHg
・急性乏尿：尿量＜0.5mL/kg/hrが少なくとも2時間持続
・血中クレアチニン値の増加：＞0.5mg/dL
・凝固異常：PT-INR＞1.5，もしくはAPTT＞60sec
・イレウス：腸蠕動音の消失
・血小板減少：＜10万/μL
・高ビリルビン血症：＞4mg/dL

(5) 組織灌流所見
・高乳酸血症＞1mmol/L
・毛細血管の再灌流減少，もしくは斑状皮膚所見

Sepsis-2[6]では，24項目の所見の追加により，Sepsis-1[2]の敗血症診断の特異度を高めようとした．
（文献6を参照して作成）

12.1％にあたる13,278例にSIRSの兆候を認めなかったというものです．SIRSの診断が必ずしも臓器傷害の進行を示すものではないことが世界レベルで注目されました．

以上の背景の中で，2016年2月にSepsis-3[1]（表3）が，公表されました．Sepsis-3は，敗血症を感染症による臓器傷害の進行する病態として定義しました．重症度は，敗血症と敗血症性ショックの2つとし，臓器傷害の進行はqSOFAとSOFAを用いることが提案されました[3]．

Q 敗血症の診断について教えてください

Sepsis-3[1]は，臓器傷害の進行に治療の照準をあわせています．臓器傷害の進行にあたって，病院前救護体制，救急外来，一般病棟における場合と，集中治療室などの重症管理をしている場合で分けて行うことを推奨しています．

表3 SOFA スコア

スコア	0	1	2	3	4
意識					
Glasgow Coma Scale	15	13〜14	10〜12	6〜9	<6
呼吸					
PaO_2/F_IO_2 (mmHg)	≧400	<400	<300	<200 および呼吸補助	<100 および呼吸補助
循環	平均血圧≧70mmHg	平均血圧<70mmHg	ドパミン<5μg/kg/min あるいはドブタミンの併用	ドパミン5〜15μg/kg/min あるいは ノルエピネフリン≦0.1μg/kg/min あるいは アドレナリン≦0.1μg/kg/min	ドパミン>15μg/kg/min あるいは ノルエピネフリン>0.1μg/kg/min あるいは アドレナリン>0.1μg/kg/min
肝					
血漿ビリルビン値 (mg/dL)	<1.2	1.2〜1.9	2.0〜5.9	6.0〜11.9	≧12.0
腎					
血漿クレアチニン値	<1.2	1.2〜1.9	2.0〜3.4	3.5〜4.9	≧5.0
尿量 (mL/day)				<500	<200
凝固					
血小板数 ($\times 10^3/\mu L$)	≧150	<150	<100	<50	<20

感染症あるいは感染症が疑われる状態において，SOFA スコア[3]の合計点数（最重症点：24点）が2点以上，急上昇することで，敗血症の確定診断とする．

(文献1を参照して作成)

　病院前救護，救急外来，一般病棟では，感染症あるいは感染症が疑われる場合に，qSOFA を用います．**qSOFA** は，①呼吸数≧22回/min，②意識変容，③収縮期血圧≦100mmHg の3項目で評価し，2項目以上が存在する場合に敗血症を疑う方針とします．

　この Sepsis-3[1] および qSOFA の導入には，Seymour らの原著論文[12]が用いられています．Seymour ら[12]は，ペンシルバニア州南西部にある12の病院で2010〜2012年の間に記録された約130万件の電子カルテより，感染を疑う148,907例を抽出し，SIRS スコア，SOFA スコア，ロジスティック器官機能障害スコア（logistic organ dysfunction system score：LODS）を比較し，さらに多変量ロジスティック回帰を用いて，新たな基準として qSOFA を提案しました．感染を疑ってからの72時間における，SIRS，SOFA，そして LODS の最悪値，さらに感染発症の48時間前から24時間後までの，2点以上の SOFA スコアの変化値が評価されました．qSOFA として，①呼吸数≧22回/min，②Glasgow Coma Scale（GCS）≦13（意識変容），③収縮期圧≦100mmHg の3項目のうち2項目以上を満たすとした場合，集中治療室外の約89%の症例において，

qSOFA は SOFA スコアや SIRS スコアより優れた臓器傷害の予測を示すものでした．qSOFA 2 項目以上では，1 項目以下に比べて，院内死亡率が 3 ～ 14 倍に増加していたというものです．

　最終的に，集中治療室などでは感染症あるいは感染症の疑いにおいて，**SOFA スコア**合計点数が 2 点以上，急上昇することで，敗血症の確定診断とします（表 3）．SOFA の測定のためには，**GCS による意識評価，動脈血ガス分析，および血液生化学検査に血小板，総ビリルビン，クレアチニンを含む**ものとします．救急外来や病棟などでの緊急検査項目に，これらを含めることで，SOFA スコアの変動を早期に評価します．敗血症の確定診断は，感染症や感染症の疑いにおいて，SOFA スコアの 2 点以上の上昇となります．

Q 敗血症性ショックの診断について教えてください

A Sepsis-3[1] における敗血症性ショックの診断は，平均動脈血圧 65 mmHg 以上を保つために，十分な輸液と血管収縮薬（ノルアドレナリンアリン持続投与など）を用いることが前提となっています．30 mL/kg レベルの急速輸液と血管収縮薬の持続投与によって，平均動脈血圧 65 mmHg 以上を維持する，あるいは維持できない場合，敗血症性ショックを疑います．そのうえで，敗血症性ショックの確定診断[*2]には，さらに，血液ガス分析などで血清乳酸値＞2 mmol/L（18 mg/dL）を必要とします．

　Shankar-Heri ら[13]は，Surviving Sepsis Campaign データベース 28,150 例より，敗血症性ショックと血中乳酸値を評価できる 18,840 例を抽出し，**血清乳酸値＞2 mmoL/L（18 mg/dL）** を敗血症性ショックの閾値として定めました．Sepsis-3[1] では，この Shankar-Heri ら[13] の評価基準を採用し，敗血症性ショックを細胞代謝異常を増悪させ，死亡率を高める重症病態として区分しています．

[*2] 敗血症性ショックの確定診断には，血中乳酸値の測定と評価が必要である．

Q 敗血症の定義と診断で留意事項を教えてください

A 敗血症の定義を，感染症から全身性炎症から臓器傷害に移行した場合，敗血症の初期病態をスクリーニングしにくくなります．これは，感染症から臓器傷害が進行する可能性のある状態を見逃す可能性があるため，敗血症を疑うような初期病態の感度が低下します．つまり，SIRS スコアは炎症に関する**「感度」** がよい，qSOFA は臓器傷害の進展に対する**「特異度」** が高いと考えてよいと思います．このような論文が，2018 年には約 100 編ほど出ていますので，2019 年には qSOFA の特徴を整理していくことになります．

　また，SOFA スコアは，意識，循環，腎機能，血液凝固線溶などの評価

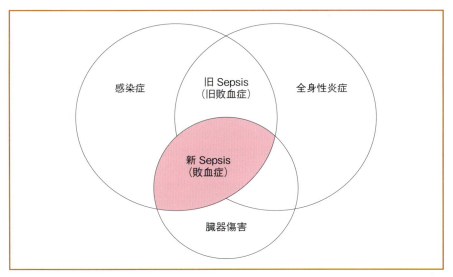

図 2 Sepsis-3：感染症における臓器傷害の進行
敗血症の新定義 Sepsis-3[1] は，全身性炎症反応症候群（SIRS）[2] の基準を満たさない感染症を，敗血症に取り込もうとしたものである．Sepsis-3 は，感染症により進行する「臓器傷害」を，敗血症と定義した．

において，このスコアリングが現在の臓器傷害の評価に適しているとは限らないことです．意識では，気管挿管されている場合に GCS の評価が難しいこと，腎機能については KDIGO 分類[14]，血液凝固線溶系では急性期 DIC 診断基準[15] などに注意が必要です．循環の評価においても，SOFA スコアは現在のカテコラミンの使用にそぐわないため，ノルアドレナリンを使用することでプラス 3 点となり，敗血症の確定診断がついてしまうことになります．

Sepsis-3[1] における問題点として，①Seymour ら[12] の論文では敗血症予測ではなく院内死亡を評価基準としていること，②上述の SOFA スコアの陳旧性，③慢性ではなく急性の臓器障害の評価の複雑性，④qSOFA と SOFA との診断基準値の解離（収縮期血圧≦100 mmHg，平均血圧≦65 mmHg，平均血圧≦70 mmHg などの不統一性），⑤感染症を疑う基準の不明瞭性，⑥SOFA スコアや血中乳酸値測定のルーティン化などの実行的問題，⑦全身性炎症の新定義の必要性などの課題が残されています．以上を含めて改めて，日本版敗血症診療ガイドライン 2016[3] を手に取られて，知識の整理をされて下さい．

［文 献］

1) Singer M, Deutschman CS, Seymour CW et al：The Third International Consensus Definitions for Sepsis and Septic Shock（Sepsis-3）. JAMA 315：801-810, 2016
2) American College of Chest Physicians/Society of Critical Care Medicine Consensus Conference：definitions for sepsis and organ failure and guidelines for the use of innovative therapies in sepsis. Crit Care Med 20：864-874, 1992

3) 日本版敗血症診療ガイドライン 2016.
   http://www.jsicm.org/pdf/jjsicm24Suppl2-2.pdf（accessed 2018-09-20）
4) Budelmann G. Hugo Schottmüller, 1867-1936. The problem of sepsis. Internist（Berl）10：92-101, 1969
5) Bone RC, Fisher CJ Jr, Clemmer TP et al：Sepsis syndrome：a valid clinical entity. Methylprednisolone Severe Sepsis Study Group. Crit Care Med 17：389-393, 1989
6) Levy MM, Fink MP, Marshall JC et al；SCCM/ESICM/ACCP/ATS/SIS：2001 SCCM/ESICM/ACCP/ATS/SIS International Sepsis Definitions Conference. Crit Care Med 31：1250-1256, 2003
7) Weiss M, Huber-Lang M, Taenzer M et al：Different patient case mix by applying the 2003 SCCM/ESICM/ACCP/ATS/SIS sepsis definitions instead of the 1992 ACCP/SCCM sepsis definitions in surgical patients：a retrospective observational study. BMC Med Inform Decis Mak 9：25, 2009
8) Zhao H, Heard SO, Mullen MT et al：An evaluation of the diagnostic accuracy of the 1991 American College of Chest Physicians/Society of Critical Care Medicine and the 2001 Society of Critical Care Medicine/European Society of Intensive Care Medicine/American College of Chest Physicians/American Thoracic Society/Surgical Infection Society sepsis definition. Crit Care Med 40：1700-1706, 2012
9) Vincent JL, Opal SM, Marshall JC et al：Sepsis definitions：time for change. Lancet 381：774-775, 2013
10) Churpek MM, Zadravecz FJ, Winslow C et al：Incidence and prognostic value of the systemic inflammatory response syndrome and organ dysfunctions in ward patients. Am J Respir Crit Care Med 192：958-964, 2015
11) Kaukonen K-M, Bailey M, Pilcher D et al：Systemic inflammatory response syndrome criteria in defining severe sepsis. N Engl J Med 372：1629-1638, 2015
12) Seymour CW, Liu VX, Iwashyna TJ et al：Assessment of Clinical Criteria for Sepsis：For the Third International Consensus Definitions for Sepsis and Septic Shock（Sepsis-3）. JAMA 315：762-774, 2016
13) Shankar-Hari M, Phillips GS, Levy ML et al；Sepsis Definitions Task Force：Developing a New Definition and Assessing New Clinical Criteria for Septic Shock：For the Third International Consensus Definitions for Sepsis and Septic Shock（Sepsis-3）. JAMA 315：775-787, 2016
14) Kidney Disease：Improving Global Outcomes（KDIGO）Practice Guidline for Acute Kidney Injury. Kidney Int suppl 2：1-138, 2012
15) Gando S, Saitoh D, Ogura H et al；Japanese Association for Acute Medicine Disseminated Intravascular Coagulation（JAAM DIC）Study Group.Natural history of disseminated intravascular coagulation diagnosed based on the newly established diagnostic criteria for critically ill patients：results of a multicenter, prospective survey. Crit Care Med 36：145-150, 2008

特集 エキスパートに学ぶ Sepsis 敗血症バンドル

基礎編 ―敗血症の病態概念と管理システム―

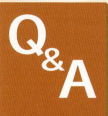

敗血症の重症度評価

1) 慶應義塾大学医学部 救急医学, 2) 同 総合診療教育センター
豊﨑光信[1], 藤島清太郎[2]

Key words SOFA スコア, qSOFA スコア, 敗血症性ショック

point

- ICU 患者では, SOFA スコア (2 点以上の上昇) で敗血症と診断する.
- 非 ICU 患者では, qSOFA スコア (≧2) でスクリーニングを行い, SOFA スコア (2 点以上の上昇) で敗血症と診断する.
- 敗血症のうち, 輸液負荷にもかかわらず, 平均動脈圧≧65mmHg 維持に昇圧剤を必要とし, 血清乳酸値＞2mmol/L ならば, 敗血症性ショックと診断する.

Q SOFA スコアとは何ですか？

 SOFA スコア (表 1) は従来, 重症敗血症患者において臓器障害を評価するために考案された sepsis-related organ failure assessment

表1 SOFA score

臓器	項目	SOFA score				
		0	1	2	3	4
呼吸器	PaO_2/FiO_2	＞400	≦400	≦300	≦200	≦100
凝固系	血小板数 ($\times 10^3/mm^2$)	＞150	≦150	≦100	≦50	≦20
肝	ビリルビン (mg/dL)	＜1.2	1.2〜1.9	2.0〜5.9	6.0〜11.9	＞12.0
心血管系	低血圧	低血圧なし	平均血圧＜70mmHg	ドパミン≦5γ or ドブタミン投与 (投与量を問わない)	ドパミン＞5γ or エピネフリン≦0.1γ or ノルエピネフリン≦0.1γ	ドパミン＞15γ or エピネフリン＞0.1γ or ノルエピネフリン＞0.1γ
中枢神経系	Glasgow Coma Scale	15	13〜14	10〜12	6〜9	＜6
腎機能	クレアチニン値 (mg/dL) or 尿量	＜1.2	1.2〜1.9	2.0〜3.4	3.5〜4.9 or ＜500mL	＞5.0 or ＜200mL

(文献 1 より引用)

スコアの略語でした[1]．しかし，現在では集中治療領域での敗血症以外の原因による臓器不全全般に対してもその適用が拡大され，名称も sequential organ failure assessment スコアに改称されています．

2016年のSepsis-3[2]では，敗血症は感染に対する患者の非制御反応によってひき起こされる致死的な臓器機能障害とされており，臓器不全の臨床的定義として，従来から使用されてきたSIRS（Systemic Inflammatory Response Syndrome）を含む，SOFA，qSOFA，LODS（Logistic Organ Dysfunction System）の各スコアの検討が行われました．その結果，ICU患者ではSOFAおよびLODSが，SIRS，qSOFAに比して死亡率とより高い相関を示しました．LODSはSOFAより複雑なスコアリングシステムであることからICU患者ではSOFAスコア（2点以上の上昇）が敗血症の診断に用いられることになりました．

 qSOFAスコアとは何ですか？ SOFAスコアとの違いは？

 qSOFA（quick SOFA）スコアは頻呼吸（≧22回/min），意識障害（GCS＜15），低血圧（収縮期血圧≦100 mmHg）の3項目から構

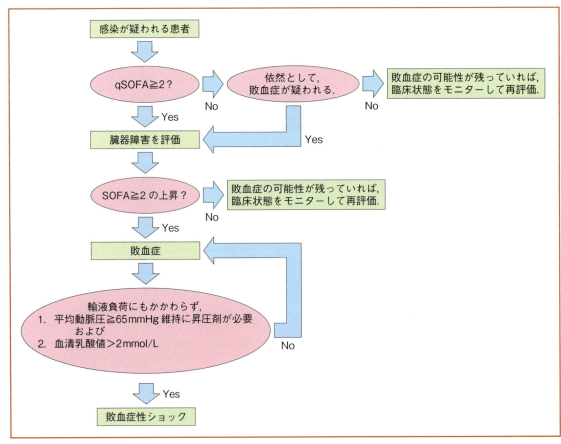

図1 敗血症と敗血症性ショック　　　　　　　　　　　　　　　　　　　　　（文献1より引用）

成される新しいスコアで，SOFAスコアとは項目が全く異なるものです．Sepsis-3では，非ICU患者ではqSOFAが敗血症による臓器不全の診断に有用であることが後ろ向き検討で示されました．この結果から，**救急外来などICU以外で感染症が疑われる患者には，まずqSOFAでスクリーニングを行い，2点以上の場合，さらにSOFAを用いて臓器不全の評価を行い，診断を確定すること**が推奨されています（図1）．

Q 敗血症の重症度はどのように分類されているのでしょうか？ また，重症度評価の臨床的意義は？

敗血症の中で重症度に応じた分類の概念は，以前からあり，かつては重症敗血症，敗血症性ショックが用語として存在していました．**現在では敗血症性ショックのみが分類として残っています**．

1．重症敗血症（廃止）

従来の概念（Sepsis-1[3], 2[4]）では，敗血症を感染症に伴うSIRSと定義し，敗血症に伴う臓器障害もしくは組織の低灌流をきたすものを重症敗血症と定義していました．しかし，Sepsis-3では前述のように敗血症を感染に対する患者の非制御反応によってひき起こされる致死的な臓器機能障害と定義しており，その診断には臓器不全のスコアリングシステムのSOFAスコアを使用しています．これは，概念としては従来の重症敗血症と同等であるため，重症敗血症という臨床状態は敗血症に包括された概念となり，Sepsis-3では**重症敗血症という用語は用いなくなりました**．

2．敗血症性ショック

従来の敗血症性ショックは，"急性の循環不全を有する状態"（Sepsis-2），"十分な輸液負荷後も低血圧が持続する状態"（SSCG2012[5]）と定義されており，あくまで循環不全のみに重きがおかれていました．さらに，循環不全に関しても具体的な低血圧の基準値などの臨床的定義はあいまいなものでした．

そこでSepsis-3では，循環とともに細胞や代謝異常にも目を向け，敗血症性ショックの定義を見直し，"敗血症の中でもより高い致死率を呈する，循環，細胞，代謝異常を有する状態"と定義を変更しています．

ここで注目すべき点は，Sepsis-3では，敗血症性ショックの定義の見直しだけにとどまらず，死亡率という臨床的意義に着目して具体的な敗血症性ショックの診断基準を定めたことです．

敗血症性ショックは，"十分な輸液負荷後も平均血圧≧65 mmHgを維持するために昇圧剤を必要とし，血清乳酸値＞2 mmol/L（＞18 mg/dL）を満たす状態"との基準が設けられました．この基準には，循環不全である低血圧の具体的数値を示すとともに細胞，代謝異常を反映する血清乳酸

値が盛り込まれていることがポイントです．診断基準の元となったstudyでは，輸液抵抗性の低血圧および血清乳酸高値（>2mmol/L）の患者群では，血清乳酸高値のみの患者群，輸液抵抗性の低血圧のみの患者群，それぞれに比して院内死亡率が有意に高かったことが示されています．つまり，循環不全のみでなく，細胞，代謝異常が加わることでより臨床的重症度が増加することが示唆されています．

> **Q** その他のスコアを用いた敗血症の重症度分類はあるのでしょうか？

ICUに入室する患者に対しての予測スコアリングシステムとしては，SOFA以外に，APACHE（Acute Physiology and Chronic Evaluation）やSAPS（Simplified Acute Physiologic Score），MPM0（Mortality Prediction Model）などがあります．いずれのスコアリングシステムも主に院内死亡率を予測することを目的としています．SOFA以外のスコアリングシステムに関して簡単に解説します．

APACHEは，バイタルサインや血液検査結果などのさまざまなパラメーターに関して，ICUに入室してから24時間以内の最悪値を使用して，演算式により予測院内死亡率を求めるスコアリングシステムです．現在，APACHEには4つのバージョンがあり，APACHE-IV[6]が最新です．APACHEではスコアの算出にあたって多数のデータ入力を必要としますが，中でも最新のAPACHE-IVでは非常に多くのデータ入力が必要となっており，旧来のバージョンに比して予測正確性が上昇し，予測院内死亡率以外に予測ICU滞在日数も算出できるようになった一方で，その煩雑さも増しています．わが国の多くの施設では，12項目のパラメーターを使用する簡便なAPACHE-II[7]（表2）が未だに頻用されています．

SAPSは，さまざまなパラメーターに関して，ICUに入室してから1時間以内の値を使用して，演算式により予測院内死亡率を求めるスコアリングシステムです．SAPSには，3つのバージョンがあり，SAPS-3[8,9]が最新です．APACHEとの大きな違いは入力するパラメーターの数が比較的少なくて済むこと（SAPS-3：20パラメーター，APACHE-IV：129パラメーター）やより多数の国のICUから得られたデータが元になっている（SAPS-3：35ヵ国，APACHE-IV：米国のみ）ことなどがあります．

MPM0は，SAPS同様にさまざまなパラメーターに関して，ICUに入室してから1時間以内の値を使用して，演算式により予測院内死亡率を求めるスコアリングシステムです．3つのバージョンがあり，MPM0-III[10]が最新ですが，多くの施設で頻用されているのはMPM0-II[11]です．APACHEやSAPSと比較した特徴として，入力するパラメーターがすべて臨床的・身体的データにとどまり，各種検査結果を必要としないため抽出が簡便であることがあります．病態の変化に応じて連続的に再計算が可能

表2 APACHE Ⅱ score

項目	点数										
	4	3	2	1	0	1	2	3	4	5	6
直腸温（℃）	≦29.9	30〜31.9	32〜33.9	34〜35.9	36〜38.4	38.5〜38.9		39〜40.9	41≦		
平均血圧（mmHg）	≦49		50〜69		70〜109		110〜129	130〜159	160≦		
心拍数（/分）	≦39	40〜54	44〜69		70〜109		110〜139	140〜179	180≦		
呼吸数（/分）	≦5		6〜9	10〜11	12〜24	25〜34		35〜49	50≦		
*A-aDO₂					<200		200〜349	350〜499	500<		
*PaO₂	<55	55〜60		61〜70	70<						
**pH（動脈血）	<7.15	7.15〜7.24	7.25〜7.32		7.33〜7.49	7.5〜7.59		7.6〜7.69	7.7<		
**HCO₃（静脈血）	<15	15〜17.9	18〜21.9		22〜31.9	32〜40.9		41〜51.9	52≦		
血清Na（mmol/L）	≦110	111〜119	120〜129		130〜149	150〜154	155〜159	160〜179	180≦		
血清K（mmol/L）	<2.5		2.5〜2.9	3〜3.4	3.5〜5.4	5.5〜5.9		6〜6.9	7≦		
血清Cr（mg/dL）			<0.6		0.6〜1.4		1.5〜1.9	2〜3.4	3.5≦		
Hct（％）	<20		20〜29.9		30〜45.9	46〜49.9	50〜59.9		60<		
白血球数（/mm³）	<1,000		1,000〜2,900		3,000〜14,900	15,000〜19,900	20,000〜39,900		40,000≦		
***GCS											
年齢					≦44		45〜54	55〜64		65〜74	75≦
慢性疾患					なし		通常手術後			非手術・緊急手術後	

*FiO₂≧0.5のときはA-aDO₂，FiO₂<0.5のときはPaO₂を使用する．
**動脈血液ガス非施行時にはHCO₃を使用する．
***GCSは15-GCSが点数（0〜12）となる．

（文献7より引用）

となっている点も他のスコアリングシステムとの大きな違いです．

　どのスコアリングシステムにも一長一短があり，また一概にICU患者といってもさまざまな疾患の患者が混在しているため，疾患によりスコアリングシステムの予測正確性に差が出ることもあることが知られています．

　敗血症に関しては，Sepsis-3でSOFAが定義として組み入れられたことからもSOFAをスコアリングシステムとして用いるのが最も適切と考えられます．ちなみに我が国での各種スコアリングシステムの使用状況を踏まえると，**敗血症以外の疾患では，APACHE-Ⅱを使用する**ことが各施設間でのデータの比較などを比較的容易にすると考えられます．

Q 敗血症の障害臓器別の特異的な治療法はあるのでしょうか？

 敗血症は全身のすべての臓器に対してその障害を惹起し得ます[12]が，生命予後に関わる代表的な臓器障害として，急性呼吸促迫症候群（Acute Respiratory Distress Syndrome：ARDS），播種性血管内凝固症候群（Disseminated Intravascular Coagulation：DIC），急性腎障害（Acute Kidney Injury：AKI）などがあります．ARDS，DIC は他稿に譲るとして，ここでは AKI について解説します．敗血症に伴う AKI（敗血症性 AKI）は，集中治療を要する患者に生じる AKI のうち最も頻度が高いことで知られ，その他の原因による AKI よりも死亡率が高いことでも知られています[13]．よって，早期に AKI を認知して治療を行うことが重要と考えられます．

一般的な AKI の診断基準は，現在では KDIGO（Kidney Disease Improving Global Outcomes）診断基準[14]が用いられています．敗血症性 AKI に対しても従来の診断基準である RIFLE（Risk・Injury・Failure・Loss・End stage kidney disease）[15]，AKIN（Acute Kidney Injury Network）[16] よりも KDIGO が同等以上の精度をもって院内死亡率を反映することがいくつかの観察研究で示されていますが，腎予後の予測についてはほとんど検討がなされていません．

治療に関しては明確なエビデンスのある治療法は存在しません．例えば，フロセミド，ドパミン，カルペリチドなどの薬剤はその有用性に関してさまざまな検討がなされてきましたが，救命率，透析導入率などのアウトカムを改善しないことが多くの研究で明らかにされています．また，急性血液浄化療法（血液透析や血液濾過透析）は，通常の AKI の際の腎補助目的での使用だけでなく，敗血症性 AKI の場合は炎症性メディエーターの除去を目的とした non-renal indication で使用されることも特に我が国ではしばしばありますが，明確な救命率などのアウトカムの改善に至るとするエビデンスはまだありません．

[文献]

1) Vincent JL, de Mendonca A, Cantraine F et al：Use of the SOFA score to assess the incidence of organ dysfunction/failure in intensive care units：results of a multicenter, prospective study. Working group on "sepsis-related problems" of the European Society of Intensive Care Medicine. Crit Care Med 26：1793-1800, 1998
2) Singer M, Deutschman CS, Seymour CW et al：The Third International Consensus Definitions for Sepsis and Septic Shock (Sepsis-3). JAMA 315：801-810, 2016
3) American College of Chest Physicians/Society of Critical Care Medicine Consensus Conference：definitions for sepsis and organ failure and guidelines for the use of innovative therapies in sepsis. Crit Care Med 20：864-874, 1992
4) Levy MM, Fink MP, Marshall JC et al；SCCM/ESICM/ACCP/ATS/SIS：2001 SCCM/ESICM/ACCP/ATS/SIS International Sepsis Definitions Conference. Crit Care Med 31：1250-1256, 2003
5) Dellinger RP, Levy MM, Rhodes A et al；Surviving Sepsis Campaign Guidelines Committee including the Pediatric Subgroup：Surviving sepsis campaign：international guidelines for management of severe

sepsis and septic shock : 2012. Crit Care Med 41 : 580-637, 2013
6) Zimmerman JE, Kramer AA, McNair DS et al : Acute Physiology and Chronic Health Evaluation (APACHE) IV : hospital mortality assessment for today's critically ill patients. Crit Care Med 34 : 1297-1310, 2006
7) Knaus WA, Draper EA, Wagner DP et al : APACHE II : a severity of disease classification system. Crit Care Med 13 : 818-829, 1985
8) Metnitz PG, Moreno RP, Almeida E et al ; SAPS 3 Investigators : SAPS 3--From evaluation of the patient to evaluation of the intensive care unit. Part 1 : Objectives, methods and cohort description. Intensive Care Med 31 : 1336-1344, 2005
9) Moreno RP, Metnitz PG, Almeida E et al ; SAPS 3 Investigators : SAPS 3--From evaluation of the patient to evaluation of the intensive care unit. Part 2 : Development of a prognostic model for hospital mortality at ICU admission. Intensive Care Med 31 : 1345-1355, 2005
10) Higgins TL, Teres D, Copes WS et al : Assessing contemporary intensive care unit outcome : an updated Mortality Probability Admission Model (MPM0-III). Crit Care Med 35 : 827-835, 2007
11) Lemeshow S, Teres D, Klar J et al : Mortality Probability Models (MPM II) based on an international cohort of intensive care unit patients. JAMA 270 : 2478-2486, 1993
12) Fujishima S : Organ dysfunction as a new standard for defining sepsis. Inflamm Regen 36 : 24, 2016
13) Bagshaw SM, Uchino S, Bellomo R et al ; Beginning and Ending Supportive Therapy for the Kidney (BEST Kidney) Investigators : Septic acute kidney injury in critically ill patients : clinical characteristics and outcomes. Clin J Am Soc Nephrol 2 : 431-439, 2007
14) Kidney Disease : Improving Global Outcomes (KDIGO) Acute Kidney Injury Work Group : KDIGO clinical practice guideline for acute kidney injury. Kidney Int (suppl 2) : 1-138, 2012
15) Bellomo R, Ronco C, Kellum JA et al ; Acute Dialysis Quality Initiative workgroup : Acute renal failure – definition, outcome measures, animal models, fluid therapy and information technology needs : the Second International Consensus Conference of the Acute Dialysis Quality Initiative (ADQI) Group. Crit Care (London, England) 8 : R204-R212, 2004
16) Mehta RL, Kellum JA, Shah SV et al ; Acute Kidney Injury Network : Acute Kidney Injury Network : report of an initiative to improve outcomes in acute kidney injury. Crit Care (London, England) 11 : R31, 2007

好評発売中

救急・集中治療
Vol 29 No 11・12 2017

エキスパートに学ぶ
輸液管理のすべて

特集編集　鈴木　武志

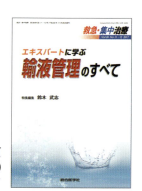

B5判／本文172頁
定価（本体4,600円＋税）
ISBN978-4-88378-553-7

目　次

- ●Introduction
  - ・輸液管理とは何か？
    ―輸液管理に必要な基礎知識―
- ●Guidelines Now―海外と日本のガイドラインの現況―
  - ・輸液管理に関する国内外のガイドライン
- ビギナーズ編
  - ●Case study
    - ・Case 1：下部消化管穿孔，急性腎障害（AKI）
    - ・Case 2：急性膵炎
  - ●Q＆A
    - ・輸液製剤の種類・特徴・選択・高カロリー輸液
    - ・酸塩基平衡異常，電解質異常
    - ・敗血症性ショック患者の輸液管理
    - ・重症急性膵炎患者の輸液管理
    - ・広範囲熱傷患者の輸液管理
    - ・多発外傷による出血性ショック患者の輸液管理
    - ・心原性ショック患者の輸液管理
- ・急性呼吸促迫症候群（ARDS）の輸液管理
- ・心臓外科術後患者の輸液管理
- ・肝移植術後における体液balanceに着目した術後管理
- アドバンス編
  ―重症患者の輸液管理をワンランクアップさせるために―
  - ・小児脱水患者の輸液管理
  - ・心肺停止蘇生中および蘇生後の輸液管理
  - ・重症患者の輸液管理にはどの製剤を用いるべきか？
  - ・非制限的と制限的輸液管理はどちらが良いのか？ 目標指向型輸液管理とは何か？
  - ・急性腎障害（AKI）患者の輸液管理
  - ・重症患者に対する輸血療法のタイミング
- トピックス編―その常識は正しいか？―
  - ・経静脈栄養は悪である
    ―その常識は正しいか？―
  - ・代用血漿製剤は悪である
    ―その常識は正しいか？―

総合医学社　〒101-0061　東京都千代田区神田三崎町1-1-4
TEL 03(3219)2920　FAX 03(3219)0410　http://www.sogo-igaku.co.jp

特集 エキスパートに学ぶ Sepsis 敗血症バンドル

基礎編 —敗血症の病態概念と管理システム—

Q&A 敗血症における Rapid Response System

東京女子医科大学 集中治療科　中川雅史

Key words　Rapid Response System，コンディションC，1時間バンドル

point

- RRS は，悪化傾向にある患者に遅滞なく治療を行うシステムである．
- qSOFA を用いて敗血症疑いの患者を早期に発見し，対応する．
- RRS 起動時点が時間ゼロ，1 時間バンドルの開始時点である．
- 敗血症の予後改善には，MET による 1 時間バンドル遵守が必須．

Q　Rapid Response System（RRS）とは，どういったものでしょうか？

A　院内急変患者の多くは，急変する何時間も前から悪化傾向を示す何らかの所見を呈します．また，そのような所見に気がついた看護師が医師に連絡することをためらったり，連絡を受けた医師が対応を遅らせたりする傾向があることが報告されています．この現状を改善するため，患者が急変する前の悪化している段階で治療を遅滞なく行うために考え出されたシステムが RRS[*1] です．

RRS では，**状態悪化を示す基準（Condition C）**を院内で決めておき，基準に合致する患者を発見した場合，すぐに**専門医療チーム（medical emergency team：MET）**に応援を要請します．MET は，速やかに診療を行い，必要に応じて ICU などでの治療に遅滞なく連携していくことになります[1]．

[*1] **Code blue との違い**：Code blue は，心停止など急変を起点に医療が開始される急変治療システムである．一方，RRS は，急変の数時間前に起こる悪化兆候をもとに治療を開始する，急変予防のための治療システムである．

Q　Condition C とは，どのようなものですか？

A　急変前に患者は，呼吸，循環，意識などに変化をきたします．それらをもとに基準を設けます．絶対的な基準があるわけではなく，重要なことは，施設内で統一した基準を策定するということです．一例とし

表1　聖マリアンナ医科大学でのコンディションC

1) 患者に関する何らかの懸念
2) 呼吸器系：①新たな呼吸回数の変化（8回/min以下，または28回/min以上）
　　　　　　②新たな酸素飽和度の低下（SpO_2が90％未満）
3) 循環器系：①新たな血圧の変化（90mmHg未満，または200mmHg以上）
　　　　　　②新たな心拍数の変化（40回/min以下，または130回/min以上）
4) 尿量の低下：50mL/4hr
5) 神経系：新たな意識レベルの変化，痙攣，麻痺

表2　National Early Warning Score2（NEWS2）

生理学的指標	スコア							
	3	2	1	0	1	2	3
呼吸数（回/min）	≦8		9〜11	12〜20		21〜24	≧25
SpO_2	≦91	92〜93	94〜95	≧96			
酸素使用		あり		なし			
収縮期血圧（mmHg）	≦90	91〜100	101〜110	111〜219			≧220
脈拍（回/min）	≦40		41〜50	51〜90	91〜110	111〜130	≧131
意識				覚醒			CVPU
体温（℃）	≦35.0		35.1〜36.0	36.1〜38.0	38.1〜39.0	≧39.1	

意識のCVPUは，C（新しく出現した混迷），V（呼びかけに反応），P（痛み刺激に反応），U（反応なし）

（NEWSのホームページを参照して作成）

て，聖マリアンナ医科大学で用いている基準を示します（**表1**）．この基準に合致した場合，METに応援要請してよいということです．

Q 単独指標だけでなく，複数の指標を組合せた基準はないですか？

呼吸，循環，意識などを組合せて重症度を早期に発見する指標として，英国からNEWS2（National Early Warning Score）が発表されています（**表2**）[2]．

RRSのコール基準に用いるだけでなく，状態の変化の推移を観察する指標にも用いることができます（**表3**）．

Q 臨床的に敗血症を疑う所見は，どのようなものでしょうか？

感染症が疑われる患者を診察するときは，まずqSOFAに含まれる意識，呼吸数，血圧を評価します．下記にあるqSOFAの陽性所見が2つ以上あれば，敗血症を疑い診察を進めていきます[3]．

qSOFAの陽性所見は，前述のコンディションCの基準には達していないように思えますが，コンディションCには，「患者に関する何らかの懸念」または，「新たな意識レベルの変化」という基準があります（表1）．

表3 NEWS2スコアを用いた観察頻度・対応

NEWS2　スコア	観察頻度	対応
0	12時間ごとに観察	NEWSの定期観察
合計1〜4点	4〜6時間ごとに観察	担当看護師に情報提供 担当看護師は，観察頻度を増やす，ケアレベルを上げるか決定する
単独指標で3点の項目がある	1時間ごとに観察	担当看護師は，主治医チームに連絡をし，ケアレベルを上げるか検討してもらう
合計5点以上 急いだほうがよい基準	1時間ごとに観察	担当看護師は，すぐに主治医チームに連絡する 担当看護師は，至急担当医または，急患に対応するチームに患者評価を依頼する モニターがある場所に患者を移動する
合計7点以上 緊急対応が必要な基準	バイタルサインの連続測定	担当看護師は，すぐにMETなどに連絡する METなど気道管理に長けた医療チームに緊急評価を依頼する ICUなどケアレベルの高いユニットに移動する モニターがそろった場所でケアをする

（NEWSのホームページを参照して作成）

表4 qSOFAの陽性所見

- 呼吸数：22回/min以上
- 意識レベル：GCS（Glasgow Coma Scale）　14点以下
- 収縮期血圧：100mmHg以下

（文献3を参照して作成）

qSOFAの陽性所見を見つけ，何らかの懸念を感じるときには，RRSを起動できるということです．また，NEWS2に当てはめてみた場合，qSOFAの陽性所見は，最低でも呼吸数は2点，意識レベルは3点，収縮期血圧は2点となります．組合せにもよりますが，NEWS2をコール基準に用いたとしても，急いで診療を開始する必要のある状態と考えられます．

Q qSOFAをもとにRRSが起動された場合，METは，何をすればよいですか？

敗血症は，危機的状況であり，早期診断，早期治療開始が必要です．そのため，敗血症および敗血症性ショックの有無を図1に沿ってできるだけ早く検討診断します[3]．METは，患者のもとに到着したのち，速やかにABCD（A：Airway, B：Breathing, C：Circulation, D：Dysfunction of CNS）を評価，安定化を目指しながら，カルテチェック，診察，必要であれば追加検査を行い，SOFA（p705参照）を用いて臓器障害の有無を検討します．SOFAにて敗血症が確定すれば，**SSC（Surviving Sepsis Campaign）バンドル**を開始します．

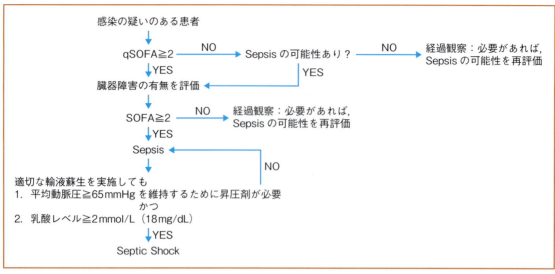

図1 Sepsis/Septic Shock の診断手順 （文献3を参照して作成）

Q SSC バンドルとは，どのようなものですか？

 バンドルとは，実施するべきことをまとめたもので，SSCバンドルでは，**表5**にあるように診断後3時間以内にするべきことと，6時間以内にするべきことが整理されています[4,5]．

乳酸値の測定は，動脈血，静脈血のいずれでもかまわないことになっています．血液培養は，少なくとも1セットは穿刺して，もう1セットは48時間以内に入れたデバイスから採取してもよいことになっています．カテーテル感染が疑われる場合，カテーテルからと末梢穿刺と同時に採血します．その他の感染部位からの検体（痰，尿，髄液など）も抗菌薬投与前に採取します．

抗菌薬は，予測される病原菌を広くカバーする種類を複数，十分量投与します．初めに選んだ抗菌薬3〜5日以内に培養結果に基づき，de-

表5 SSC（Surviving Sepsis Campaign）バンドル

3時間バンドル（診断後3時間以内にするべきこと）
- 乳酸値測定
- 抗菌薬使用開始前に血液培養検体を嫌気培養，好気培養のセットを2セット以上採取
- 広域スペクトラムの抗菌薬を開始
- 平均血圧65mmHg以下または，乳酸値が4mmol/L（36mg/dL）のときは，晶質液を30mL/kg投与

6時間バンドル（診断後6時間以内にするべきこと）
- 初期の補液蘇生で昇圧がない場合，平均動脈圧≧65mmHgを維持するために昇圧剤を投与
- 初期の補液蘇生でも平均動脈圧≦65mmHgまたは，乳酸値≧4mmol/L（36mg/dL）が継続する場合，補液量，末梢循環が適切か再評価（CVP，$ScvO_2$測定，心血管系の超音波検査，補液反応性の動的評価など）
- 初めに乳酸値が高値の場合，再測定

（文献4を参照して作成）

escalation の検討を行います．

　補液は，晶質液 30 mL/kg を 3 時間で投与します．3 時間で低血圧，乳酸値が改善しない場合，補液量が十分かを CVP（目標≧8 mmHg），$ScvO_2$（目標≧70％），乳酸値（目標，正常化）で評価します．また，動的指標として 500 mL ほどの急速輸液への反応性や下腿を挙上しその反応性（Passive Leg Raising：PLR）を観察，心血管系の超音波検査などします．

　初期補液で改善が認められない場合，次の 3 時間で前述の循環血液量評価指標を適正化しながら，昇圧剤（ノルアドレナリンがファーストチョイス）を用いて平均血圧≧65 mmHg を目指します．また，末梢循環の評価に乳酸値を継続的に繰返し測定します．

 初期の蘇生輸液の効果判定は，30 mL/kg 投与後でないと行ってはいけないのですか？

　蘇生輸液の目的は，循環血液量の維持と循環の安定化ですので，30 mL/kg は，目安であって，絶対的な目標ではありません．循環が維持できるようになれば，30 mL/kg 以下でも問題はありません．過度なプラスバランスは，予後を悪くするとの報告もあり，**図 2** のように早い時点で輸液反応性を確認しながら補液をする方法も提唱されています[4]．

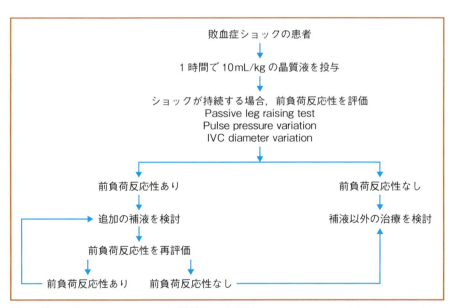

図 2　敗血症ショックにおける初期輸液への提言　　　　（文献 4 を参照して作成）

 敗血症は緊急事態で治療と蘇生をただちに行うことを推奨するならば，バンドルの目標が 3 時間でよいのでしょうか？

 2016 年の敗血症診療ガイドライン作成を受けて，バンドルも 2018 年に 3 時間と 6 時間バンドルを統合させた **1 時間バンドル**が

発表されています[6]．このバンドルは，決めた時間までに処置を終わるのではなく，1時間までに開始することを目標としています（**表6**）．また，起点となる**時間ゼロ**は救急外来に来た時間または，コンサルトを受けた時間と決めています．RRS起動を受けた時間が時間ゼロになるので，METによる迅速な対応が今まで以上に必要になります．

表6　1時間バンドル

- 乳酸値を測定，最初の乳酸値が2mmol/L（18mg/dL）の場合，繰返し評価
- 血液培養を抗菌薬投与前に採取
- 広域スペクトラム抗菌薬を投与
- 30mL/kgの晶質液を急速に開始（低血圧または，乳酸値≧4mmol/Lの場合）
- 昇圧剤を蘇生輸液中に開始

（文献6を参照して作成）

Q バンドルを守れば敗血症の予後は改善するのでしょうか？

A バンドルの遵守率が高くなる敗血症の予後は改善することは報告されています[7]．しかし，通常の診療チームによる診療では，バンドルの遵守率は低くなる傾向があります．そこで，感染症の初期対応チームを作り，救急外来での診療に参加することでバンドルの遵守率を上げ，敗血症の予後も改善するとの報告があります[8]．METのメンバーも1時間バンドルを理解し，初期対応で過不足なく行えるよう訓練することで，感染症の初期対応チームとしての機能も担うことができると思います．

［文　献］

1) 児玉貴光，藤谷茂樹　監：RRS 院内救急対応システム—医療安全を変える新たなチーム医療．メディカル・サイエンス・インターナショナル，2012
2) NEWS2（National Early Warning Score）
https://www.rcplondon.ac.uk/projects/outputs/national-early-warning-score-news-2（accessed 2018-06-30）
3) Singer M, Deutschman CS, Seymour CW et al：The Third International Consensus Definitions for Sepsis and Septic Shock (Sepsis-3). JAMA 315：801-810, 2016
4) Jozwiak M, Monnet X, Teboul JL：Implementing sepsis bundles. Ann Transl Med 4：332, 2016
5) Surviving Sepsis Campaign
http://www.survivingsepsis.org/Pages/default.aspx（accessed 2018-06-30）
6) Levy MM, Evans LE, Rhodes A：The Surviving Sepsis Campaign Bundle：2018 Update. Crit Care Med 46：997-1000, 2018
7) Rhodes A, Phillips G, Beale R et al：The Surviving Sepsis Campaign bundles and outcome：results from the International Multicentre Prevalence Study on Sepsis (the IMPreSS study). Intensive Care Med 41：1620-1628, 2015
8) Viale P, Tedeschi S, Scudeller L et al：Infectious Diseases Team for the Early Management of Severe Sepsis and Septic Shock. Clin Infect Dis 65：1253-1259, 2017

特集 エキスパートに学ぶ Sepsis 敗血症バンドル

実践編 ―敗血症の管理ポイント―

バイタルサインのモニタリング

岡山大学大学院医歯薬学総合研究科 麻酔・蘇生学分野 森松博史

Key words バイタルサイン, qSOFA, Initial Resuscitation

point

▶ 敗血症患者ではバイタルサインのモニタリングは必須である．

▶ 敗血症患者では意識状態のモニタリングも大切である．

▶ 2016年のガイドラインでも，敗血症患者のモニタリングは確立はしていない．

はじめに

　敗血症患者におけるバイタルサインモニタリングは必須である．しかしながらこのコンセプトにはエビデンスが少ない．一方で2016年の敗血症定義の改変において[1]，以前のSystemic Inflammatory Response Syndrome（SIRS）から quick SOFA（qSOFA）へ定義上は敗血症のスクリーニングツールが変更されている．ご存じのとおり，SIRSは白血球数，体温，脈拍数，呼吸数が4つの基準でそのうち2つを満たせばSIRSであった．現在のqSOFAでは意識の変化，早い呼吸数，低い血圧がqSOFAの3項目であり，これが2つ以上当てはまるものは敗血症疑いとなる．このようにみていくとSIRSにもqSOFAにも呼吸数が含まれており，敗血症患者において呼吸数が大切であることがよくわかる．

　また，qSOFAには意識の変化という項目が含まれているが意識が変化したかどうかを正確にモニタリングすることは容易ではない．どのようにモニタリングを行うべきかも定かではない．今回本稿の前半では敗血症疑い患者に対するバイタルサインモニタリング，特に意識の変化と呼吸数について概説する．また後半では敗血症患者における循環モニタリングについて言及する．

バイタルサインモニタリング

■ 1. 意識のモニタリング

　2016年に改定された敗血症の定義では敗血症を疑う病態として頻呼吸，低血圧とともに意識の変化が挙げられている．特に敗血症の病態では意識に変調をきたすことはよく知られており，その変化を適切にモニタリング

することは適切な診断にもつながる．一般的に意識の評価は Glasgow Coma Scale が用いられる．これは敗血症（疑い）でも変わりはない．これに加えて近年の ICU ではせん妄の診断・治療に対する意識が上がっており，施設によってはせん妄の評価を定期的に行っていると思われる．もちろんせん妄も意識の変化の一種と考えてよく，その発生は敗血症を疑わせる要因である．せん妄の評価には Confusion Assessment Method in ICU（CAM-ICU）や Intensive Care Delirium Screening Checklist（ICDSC）が用いられる．最新のガイドラインでもこれらのツールを使ってせん妄の評価を定期的に行うことが推奨されている[2]．

■ 2. 呼吸数

呼吸数は SIRS 項目にも qSOFA 項目にも含まれている．しかしその閾値は 20 回/min から 22 回/min に変更された．今回の Sepsis-3 の定義に関しては新たな解析が行われ，呼吸数＞22 回/min を基準値としている[1]．もう一つの呼吸数に関する問題点は呼吸数をいかにモニタリングするかである．古典的には 15 秒間の胸郭運動を観察し，それを 4 倍して 1 分間の呼吸数とする方法がとられていた．しかしながら当然のこの方法には限界があり，心電図電極によるインピーダンスの測定，パルスオキシメータによる測定，呼気二酸化炭素ガス波形による測定，専用の機器を用いた胸郭インピーダンス法，咽喉頭のガスフローを音響トランスデューサーによって測定する方法などが開発されているが，どのモニターも完全に呼吸数（換気）をモニタリングできるものではない．

■ 3. 心拍数

心拍数はバイタルサインのひとつとしてとても重要なものであるが，敗血症の早期診断指標としては，今回の改訂では qSOFA 項目には入っていない．替わりに今まで SIRS 項目には入っていなかった血圧＜100 mmHg と意識状態の変化が追加になった．しかしながら心拍数は敗血症患者においても重要な因子であり，最近ではそのコントロールが患者の予後を改善するというものまである[3]．実際にどの程度の心拍数が敗血症患者において適切で，どの程度から積極的に介入するべきかははっきりとした基準は存在しない．自験例や今までの publication を参考にすると，心拍数 90〜100/min 程度が介入の基準になりそうである．

循環モニタリング

敗血症における循環管理は最重要項目のひとつである．日常の敗血症管理においてもバイタルサインとして心拍数，血圧は当然モニタリングが行われている．しかしながら一般的に敗血症患者における循環管理ではバイタルサインのみでは十分ではなく，追加の循環モニタリングが必要である．2001 年には Early Goal-Directed Therapy が敗血症患者の予後を改善するとされていたが，その後の大規模研究によって否定されている．しかしこれらの一連の流れは敗血症患者の循環モニタリングがバイタルサインだけでよく，追加のモニタリングに意味がないといっているわけではない．すべてのモニタリングにいえることだが，モニタリングデバイス自体が患者の予後を変えるわけではなく，そのデバイスをいかに使うか（医療関係者の能力）が大切である．ここでは 2016 年の敗血症治療ガイドラインにある循環モニタリングについて概説する．

1. Surviving Sepsis Campaign International Guideline(SSCG2016)[4]

SSCG2016 には INITIAL RESUSCITATION の部分に一部モニタリングの話が出てくる.

A-3 輸液負荷などの初期治療の後には血行動態を頻回に評価して追加の輸液を行うべきである.

"血行動態を頻回に……"とあるが，何をどれぐらいの頻度でに関しては詳細な記載はない．しかしこれには Remarks がついていて，臨床的評価と生理学的指標（心拍数，血圧，動脈血酸素飽和度，呼吸回数，体温，尿量，その他）とある.

A-4 臨床的な評価だけでは的確な診断に至らない場合は，ショックの種類を決定するためにさらなる血行動態の評価を（例えば心機能検査）行う.

これには心機能をどうやって評価するかは書かれていない．解説の中には心エコーが使いやすくなったと書かれており，おそらく心エコーによる心機能の評価のことを指していると思われる.

A-5 輸液反応性を予測するためには静的指標（中心静脈圧 etc）よりも動的指標（下肢挙上，一回拍出量測定，Stroke volume variation etc）などを用いるべきである.

静的指標が輸液反応性の指標にならないことは広く認められたことと考える．しかし動的指標が優れているかどうかはまだまだこれからデータの蓄積が必要と考える．少なくともこれらの動的指標の使用は，予後を改善するものではなく，あくまで輸液反応性の指標としての能力であることを間違えてはいけない.

A-6 血管作動薬を必要とする敗血症性ショックの患者では平均動脈圧（MAP）を>65mmHgにすることを初期の目的とする.

数多くの研究が MAP のターゲットに関しては行われているが，高めのターゲット（例えば MAP>85mmHg）が>65mmHg に優るというエビデンスはない．少なくとも平均動脈圧をモニタリングし，血管収縮療法のターゲットとすることは推奨されている.

A-7 組織の低還流の指標として乳酸値を使用し，高乳酸血症患者ではそれを正常化させることを目標とする.

乳酸値はショック患者の蘇生のゴールとして正当なものである．少なくとも高乳酸血症の患者ではそれを低下させることを目標として問題はない.

2. 日本版敗血症診療ガイドライン2016（J-SSCG2016）[5]

日本語版敗血症診療ガイドラインでも初期蘇生の項目で3つのモニタリングに関する Clinical Question が出てきている.

CQ7-6：初期蘇生における輸液反応性のモニタリング方法として何を用いるか？

"敗血症，敗血症性ショックの初期蘇生においては，用いる指標の限界を考慮して，必要に応じて複数のモニタリングを組合せて輸液反応性を評価することを推奨する"とされているが，コメントには特定のモニタリングを推奨する十分な根拠がないとされている．国際版では動的指標が推奨されていたが，日本版ではそこまでの言及は避けた結果となっている.

CQ7-7：敗血症の初期蘇生の指標に乳酸値を用いるか？

"敗血症の初期蘇生には，乳酸値を用いた経時的な評価を行うことを推奨する"とされているが，必ずしも乳酸値のみに頼る必要はないといったニュアンスである.

CQ7-8：初期蘇生の指標として $ScvO_2$ と乳酸クリアランスのどちらが有用か？

"初期蘇生の指標として $ScvO_2$ と乳酸クリアランスのいずれを使用してもよい"とされている．いずれにしても"するべきである"ではなくて"してもよい"であることは注意点である.

おわりに

　敗血症診療において早期からのバイタルサインのモニタリングは必要不可欠で有り，元気そうにみえるからという理由で回避されるべきものではない．今後はどの指標をどのようにモニタリングし，どのように活用するかを詳細に決めていく必要があるが，最終的には各症例，各施設での判断となろう．2016年の2つのガイドラインでは輸液反応性のモニタリング，乳酸値の指標としての意義が議論されているが，いずれも結論はない状態である．しかしながら，エビデンスがないから使用しないのではなく，それぞれの指標に過度に固執することなく，総合的に判断する能力が現時点では大切であると考える．

[文　献]

1) Singer M, Deutschman CS, Seymour CW et al：The Third International Consensus Definitions for Sepsis and Septic Shock (Sepsis-3). JAMA 315：801-810, 2016
2) Devlin JW, Skrobik Y, Gélinas C et al：Clinical Practice Guidelines for the Prevention and Management of Pain, Agitation/Sedation, Delirium, Immobility, and Sleep Disruption in Adult Patients in the ICU. Crit Care Med 46：e825-e873, 2018
3) Morelli A, Ertmer C, Westphal M et al：Effect of heart rate control with esmolol on hemodynamic and clinical outcomes in patients with septic shock：a randomized clinical trial. JAMA 310：1683-1691, 2013
4) Rhodes A, Evans LE, Alhazzani W et al：Surviving Sepsis Campaign：International Guidelines for Management of Sepsis and Septic Shock：2016. Crit Care Med 45：486-552, 2017
5) 西田　修, 小倉裕司, 井上茂亮 他；日本版敗血症診療ガイドライン2016作成特別委員会：日本版敗血症診療ガイドライン2016．日救急医会誌 28：S1-S232, 2017

特集 エキスパートに学ぶ Sepsis 敗血症バンドル

実践編 ―敗血症の管理ポイント―

感染防御策の徹底

1) 愛媛大学医学部 附属病院集中治療部, 2) 同 麻酔・周術期学教室
土手健太郎[1], 南立秀幸[1], 関谷慶介[2]

Key words 標準予防策, カテーテル関連血流感染対策, 人工呼吸器関連肺炎対策

point

- ICU での感染管理・対策として, 隔離予防策と病態別感染対策があり, これらは, ICU 患者に接するすべての医療関係者が適切に実践する必要がある.
- 隔離予防策には, 標準予防策, 感染経路別予防策があり, 標準予防策はすべての患者に対して適応される基本的対策で, その主な内容は手指衛生, 手袋やマスクなどの個人用防護具の使用, 鋭利器材の取り扱いおよび教育訓練である.
- 病態別感染対策には, カテーテル関連血流感染対策, 人工呼吸器関連肺炎対策, カテーテル関連尿路感染対策, 手術部位感染対策などがあり, 順守する必要がある.

はじめに

ICU には病院での最も重症な患者がさまざまな部署から搬入されるため, 多種多様な持ち込みによる感染症をひき起こす可能性が高い. 加えて敗血症患者は, 重篤であり, かつ抗菌薬の使用量が多い. そのため, 薬剤耐性菌による感染症をひき起こしやすく, これらの感染症は医療従事者を介して ICU 内で院内感染をひき起こす危険性が高い. このことから, ICU では, 体系的で厳重な感染管理・対策が必要である. この感染管理・対策は, ICU 患者に接するすべての医療関係者が適切に実践することにより, その目的が達成される. この稿では ICU での感染管理・対策として重要な病態別感染対策から, カテーテル関連血流感染対策, 人工呼吸器関連肺炎対策について述べる.

標準予防策

● 要点：標準予防策をすべての患者に適用する.

標準予防策はすべての患者に対して適用される基本的対策であり, その主な内容は手指衛生, 手袋やマスクなどの個人用防護具の使用, 鋭利器材の取り扱いおよび教育訓練である. 厚生労働省通知「医療施設における院内感染の防止について」（平成 17 年 2 月 1 日 医政指発第 0201004 号）で, 感染防止の基本として手袋・ガウン・マスクなどの個人用

表1 標準予防策

標準予防策の実施
1. すべての患者との接触に対して，標準予防策を適切に実施する．
2. すべての医療従事者に対して標準予防策について教育訓練を実施する．
3. 標準予防策の遵守状況を継続的にモニタリングし，その結果を職員教育に活用する．

手指衛生
1. すべての医療従事者および患者家族は，以下の場合に手洗いもしくは手指消毒を行う．
1）患者診療区域に入る前
2）患者に接触する前
3）患者の体液・分泌物に触れたあと
4）患者から離れたあと
5）患者診療区域から出たあと
2. 手袋使用の有無にかかわらず，患者に直接接触する前には手指衛生を行う．
3. 目に見える汚れがない場合は，アルコールを主成分とする擦式手指消毒薬を用いて手指消毒をする．
4. 手が目に見えて汚染しているときは，石鹸あるいは手指洗浄消毒薬と流水で手洗いを行う．
5. 手が血液やその他の体液で汚染しているときは，石鹸あるいは手指洗浄消毒薬と流水で手洗いを行う．
6. 創傷のない皮膚に触れた後は手指衛生を行う．
7. 手袋を外した後は手指衛生を行う．
8. 同じ患者であっても業務や処置の合間には異なる局所部位への交差感染を防ぐためにただちに手指衛生を行う．

手　袋
1. 血液，体液あるいは分泌物，粘膜，傷のある皮膚に接触する可能性があるとき，あるいは血液，体液で汚染された物品に接触するときは手袋を着用する．
2. 粘膜や創傷皮膚（無菌組織を含まない）への接触の際には，清潔な（未滅菌でよい）手袋を使用する．
3. ガーゼ交換時には，清潔な（未滅菌でよい）手袋を着用する．
4. 患者の健全な皮膚に接触する場合であっても，医療従事者が手に切り傷，病変部，あるいは，皮膚炎があるときには，清潔な（未滅菌でよい）手袋を使用する．
5. 単回使用の手袋の再処理使用はしない．

マスク，ゴーグル，フェイスシールド，ガウン，エプロン
1. 着用していたガウン・エプロンは使用後ただちに外し，廃棄する．
2. 処置や患者ケアの過程で目・鼻・口の粘膜に体液などによる汚染が予測される場合はマスク，ゴーグル，フェイスシールドを使用する．
3. 使用していたマスク，ゴーグル，フェイスシールドは使用後ただちに外す．
4. マスク，ゴーグル，フェイスシールドを外す際に，汚染した表面に触れないようにし，ただちに手指衛生を行う．

（文献1，4，14を参照して作成）

防護具の適切な配備，医療従事者へ使用法を正しく周知することが明記されている[1]．その後，2007年には，咳エチケット，安全な注射手技，腰椎穿刺時のマスクの装着が追加された．

標準予防策の主なものを表1に掲げた．手指衛生が必要な5つのタイミングとして，①患者に触れる前（入室前・診察前），②清潔/無菌操作の前（例：ライン挿入，創傷処置など（手袋着用直前）），③血液/体液に触れた後（例：検体採取，尿・便・吐物処理など（手袋を脱いだあと）），④患者に触れた後（入室後・診察後），⑤患者周辺の環境に触れた後（例：ベッド柵，リネン，モニター類）が挙げられている[2]．

感染源の有無にかかわらず，血液・体液，分泌物，排泄物，創傷のある皮膚・粘膜を扱う際の微生物の伝播リスクを減らすために，すべての患者に対して標準予防策を実践していくことは，患者および医療従事者双方に対して基本的かつ重要な対策である．検査結果だけで感染症の有無を判断することには限界がある[3]．

感染経路別予防策

● 要点：疾患によっては接触予防策，飛沫予防策，空気予防策を適用する．

　標準予防策はすべての患者に対して適用される基本的対策であるが，疾患によっては標準予防策だけでは感染経路を完全に遮断できない場合がある．このときには，感染経路別予防策を付加する．感染経路別予防策には，接触予防策，飛沫予防策，空気予防策が含まれる．ICUにおいて感染経路別予防策を行う必要がある場合は，必ずその病院の感染制御チームとの協力が不可欠である．場合によっては患者入室を制限することも必要である[4]．

　感染経路別予防策が必要な特定の感染症とその期間については，数多くの病原体と病態が存在するため他の著書を参照してほしい．ここでは，感染経路別予防策の主なものを表2に掲げた．それぞれの病原体の感染経路や病態に応じて，必要な対策の必要な期間内の徹底的な実践が重要である．また，この逆に，過剰な対策をとることは労力と費用の浪費である．

表2　感染経路別予防策

接触感染予防策
1. 疫学的に接触感染が重要な病原体の保菌または感染の患者には，接触感染予防策を実施する．
2. 個室管理のほうがよいが，個室管理ができない場合は，ベッドの間隔は2m以上空け，患者間の移動の際は手指消毒を徹底する．
3. 患者スペースに立ち入る際には，手指消毒後に手袋を着用し，退出時には手袋を外して再び手指衛生を行う．
4. 着衣が患者と直接接触するか，環境表面に触れることにより着衣の汚染が予測される場合には，ガウンを着用する方がよい．
5. 患者スペースから退出する際にはガウンを脱いで手指消毒を行う．
6. 病室内の日常清掃では，モップヘッドを病室ごとに交換する．
7. 病室内のカーテンは患者ごとに交換する方がよい．

飛沫感染予防策
1. 乳幼児のアデノウイルス感染症，インフルエンザ，喉頭ジフテリア，インフルエンザ菌性髄膜炎，髄膜菌炎性髄膜炎，アデノウイルス性肺炎，マイコプラズマ肺炎，乳幼児のA群溶連菌感染症，百日咳などが診断されるか，または疑われる場合は，飛沫感染予防策を実施する．
2. 個室管理とするが，個室が不足する場合は，病原体ごとにコホート隔離する．
3. コホート隔離を行う場合は，ベッドの間隔は2m以上空け，伝播を最小限にするためにカーテンなどで仕切る．
4. 特殊な換気システムを設けなくてもよい．

空気感染予防策
1. 結核，麻疹，水痘が診断されるか，または疑いのある患者には，空気感染予防策を実施する．
2. 空気予防策を必要とする患者をICUに入室させるときには，陰圧の病室が必要である．
3. 通常のICUでは，空気予防策を必要とする患者を入室させないほうがよい．
4. 医療従事者あるいは家族が部屋に入るときは，N95タイプの微粒子用マスクを着用する．

(文献4, 14を参照して作成)

カテーテル関連血流感染対策

● 要点：カテーテル関連血流感染対策を理解し，順守する．

　現在の医療において血管内留置カテーテルは不可欠な存在であるが，その一方で，カテーテル留置に関連した血流感染症は院内感染の重要な要因のひとつである．このカテー

表3　カテーテル関連血流感染予防法

1. 必要のない中心静脈カテーテルは挿入しない．
2. 必要がなくなれば，中心静脈カテーテルはできるだけ早く抜去する．
3. 感染防止のためには鎖骨下静脈穿刺を第一選択とする．
4. 大腿静脈からの中心静脈カテーテル挿入は避ける．
5. 穿刺に先立って局所の剃毛はしない．除毛が必要であれば，医療用電気クリッパーなどを用いる．
6. 中心静脈カテーテル挿入時の皮膚消毒には，0.5％以上のクロルヘキシジンアルコールを用いる．
7. 中心静脈カテーテル挿入時は高度バリアプレコーション（滅菌手袋，長い袖の滅菌ガウン，マスク，帽子と広い滅菌覆布）を行う．
8. 定期的に中心静脈カテーテルを入れ換える必要はない．
9. 中心静脈カテーテル挿入部皮膚の処置で用いる消毒薬としては，0.5％以上のクロルヘキシジンアルコールを用いる．
10. 中心静脈カテーテル挿入部皮膚の処置には滅菌されたパッド型ドレッシングまたはフィルム型ドレッシングを使用する．
11. ドレッシング交換は週1〜2回，曜日を決めて定期的に行う．
12. 三方活栓は手術室やICU以外では，輸液ラインに組み込まない．
13. 輸液ラインは曜日を決めて週1〜2回定期的に交換する．
14. 高カロリー輸液製剤は，混合時間を含め28時間以内に投与が完了するように計画する．
15. 高カロリー輸液製剤を保存する必要がある場合には，無菌環境下で調製し冷蔵庫保存する．
16. 薬剤の混合はなるべく薬剤部で無菌的に行う．
17. 病棟での混合薬剤数は極力少なくする．
18. 混合場所は専用スペースで行う．
19. 作業面の消毒は消毒エタノールなどを使用する．
20. 混合操作時は専用の着衣で手洗い後，非滅菌手袋を着用する．

（文献5，14を参照して作成）

テル関連血流感染の多くは，中心静脈カテーテルの使用と関連しており，重篤な基礎疾患を持つimmunocompromised hostや大手術の術後などICUの患者にも多くみられる[5,6]．

カテーテル関連血流感染の原因としては，カテーテル挿入部の汚染，カテーテル接続部やルートの汚染，輸液の汚染が考えられる．カテーテル挿入部の汚染の要因としては，挿入時，消毒の不徹底があげられる．手技や操作，手順などが不適切なため皮膚の細菌叢がカテーテルの挿入とともに侵入する．刺入後の刺入部の管理の不徹底，輸液とルートの管理の不徹底も要因となる．回路・フィルターの長期使用，頻回の側注操作や血行動態測定時，不適切な輸液の調合あるいは不潔な通気針の使用なども要因となる[7]．

カテーテル関連血流感染予防法の主なものを表3に掲げた．

人工呼吸器関連肺炎対策

●要点：人工呼吸関連肺炎対策を理解し順守する．

人工呼吸器関連肺炎（ventilator-associated pneumonia：VAP）は，気管挿管下の人工呼吸患者に，人工呼吸開始48時間以降に新たに発生した肺炎で，重要なデバイス関連院内感染である．日本のICUでVAPは入室患者の3〜4％[8]，1,000人工呼吸器日あたり12.6症例発生し[9]，ICU内の院内感染で最も多い．VAPの発生率は，人工呼吸開始5日以内で3％/day，5〜10日で2％/day，以後1％/dayの割合で増加する[10]．議論はあるが，VAPによる死亡率増加は20〜55％，在院日数を6日間延長させるとの報告がある[11,12]．日本のサーベイランスデータでは，VAPの発生による標準化死亡率は1.3，重症

表4 人工呼吸関連肺炎予防法

1. 人工呼吸器の本体を定期的に滅菌・消毒する必要はないが，VAPの原因であることが疑われるときは，呼吸器内部の回路を含め，滅菌・消毒を考慮する．
2. 人工呼吸器回路は1週間より短い間隔で定期的に交換しない．
3. 回路内の結露は患者側へ流入しないように清潔操作により除去する．
4. 加温加湿器には滅菌水を用い，閉鎖式の補給システムを用いる．
5. 経鼻挿管は回避する
6. カフ上部の貯留物を吸引するための側孔付き気管チューブを使用する．
7. 気管チューブの抜管時，気管チューブを動かす前，体位変換前には，カフ上部や口腔内の分泌物を吸引・除去する．
8. 人工呼吸中の患者を仰臥位で管理しない
9. 単回使用の吸引カテーテルは1回ごと使い捨てにする．
10. 気管吸引操作は清潔操作とし，必要最小限にとどめる．
11. 吸引カテーテルの洗浄には滅菌水を使用する．
12. 吸引回路および吸引瓶は当該患者専用とする．
13. 定期的に口腔内清拭を行う
14. 経管栄養の目的以外の経鼻胃管チューブはできるだけ早期に抜去する．
15. 経管栄養剤注入中には上体を30〜45°挙上させる．
16. 以下の予防策をひとまとめにして適用する
    手指衛生を確実に実施する
    人工呼吸器回路を頻回に交換しない
    適切な鎮静・鎮痛をはかる．特に過鎮静を避ける
    人工呼吸器からの離脱ができるかどうか，毎日評価する
    人工呼吸中の患者を仰臥位で管理しない

度調整後の在院日数延長は8〜11日とされている[10]．したがって，適切な対策の適用によりVAP発生を予防することが重要である．人工呼吸器関連肺炎予防法の主なものを表4に掲げた．

おわりに

この稿ではICUでの院内感染対策として重要ないくつかのことについて述べたが，教育とサーベイランスも重要な項目である．一時的に院内感染対策ガイドラインを用いても，その変更や改正についていけなければ結局は意味をなさない．このためにはICUを含めた病院全体の感染対策に関する持続的な教育が必要である．我が国では，2007年にはじめて，院内感染サーベイランスが厚生労働省の事業として始まっている．我が国独自の手術部位感染，人工呼吸器関連肺炎，カテーテル関連血流感染，尿路カテーテル関連尿路感染など，院内感染の発生率に関するデータが集まりつつある[13]．このサーベイランスによって院内感染に対する意識が向上し，結果として感染率を低下させることができる[14]．集中治療医は感染対策の正確な知識を身につける必要がある．そのうえで，すべての症例で先に述べた推奨を適応し，確実に実践し，感染対策を考えた患者管理を行うべきである．

[文 献]

1) Guideline for Isolation Precautions: Preventing Transmission of Infectious Agents in Healthcare Settings (CDC) 2007
2) 医療施設における院内感染の防止について（平成17年2月1日医政指発第0201004号）
3) 藤谷茂樹：ICUにおける感染制御の重要性．"ICU 感染制御を極める"志馬伸朗 編．南江堂，pp1-8, 2017
4) Parienti JJ, Thibon P, Heller R et al；Antisepsie Chirurgicale des mains Study Group：Hand-rubbing with an aqueous alcoholic solution vs traditional surgical hand-scrubbing and 30-day surgical site infection rates：a randomized equivalence study. JAMA 288：722-727, 2002
5) 国立大学病院集中治療部協議会 ICU 感染制御 CPG 改訂委員会：感染経路別予防策．"ICU 感染防止ガイドライン改訂第2版"じほう，pp20-24, 2013
6) Centers for Disease Control and Prevention：Guidelines for the Prevention of Intravascular Catheter-Related Infections. MMWR 51（RR10）：1-26, 2002
7) 土手健太郎，矢野雅起，藤井園子：血管留置カテーテル関連血流感染対策．"ICUにおける感染対策"真興交易医書出版部，pp102-117, 2005
8) 大久保憲：血管内留置カテーテル感染対策．Modern Physician 14：645-646, 1994
9) 武澤 純：集中治療部の病院感染に関する臨床指標の研究．薬剤耐性菌の発生動向のネットワークに関する研究．厚生労働省，2002
10) Suka M, Yoshida K, Uno H et al：Incidence and outcomes of ventilator-associated pneumonia in Japanese intensive care units：the Japanese nosocomial infection surveillance system. Infect Control Hosp Epidemiol 28：307-313, 2007
11) Cook DJ, Walter SD, Cook RJ et al：Incidence of and risk factors for ventilator-associated pneumonia in critically ill patients. Ann Intern Med 129：433-440, 1998
12) Chastre J, Fagon JY：Ventilator-associated pneumonia. Am J Respir Crit Care Med 165：867-903, 2002
13) Safdar N, Dezfulian C, Collard HR et al：Clinical and economic consequences of ventilator-associated pneumonia：a systematic review. Crit Care Med 33：2184-2193, 2005
14) 土手健太郎，矢野雅起，池宗啓蔵 他：厚生労働省内感染対策サーベイランス事業（JANIS）ICU 部門について．日外感染症会誌 7：29-35, 2010
15) 「医療関係における院内感染マニュアル作成のための手引き」作成の研究班：医療機関における院内感染対策マニュアル作成のための手引き（案）［更新版］（JANIS 160201 ver. 6.02），2017
https://janis.mhlw.go.jp/material/material/Ver_6.02本文170529.pdf（accessed 2018-07-11）

特集 エキスパートに学ぶ Sepsis 敗血症バンドル
実践編 —敗血症の管理ポイント—

抗菌薬の選択・変更・中止と微生物検査

名古屋大学大学院医学系研究科，同 医学部附属病院 中央感染制御部　井口光孝（いぐちみつたか）

Key words　敗血症，病歴聴取，身体診察，血液培養検査，臨床現場即時検査，アンチバイオグラム，専門家間連携

point

▶ 正しい敗血症診療には正しい感染症診療が必要．
▶ 敗血症診療の質は，多職種の医療者による体制の整備と絶え間ない連携で向上させることができる．

はじめに

　日本版敗血症診療ガイドライン2016（J-SSCG2016)[1]において，敗血症は「感染症によって重篤な臓器障害がひき起こされる状態」と定義されている．つまり，**敗血症は多岐にわたる感染症が原因となってひき起こされる，共通した『病態』である**．その病態は非常に深刻であり，2010年から2011年にかけて日本で行われた調査で重症敗血症（現在の敗血症に相当）患者で院内死亡率が約30%，敗血症性ショック患者では約40%と高値を示している[2]．

　現在，日本を含む世界各国において敗血症患者の予後の改善を目標として，敗血症診療ガイドラインが策定されている[1,3]が，これらのガイドラインは救急医や集中治療医が中心となって作成され，感染症医は積極的に関与していないものが多い[4]．しかし，救急外来における敗血症患者に積極的に感染症医が関与することでガイドラインの遵守率が上昇し，敗血症患者の14日死亡率を有意に減少させた（表1）とする報告[5]もあることから，筆者は敗血症診療において感染症医の果たせる役割は大きいと信じている．

　本稿では感染症医の立場からJ-SSCG2016を吟味し，感染症としての敗血症診療を論じてみたい．

表1 救急外来における重症敗血症・敗血症性ショックの患者に対する感染症専門医のコンサルテーション導入前後の比較

	介入前期 (N=195)	介入後期 (N=187)	p
Surviving Sepsis Campaign Bundle 遵守（3時間以内），％	4.6	32	<0.001
十分な輸液，％	60	70	0.004
乳酸測定，％	76	90	<0.001
広域抗菌薬開始，％	42	58	0.002
抗菌薬投与前の血液培養採取，％	20.5	84.5	<0.001
適切な empiric therapy の実施，％	30	79	<0.001
適切な抗菌薬が投与されるまでの時間，分（四分位範囲）	180（112.25〜295.75）	146（100〜232）	0.04
14日死亡率，％	39	29	0.02

（文献5を参照して作成）

敗血症における抗微生物薬投与

● 要点：1）抗微生物薬は敗血症の治療薬ではなく，感染症の治療薬である．
　　　　2）「迅速かつ的確」な抗微生物薬投与を心がける．

J-SSCG2016では，『Clinical Question 5-1：抗菌薬を1時間以内に投与すべきか？』において『敗血症，敗血症性ショックに対して，有効な抗菌薬を1時間以内に開始する』よう推奨している（エキスパートコンセンサス/エビデンスなし）．非常に簡潔・明快なこの推奨に私も賛成ではあるが，一方でこの表記方法により「敗血症・敗血症性ショックに対する第一選択の抗菌薬は……」といった考え方が広まることを危惧している．敗血症・敗血症性ショックがさまざまな病原微生物の感染によりひき起こされる病態であり，普遍的に『有効な』抗微生物薬が存在しない以上，個人的には『敗血症，敗血症性ショックをひき起こしている感染症の原因病原体と推定される微生物に対して，……』のごとく，「**どのような病原体による，どの臓器への感染症が敗血症・敗血症性ショックという病態をひき起こしているのかを追求する**」ことの必要性を強調した表記がより望ましいだろう．

これに対して，「病原体や感染臓器の推定に時間をかけて『1時間以内に開始』を守れなくなる方が問題ではないか？」といった反論が考えられる．確かに，抗菌薬投与開始が1時間遅れるごとに生存率が7.6％減少したとの報告[6]や，抗菌薬投与までの時間と死亡率との間に正の線形関係があったとの報告[7]もあり，推奨通り，可能な限り投与開始までの時間を短縮することも重要である．しかし，これら「病原体・感染臓器の推定」と「抗微生物薬投与までの時間の短縮」の2つの命題は相反するものではなく，**敗血症・敗血症性ショックへの初期対応を行うすべての医師が，短時間に病原体・感染臓器を推定するスキルを身につけることで両立可能となる**．短時間に病原体・感染臓器を推定するスキルの総論[8]を**表2**に示し，各論は以後の項で示すこととする．

表2 短時間に病原体・感染臓器を推定するスキル（総論）

- 最初に感染臓器を推定し，次にその臓器に感染を起こしやすい微生物を推定する．
- 病歴聴取と身体診察で感染臓器を推定するための多くの情報が得られる．
- 微生物を推定できるほど特異度の高い病歴や身体所見は少ないが，得られたときは非常に重要．
- 病歴聴取や身体診察を行う前に想起している疾患（臓器）の事前確率を見積もり，結果（陽性・陰性）により事後確率がどのように変化し，次の行動がどう変わるかを常に意識する．

（文献8を参照して作成）

敗血症診療における微生物検査

●要点：1) 適切な敗血症診療を行うためには，血液培養検査を適切に実施できることが必要．
2) 塗抹鏡検や臨床現場即時検査は，敗血症・敗血症性ショックの初期治療を適切化するのに有用．

　J-SSCG2016では，『Clinical Question 2-1：血液培養はいつどのように採取するか？』において血液培養検査（血培）を敗血症診療における微生物検査の中で最も重要な検査に位置付け，『敗血症・敗血症性ショックの患者に対して，抗菌薬投与前に血液培養を採取する』よう推奨している（エキスパートコンセンサス/エビデンスなし）．血培が陽性化した場合，検出された微生物は，汚染（コンタミネーション）の可能性が否定できればすなわち原因病原体であり，菌種を同定することで感染臓器が絞り込め，薬剤感受性検査を実施することで抗微生物療法を適正化できる．適切な血培を実施するためのポイントを表3に示す．

　血培は夜間や休日に陽性化することが多い（筆者の勤めている病院では約8割）．日本臨床微生物学会では，

　ステップ1　受け取った血液ボトルを培養装置に装填する．
　ステップ2　陽性ボトルを取り出し血液寒天培地への分離培養と塗抹標本を作製する．
　ステップ3　グラム染色を行い判読する．
　ステップ4　グラム染色結果を当直医に報告する．
　ステップ5　同定検査と薬剤感受性検査を実施する．

と段階を設け，検査技師が日当直体制をとっている病院ではステップ4まで達成することを推奨している[9]．同定・感受性検査結果が得られるまでの時間は，ステップの達成状況により大きく異なり，抗微生物薬の適正化にも影響を及ぼすことから（図1），自施設

表3 適切な血液培養検査を実施するためのポイント

- 抗微生物薬を投与する前に採取する．
- アルコール類やヨード剤，クロルヘキシジングルコン酸塩で採取部位を厳重に消毒する．
- ボトルの検体刺入部位も同様に消毒する．
- 採取部位1ヵ所あたり1セット（1セット＝好気用ボトル＋嫌気用ボトル）として，複数セット採取する．
- 消毒後の穿刺予定部位は触診しないようにする．
- 血液は，ボトルごとに規定されている最大量を超えない範囲で可能な限り多く注入する．
- 血液は先に嫌気用ボトルに注入し，空気（酸素）の混入を防ぐ．
- 動脈血と静脈血で陽性率には差はなく，同等として扱う．
- ボトルは冷蔵せず速やかに検査室に搬送し，2時間以内に培養装置に装填する．

（文献9を参照して作成）

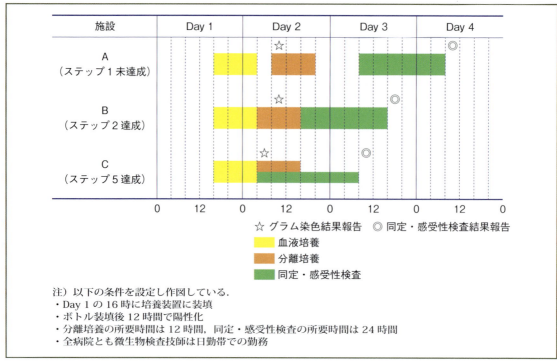

図1 夜間・休日の検査体制が血液培養の結果報告に与える影響の例

の状況を把握し，必要に応じて検査室に働きかけていく必要がある．

　感染巣と推定している臓器から検体が採取できる場合（例：肺→喀痰，腎臓→尿，髄膜→髄液）には，これらの検体に対する検査も有用である．特に，検体を直接染色して観察する塗抹鏡検については，J-SSCG2016では，『Clinical Question 2-3：グラム染色は培養結果が得られる前の抗菌薬選択に有用か？』において，『経験的治療に採用する抗菌薬を選択する際に，培養検体のグラム染色所見を参考にしてもよい』としている（エキスパートコンセンサス）．数分で微生物の推定に役立つ結果が得られる迅速さに加え，**組織における菌の多寡や白血球との関係性（貪食）といった，培養検査からは得ることのできない情報も知る**ことができ[10]，ときにはマラリアにおける末梢血塗抹のように診断を確定できることもあるから，重要性はより強調されるべきであると考える．

　近年，臨床現場即時検査（point of care testing：POCT）の発達により，塗抹鏡検以外にも微生物の推定に有用な迅速検査が普及してきた．特に敗血症が疑われる状況で迅速診断キットの使用が有用と考えられる病原体について**表4**に示した．

表4 敗血症が疑われる状況で迅速診断キットの使用が有用と考えられる病原体

検体	診断可能な病原体
咽頭ぬぐい液	*Streptococcus pneumoniae* *Mycoplasma pneumoniae* influenza virus respiratory syncytial virus human metapneumovirus
喀痰	*S. pneumoniae*
血液	dengue virus マラリア（2018年7月時点で保険適用なし）
尿	*S. pneumoniae* *Legionella pneumophila*
便	*Clostridioides*（*Clostridium*）*difficile*
髄液	*S. pneumoniae* *Streptococcus agalactiae* *Escherichia coli* *Neisseria meningitidis* *Haemophilus influenzae*
皮疹内容物 びらん・潰瘍ぬぐい液	varicella-zoster virus

注：敗血症・敗血症性ショックを呈することが少ないと考えられる病原体については挙げていない．保険適用の詳細については医科診療報酬点数表を確認すること．

TOPICS

核酸増幅検査（Nucleic Acid Amplification Tests：NAATs）を用いた敗血症迅速診断

近年，病原体や薬剤耐性に関連する複数の遺伝子を同時に，迅速かつ特異的に検出する手法が開発・臨床応用されており，陽性化した血液培養の培養液を用いて検査を実施することで，陽性化当日に菌名の同定や代表的な耐性機構のスクリーニングも可能となっている．

表5 菌血症の迅速診断に用いられる核酸増幅検査システムの比較

機種名	Verigene®		FilmArray®
パネル名	Verigene® 血液培養グラム陽性菌・薬剤耐性核酸テスト	Verigene® 血液培養グラム陰性菌・薬剤耐性核酸テスト	FilmArray® 血液培養パネル
使用する検体	陽性化した血液培養の培養液	陽性化した血液培養の培養液	陽性化した血液培養の培養液
測定可能項目	グラム陽性菌 12菌種 耐性遺伝子 3種	グラム陰性菌 9菌種 耐性遺伝子 6種	グラム陽性菌 8菌種 グラム陰性菌 11菌種 真菌 5菌種 耐性遺伝子 3種
所要時間	約2.5時間	約2時間	約1時間
検出カバー率（注）	約80%		約85%
	49%	31%	

注：Verigene® については文献[11]に記載されているデータを引用．FilmArray® については，文献で用いられた菌株出現頻度を当てはめて筆者が算出した．

2018年7月現在，保険適用となっているシステムを表5に示す．

これらのシステムはいずれも検査実施時のステップが非常に簡略化され，専門的な手技を必要としないことが特徴である．手技が簡略化されることで微生物担当以外の技師がシステムを取り扱うことが容易となるため，前述した夜間や休日などの微生物検査業務が滞る状況下で結果を迅速にフィードバックする体制作りの一助になると考えられる．

各種疾患に対する抗微生物薬選択

● 要点：投与する抗微生物薬は，推定した感染臓器・病原体に対し有効と考えられるものの中から，local factorを考慮して選択する．

感染臓器および病原体が推定できていれば，その組合せに対し通常有効と考えられる抗微生物薬をリストアップすることができ，それらの薬剤から選択することになる．しかし，地域ごとに薬剤耐性病原体の検出率は異なり[12]，さらにアウトブレイク発生時などでは病院単位で異なった耐性病原体を考慮すべき状況が生じる．これらの因子はlocal factorとよばれ，薬剤を選択するうえで無視してはならないものである．具体的には**過去1年間に検出された病原体の感性率を一覧表にしたアンチバイオグラム**が用いられることが多く，微生物検査技師の重要な職務になっている．例として筆者の勤めている病院のアンチバイオグラムを表6に示す．当院では肺炎球菌に対するメロペネムの感性率が低く，**特に市中発症の細菌性髄膜炎の治療の選択肢としては推奨しない**といった形で診療に活用している．

各種疾患に関して，病原体の推定に役立つ病歴・身体所見とともにまとめたものを表7に示す．前述したとおり，抗微生物薬の選択はlocal factorによる部分が大きいため，具体的な薬剤を記載することは敢えて行わない．

TOPICS

バンコマイシンとタゾバクタム・ピペラシリンを併用すると急性腎傷害のリスクが上昇する？

院内発症の敗血症などに対して，グラム陽性菌およびグラム陰性桿菌・偏性嫌気性菌を幅広くカバーする初期治療として，バンコマイシン（VCM）とタゾバクタム・ピペラシリン（TAZ/PIPC）が併用されることがあるが，近年この2剤を併用することで急性腎傷害の頻度が増加する可能性が示唆されている（表8）．

表8 バンコマイシンとタゾバクタム・ピペラシリンを併用することによる腎傷害発症リスク

参考文献	投与薬剤	オッズ比（95％信頼区間）
Hammond et al.	VCM＋TAZ/PIPC	3.31（2.13〜5.12）
	VCM＋TAZ/PIPC以外のβ-ラクタム系抗菌薬	1
Luther et al.	VCM＋TAZ/PIPC	2.68（1.83〜3.91）
	VCM＋CFPMまたはMEPM	1

注 VCM：バンコマイシン，TAZ/PIPC：タゾバクタム・ピペラシリン，CFPM：セフェピム，MEPM：メロペネム

（文献13，14を参照して作成）

表6 名古屋大学医学部附属病院におけるアンチバイオグラム（2017年 抜粋）

注）括弧外：髄膜炎基準，括弧内：非髄膜炎基準

		株数	PCG	ABPC	CEZ	CTRX	MEPM	CLDM	LVFX	ST	VCM	LZD
Staphylococcus 属												
Staphylococcus aureus												
Methicillin 感性 (MSSA)	外来	187	54	54	100			75	84	99	100	100
	入院	247	53	53	100			79	86	99	100	100
Methicillin 耐性 (MRSA)	外来	113	0	0	0			35	27	99	100	100
	入院	194	0	0	0			23	23	98	100	100
Streptococcus 属												
Streptococcus pneumoniae	外来	35	57 (100)	57 (100)		94 (97)	71	51	100	91	100	
	入院	31	48 (100)	48 (100)		65 (100)	68	40	94	94	100	
Enterococcus 属												
Enterococcus faecalis	外来	110	98	100							100	100
	入院	295	100	100							100	100
Enterococcus faecium	合計	144	26	27							100	99

		株数	ABPC	SBT/ABPC	CVA/AMPC	PIPC	TAZ/PIPC	CEZ	CMZ	CTRX	CAZ	CFPM	MEPM	GM	AMK	CPFX	LVFX	ST
腸内細菌科																		
Escherichia coli	外来	379	56		91	60	98	79	99	85	85	85	100	91	100	63	63	80
	入院	390	49		90	50	98	74	97	78	78	78	99	85	99	70	71	75
Klebsiella 属																		
Klebsiella pneumoniae	外来	136		97	95	69	98	94	99	94	94	94	100	93	100	97	97	92
	入院	215		95		67	98	90	96	93	93	93	99	96	95	95	96	87
Klebsiella oxytoca	外来	35		100	100	68	100	62	100	100	100	100	100	100	97	97	100	97
	入院	93		92		67	92	54	100	92	97	96	100	98	99	99	100	97
Enterobacter 属																		
Enterobacter cloacae complex	外来	29				86	93		99	82	82	100	100	100	93	93	96	97
	入院	226				72	84		96	61	65	85	96	96	93	93	97	93
Enterobacter aerogenes	合計	91				67	87		97	67	69	98	100	100	98	98	98	100
ブドウ糖非発酵菌																		
Haemophilus influenzae	外来	57	30	51						100			100				100	58
	入院	63	44	67						100			100				100	76
Acinetobacter baumannii	合計	117			96	83	-		94		95	94	98	93	96	96	97	87
Pseudomonas aeruginosa	外来	94				90	93		85		91	85	89	90	95	81	78	
	入院	191				84	85				87		81	89	95		89	

PCG：ペニシリンG，ABPC：アンピシリン，SBT/ABPC：スルバクタム・アンピシリン，CVA/AMPC：クラブラン酸・アモキシシリン，PIPC：ピペラシリン，TAZ/PIPC：タゾバクタム・ピペラシリン，CEZ：セファゾリン，CMZ：セフメタゾール，CTRX：セフトリアキソン，CAZ：セフタジジム，MEPM：メロペネム，CLDM：クリンダマイシン，GM：ゲンタマイシン，AMK：アミカシン，CPFX：シプロフロキサシン，LVFX：レボフロキサシン，ST：スルファメトキサゾール・トリメトプリム，VCM：バンコマイシン，LZD：リネゾリド

表7 敗血症を呈しうる各種感染症における，病原体の推定に有用な情報と留意すべき病原体

髄膜炎	
確認すべき情報	留意すべき病原体
ワクチン接種歴	*Haemophilus influenzae* *Streptococcus pneumoniae* *Neisseria meningitidis*
集団生活歴	*N. meningitidis*
家族歴	*N. meningitidis*
未滅菌乳製品喫食歴	*Listeria monocytogenes*
職歴	*Streptococcus suis*（ブタレンサ球菌）
手術歴	
脾臓関連	*S. pneumoniae* *H. influenzae* *N. meningitidis*
脳神経外科関連	*Staphylococcus aureus* コアグラーゼ陰性ブドウ球菌 *Pseudomonas aeruginosa*
出身地	腸内細菌科細菌（播種性糞線虫症に伴う）

肺炎	
確認すべき情報	留意すべき病原体
過去入院歴（3ヵ月以内）	*P. aeruginosa* 耐性腸内細菌科細菌
静注抗菌薬使用歴（3ヵ月以内）	*P. aeruginosa* 耐性腸内細菌科細菌
MRSA検出歴	*S. aureus*（MRSA）
集団生活歴	influenza virus respiratory syncytial virus
家族歴	influenza virus respiratory syncytial virus *Bordetella pertussis*
渡航歴	Middle East Respiratory Syndrome (MERS) coronavirus *Coccidioides immitis* *Burkholderia pseudomallei*（類鼻疽） avian influenza virus（鳥インフルエンザ）
鳥接触歴	*Chlamydophila psittaci*（オウム病）
動物接触歴	*Coxiella burnetii*（Q熱）
温泉・水曝露歴	*Legionella*

皮膚・軟部組織感染症	
確認すべき情報	留意すべき病原体
外傷・創	
肉眼で確認可能なサイズ	*S. aureus*
肉眼では確認不可能なサイズ	溶血性レンサ球菌
握雪感	*Clostridium perfringens*
悪臭	*C. perfringens* *Aeromonas*
白癬	溶血性レンサ球菌
水曝露歴	
淡水	*Aeromonas*
海水	*Vibrio vulnificus*
罹患歴	溶血性レンサ球菌
リンパ浮腫	溶血性レンサ球菌
放射線照射	溶血性レンサ球菌

表7 (つづき)

血流感染症・臓器特異性なし	
確認すべき情報	留意すべき病原体
血管内デバイス	S. aureus コアグラーゼ陰性ブドウ球菌 Bacillus Serratia Candida
渡航歴	Salmonella Typhi/Paratyphi A dengue virus measles virus 出血熱ウイルス マラリア
生活歴	リケッチア
ワクチン接種歴	measles virus
胆道感染症	
確認すべき情報	留意すべき病原体
過去入院歴(3ヵ月以内)	P. aeruginosa 耐性腸内細菌科細菌 Enterococcus
胆管デバイス	腸内細菌科細菌 Enterococcus 偏性嫌気性菌
尿路感染症	
確認すべき情報	留意すべき病原体
尿道留置デバイス	Escherichia coli Klebsiella P. aeruginosa Enterococcus
抗菌薬使用歴(3ヵ月以内)	P. aeruginosa 耐性腸内細菌科細菌 Enterococcus
尿路結石既往歴	E. coli Klebsiella Proteus mirabilis P. aeruginosa S. aureus コアグラーゼ陰性ブドウ球菌 Enterococcus

TAZ/PIPC投与により発症した急性間質性腎炎がVCMによる腎傷害を相乗的に悪化させる可能性などが提唱されているが,機序はまだ解明されておらず,修飾因子も不明であるため,本併用治療を実施する際には常に危険性に留意し,病棟薬剤師と緊密に連携を取ることが望まれる.

抗微生物薬の変更・終了はいつ行うか

●要点：1) 病状悪化時に抗微生物薬を変更する場合には，必ず悪化した原因の探索を並行して実施する．
2) デエスカレーションを実施するためにも，適切な微生物検査の確実な実施が重要．
3) 治療期間は標準的とされている期間を基準に，全身状態の改善状況および患者個別の要因を加味して決定し，バイオマーカーのみを重視しない．

病状が悪化しているときの抗微生物薬の変更は注意を要する．表9に示すように，病状の悪化の原因の多くは，ただ単に抗微生物薬を変更することで改善が期待できるものではなく，仮に薬剤を変更するとしても，広域な抗微生物薬の投与を漫然と続けないため，

表9 経過がよくない場合に考えるべき理由とその対処法

治療に反応しない理由	対処法
・想定していた病原体と実際の病原体が異なる	・実際の病原体を対象とした抗菌薬に変更する
・病原体が耐性化した	・感受性が残っている抗菌薬に変更する
・別の感染巣がある，または後から発生した	・別，または新しい感染巣を探索する
・感染した人工物や膿瘍がある	・人工物抜去やドレナージを考慮する
・抗微生物薬の用法・用量が間違っている	・適切な用法・用量に変更する
・経過がよくないと判断するのが早すぎる	・適切な間隔で評価する
・感染症ではない	・適切に診断する

（文献15を参照して作成）

綿密な評価を繰返し原因を探索し続ける姿勢が重要である．

病状が改善しつつあるときの抗微生物薬の変更には，カバーしている微生物のスペクトラムを狭めるデエスカレーションと静注薬から経口への変更が該当する．

J-SSCG2016では，『Clinical Question 5-5：敗血症，敗血症性ショックの患者に対する抗菌薬治療で，デエスカレーションは推奨されるか？』において，90日死亡率の上昇を認めていないことから『敗血症，敗血症性ショックの患者に対する抗菌薬治療において，デエスカレーションを実施する』よう弱く推奨している（2D）．デエスカレーションについて日本で実施された観察研究では，実施した敗血症患者の在院日数は有意に短縮し，血培陽性患者に限ると抗菌薬投与期間の短縮も有意であった[16]．デエスカレーションは，原因病原体判明例においてより安心感を持って実施できると推測されることから，適切な微生物検査を確実に実施することの重要性を再度強調しておきたい．

血管内留置デバイスは医療関連感染の原因となることから，静注薬から経口薬への変更は積極的に考慮する必要がある．具体的には，患者側の基準（COMS）[17] として

C （Clinical improvement observed）
臨床症状が改善している

O （Oral route is not compromised）
嘔吐・下痢・吸収不良・嚥下障害など，経口投与に問題を生じる要素がない

M （Markers showing a trend towards normal）
所見・データが改善している
　直前の24時間は解熱
　以下の所見を2つ以上認めない
　心拍数90回/min以上・呼吸数20回/min以上・血圧不安定・白血球数が4,000/μL未満または

表10 敗血症・敗血症性ショックを呈しうる主要な感染症における、主要な原因病原体別平均治療期間

感染症名		起因菌	治療期間
血管カテーテル感染	菌血症	Staphylococcus aureus	陰性化した血液培養の採取日から14〜28日間
		Candida属真菌	陰性化した血液培養の採取日から14日間
		コアグラーゼ陰性ブドウ球菌	5〜7日間
		その他	10〜14日間
感染性心内膜炎	(生体弁)	レンサ球菌	(菌種・治療薬により) 2週間または4週間
		腸球菌	(菌種・治療薬により) 4週間または6週間
		S. aureus	(右心系) 2週間, (左心系) 4週間〜6週間
	(人工弁)		6週間
肺炎		Streptococcus pneumoniae	プロカルシトニンが80%減少または≦0.25 ng/mL
		腸内細菌科細菌, 緑膿菌, S. aureus	2〜3週間
		Legionella	5〜14日間
抗菌薬関連性腸炎		Clostridioides difficile	10日間
髄膜炎		Neisseria meningitidis, Haemophilus influenzae	7日間
		S. pneumoniae	10〜14日間
		Listeria monocytogenes	3週間
		レンサ球菌, H. influenzae	2週間
化膿性関節炎		S. aureus, 腸内細菌科細菌	3週間
		Neisseria gonorrhoeae	1週間
骨髄炎	(小児, 急性)	レンサ球菌, N. meningitidis, H. influenzae	2週間
	(成人, 急性)	S. aureus, 腸内細菌科細菌	3週間
蜂窩織炎		—	6週間
腎盂腎炎		—	急性炎症が消失してから3日後まで
			(治療薬により) 5〜7日または2〜3週間
前立腺炎		—	2〜4週間

(文献19を参考にして作成)

注:あくまでも標準的な治療期間であり、実際の投与期間は臨床経過で判断する(記載した期間以上の治療を要することも多い).

12,000/μL 以上
S（Specific indication/deep-seated infection）
髄膜炎・関節炎・感染性心内膜炎などの経静脈投与が望ましい特定の感染症でない

を満たしていることを確認したうえで，原因病原体に活性を有し，かつバイオアベイラビリティ（経口投与時と経静脈的投与時の血中濃度の比率）の良好な薬剤を選択する．

抗微生物薬の投与期間について，J-SSCG2016では，『Clinical Question 5-6：抗菌薬はプロカルシトニンを指標に中止してよいか？』において，メタアナリシスで28日死亡率の有意な改善が示されたことから『敗血症において，PCT を利用した抗菌薬の中止を行う』よう弱く推奨している（2B）．この分野は現在非常に多くの研究がなされ，対象とする疾患によっては相反する結果も報告されている[18]．C反応性蛋白（CRP）の測定が敗血症の治療期間の設定に有用とする報告は，開発途上国における新生児敗血症に関するものを除き見つけられなかった．現時点では標準的に定められている日数（**表10**）を基準に，全身状態の改善状況および患者個別の要因（免疫不全，解剖学的異常など）を加味して決定する．

［文献］

1) 西田　修，小倉裕司，井上茂亮 他：日本版敗血症診療ガイドライン2016．日救急医会誌 28(suppl 1)：S1-S232, 2017
2) Fujishima S, Gando S, Saitoh D et al；Japanese Association for Acute Medicine Sepsis Registry（JAAM SR）Study Group：A multicenter, prospective evaluation of quality of care and mortality in Japan based on the Surviving Sepsis Campaign guidelines. J Infect Chemother 20：115-120, 2014
3) Rhodes A, Evans LE, Alhazzani W et al：Surviving Sepsis Campaign：International Guidelines for Management of Sepsis and Septic Shock：2016. Intensive Care Med 43：304-377, 2017
4) IDSA Sepsis Task Force：Infectious Diseases Society of America（IDSA）POSITION STATEMENT：Why IDSA Did Not Endorse the Surviving Sepsis Campaign Guidelines. Clin Infect Dis 66：1631-1635, 2018
5) Viale P, Tedeschi S, Scudeller L et al：Infectious Diseases Team for the Early Management of Severe Sepsis and Septic Shock in the Emergency Department. Clin Infect Dis 65：1253-1259, 2017
6) Kumar A, Roberts D, Wood KE et al：Duration of hypotension before initiation of effective antimicrobial therapy is the critical determinant of survival in human septic shock. Crit Care Med 34：1589-1596, 2006
7) Whiles BB, Deis AS, Simpson SQ：Increased Time to Initial Antimicrobial Administration Is Associated With Progression to Septic Shock in Severe Sepsis Patients. Crit Care Med 45：623-629, 2017
8) 井口光孝：感染症―総論的な観点から―．救急医学 35：666-671, 2011
9) 浅利誠志，満田年宏，細川直登 他：血液培養検査ガイド．日臨微生物誌 23(suppl 1)：1-142, 2013
10) 藤本卓司：グラム染色の意義と限界．日本臨床 65(suppl 2)：159-162, 2007
11) 一般社団法人日本臨床微生物学会 感染症領域新規検査検討委員会，一般社団法人日本感染症学会 感染症遺伝子検査委員会：新しい敗血症診断用検査薬を用いた遺伝子関連検査 Verigene® の実施指針 http://www.jscm.org/m-info/177.pdf（accessed 2018-07-20）
12) 厚生労働省：検査部門 JANIS（一般向け）期報・年報 都道府県別公開情報 https://janis.mhlw.go.jp/report/kensa_prefectures.html（accessed 2018-07-20）
13) Hammond DA, Smith MN, Li C et al：Systematic Review and Meta-Analysis of Acute Kidney Injury Associated with Concomitant Vancomycin and Piperacillin/tazobactam. Clin Infect Dis 64：666-674, 2017
14) Luther MK, Timbrook TT, Caffrey AR et al：Vancomycin Plus Piperacillin-Tazobactam and Acute Kidney Injury in Adults：A Systematic Review and Meta-Analysis. Crit Care Med 46：12-20, 2018

15) 井口光孝：抗菌薬開始後の経過観察．レジデントノート 13：823-830, 2011
16) Niimura T, Zamami Y, Imai T et al：Evaluation of the Benefits of De-Escalation for Patients with Sepsis in the Emergency Intensive Care Unit. J Pharm Pharm Sci 21：54-59, 2018
17) Nottingham Antibiotic Guidelines Committee：Guideline for the intravenous to oral switch of antibiotic therapy
http://mikrobiologie.lf3.cuni.cz/nottces/Full%20Guidelines/iv%20switch%20policyupdate%20dec08_final.pdf（accessed 2018-07-20）
18) Huang DT, Yealy DM, Filbin MR et al；ProACT Investigators：Procalcitonin-Guided Use of Antibiotics for Lower Respiratory Tract Infection. N Engl J Med 379：236-249, 2018
19) Gilbert DN, Chambers HF, Eliopoulos GM et al：The Sanford Guide To Antimicrobial Therapy 2018. 2018（Antimicrobial Therapy, Inc）

特集 エキスパートに学ぶ Sepsis 敗血症バンドル

実践編 ―敗血症の管理ポイント―

敗血症における鎮痛・鎮静

山口大学大学院医学系研究科 救急・総合診療医学講座　鶴田良介（つるだ　りょうすけ）

Key words 敗血症関連脳障害，低活動型せん妄，不穏

point

- ▶ 敗血症の早期診断では，意識変容を見逃さないことが重要である．
- ▶ 敗血症関連脳障害にはせん妄と昏睡がある．
- ▶ せん妄を評価するには適切なツールを使用する．
- ▶ 鎮痛・鎮静薬を使用する前に，適切に痛みと鎮静深度を評価することが重要である．

はじめに

「日本版敗血症診療ガイドライン2016」[1]の「鎮痛・鎮静・せん妄管理」の項目は5つの臨床課題［クリニカルクエスチョン（clinical question：CQ）］から成り，その回答と合わせてすべてJ-PADガイドライン[2]からの引用である．なぜかといえば，「鎮痛・鎮静・せん妄管理」に関する臨床研究を敗血症患者に対象を絞って行ったものは極めて少なく，内科重症患者または内科・術後・外傷のICU入室患者を対象に行われた研究成果から得られたエビデンスを敗血症患者に当てはめて回答しても妥当である，普遍的なものであると判断してそうなっているからである．これは我が国だけでなく，海外でもそのように扱っている[3]．したがって，以降の記載について「敗血症患者の」あるいは「敗血症性」と断らない限り，重症患者一般に対する普遍的な事項である点にご注意願いたい．

敗血症のなかの中枢神経系臓器障害とは？

● 要点：敗血症に関連した脳障害の重症度は臨床アウトカムと関連している．

敗血症とは，感染症によって重篤な臓器障害がひき起こされた状態である[1]．その障害臓器とは必ずしも感染巣に関連した臓器とは限らない．sequential (sepsis-related) organ failure assessment (SOFA) スコア[1]に示されるように，中枢神経系，呼吸器系，循環器系，肝臓，腎臓，凝固系の6つの臓器障害をICUでは検出するようになっている．一方，初療室（ER）では，quick SOFAを用いて，意識変容，22回/min以上の呼吸数，100 mmHg

以下の収縮期血圧のうち2項目以上を認めた場合，敗血症を疑い，臓器障害の検査や早期治療開始のきっかけとするように推奨している[1]．この3項目中，**意識変容が最も問題**で，敗血症定義のオリジナルの論文では，Glasgow Coma Scale（GCS）の13以下を意識変容としている[4]．しかし，Rasuloらがコメントしているように，GCSのカットオフを13以下とする研究[5,6]と14以下とするもの[7]があり，せん妄のような意識レベルが変動する病態を早期に臓器障害としてとらえるかどうかが今後の敗血症診断の鍵を握るとしている[8]．

一般に，中枢神経系に直接感染（病原微生物の侵入）したものではなく，中枢神経系以外の部位の感染症への全身性炎症反応症候群の結果生じたびまん性の脳機能不全を敗血症関連脳障害としている[9]．敗血症関連脳症ともよばれる．また昏睡とせん妄を併せて急性脳障害（acute brain dysfunction）と定義することからこれらの一連をまとめて図示したのが図1である．脳症＝せん妄とする考え方もあるが，ここでは脳症＝脳障害＝せん妄＋昏睡とし，昏睡を急性脳障害の最重症型ととらえる[10]．

フランスの12のICUの前向きの敗血症関連脳障害のコホート研究では，脳障害をGCSで14以下またはせん妄と定義している[11]．敗血症患者（2,647人）のうち，脳障害を53％に認め，そのうちGCS15でせん妄あり

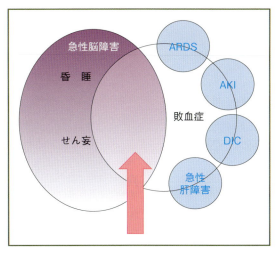

図1 敗血症の定義（感染症によって重篤な臓器障害がひき起こされた状態）
敗血症とARDS，AKIが重なっている部分が敗血症性ARDS，敗血症性AKI，同様に急性脳障害と重なっている部分が敗血症関連脳障害（矢印部分）．この表現型にはせん妄と昏睡がある．

が19％，GCS14～13が23％，GCS12～9が18％，GCS8～3が40％であり，これらの**脳障害の重症度は死亡率と関連**していた．

また，最近，短期に限らず1年を超える長期の死亡率と各臓器障害を詳細に検討した別の研究では，**脳障害があると敗血症生存患者の1年死亡率を6％上昇**させ，脳障害の存在が短期・長期ともに強く死亡に関連していた[12]．ここでも脳障害をGCSのみでなく，看護チャートから不穏，せん妄なども拾い上げていた．

せん妄の評価法

●要点：せん妄の発症はICU患者の臨床的アウトカムと関連しているため適切に診断されるべきである．

せん妄とは，失見当識や短期記憶の障害，注意力の欠如，思考回路の異常などを伴う可逆的な認知過程の障害のことをいう．Richmond Agitation-Sedation Scale（RASS）[13]（表1）で意識レベルを確認し，RASSが−3以上であればせん妄評価ツールを用いてせん妄の有無を調べる．RASSが−5～−4であれば昏睡であり，せん妄ではない．**せん妄のサブタイプ**として，RASSが−3～0であれば，低活動型せん妄，RASSが+1～+4であれば過活

表1 Richmond Agitation-Sedation Scale (RASS)

スコア	用語	説明	
+4	好戦的な	明らかに好戦的な，暴力的な，スタッフに対する差し迫った危険	
+3	非常に興奮した	チューブ類またはカテーテル類を自己抜去；攻撃的な	
+2	興奮した	頻繁な非意図的な運動，人工呼吸器ファイティング	
+1	落ち着きのない	不安で絶えずそわそわしている，しかし動きは攻撃的でも活発でもない	
0	意識清明な 落ち着いている		
−1	傾眠状態	完全に清明ではないが，呼びかけに10秒以上の開眼およびアイ・コンタクトで応答する	呼びかけ刺激
−2	軽い鎮静状態	呼びかけに10秒未満のアイ・コンタクトで応答	呼びかけ刺激
−3	中等度鎮静状態	呼びかけに動きまたは開眼で応答するがアイ・コンタクトなし	呼びかけ刺激
−4	深い鎮静状態	呼びかけに無反応，しかし，身体刺激で動きまたは開眼	身体刺激
−5	昏睡	呼びかけにも身体刺激にも無反応	身体刺激

(文献13より引用)

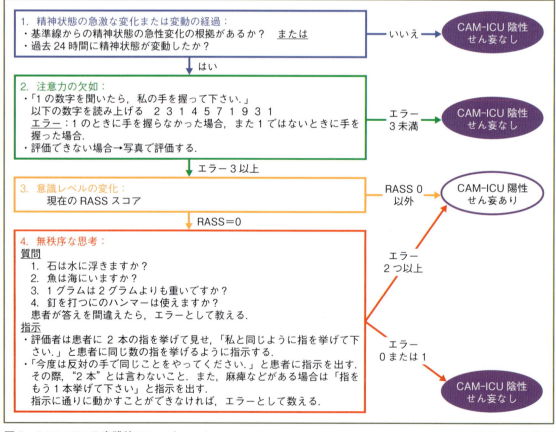

図2 CAM-ICUの実践的フローチャート

(文献14より引用)

動型せん妄という．

　せん妄評価は主観的評価や経験に頼ると過活動型せん妄のみを検出し，過小評価してしまう一方で，気管挿管された病態の不安定なICU患者では，せん妄の評価が困難であった．そこで，このような患者に対し開発されたツールがConfusion Assessment Method for the Intensive Care Unit（CAM-ICU）[14]，またはIntensive Care Delirium Screening Checklist（ICDSC）であり，ガイドラインでもこの2つのツールの使用を推奨している[2]．所見1から所見4まで4つの所見の有無をチェックするが，所見1で基準線という普段の状態，術前状態，前日の状態から全く変化がなければ所見1は陰性となり，せん妄なしと診断する．RASSが0以外であれば自動的に所見3は陽性である．したがって，所見1と所見3が陽性なら実際に患者に接して所見をとるのは所見2だけでよいことになる．所見4の確認の必要はあまりない．所見1＋所見2＋（所見3 or 4）が陽性の場合にせん妄と診断する（図2）．

鎮静深度の評価法

●要点：人工呼吸管理中の成人患者で，「毎日鎮静を中断する」あるいは「浅い鎮静深度を目標とする」プロトコルを実践するために適時かつ適切に鎮静深度を評価する．

　不穏とは，過剰な精神運動興奮によってひき起こされる非合理的な動作のことで，せん妄の一症状ではあるが，せん妄に必ず認められるものではない．不穏の原因には，痛み，せん妄，強度の不安，低酸素血症，低血糖，低血圧などが挙げられ，その鑑別と原因に対する治療が重要である．しかし，これらの対応を行ってもなお解決できない不穏に対しては鎮静薬を使用することになる．その際，鎮静薬使用を必要最小限にする鎮静管理が推奨されている[2]．

　RASSは鎮静中の患者はもちろんのこと鎮静薬を使用していない患者に対しても使用できる．RASSを使った鎮静（意識）レベルの評価法は2段階からなり，まず，患者を刺激することなく，そっと観察する．このとき，0～＋4の範疇にあればこれで評価は終了する．＋1～＋4の状態を不穏という．次に，患者を音声で刺激する．10秒以上のアイ・コンタクトの有無がスコアを分ける鍵になる．最後に，患者の身体を刺激する．不穏とせん妄の関係，低活動型せん妄と過活動型せん妄の関係を図3に示す．

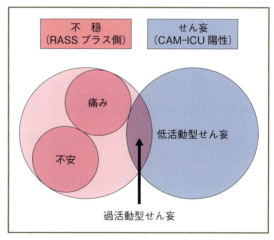

図3　不穏とせん妄の関連図　　（文献15より引用）

痛みの評価法

● 要点：人工呼吸管理中の成人患者では，鎮痛を優先的に行う鎮静法（analgesia-first sedation）を行うために痛みを適切に評価する．

痛みの評価法として，患者が自己申告できる場合には，数値評価スケール（Numeric Rating Scale：NRS）を用いる．0（痛みなし）〜10（最強の痛み）の数字のうち，患者に今の痛みがどの数に値するか指し示してもらう方法である．患者が痛みを自己申告できない場合には，Behavioral Pain Scale（BPS）[16]またはCritical-Care Pain Observation Tool（CPOT）の使用が推奨される[2]．BPSを使用した場合，しかめ面などの表情，上肢の屈曲状態，人工呼吸器との同調性をスコア化し，点数は3〜12の範囲で，点数が大きいほど痛み刺激が大きいことになる（表2）．

表2 Behavioral Pain Scale（BPS）

項目	説明	スコア
表情	穏やかな	1
	一部硬い（例えば，まゆが下がっている）	2
	全く硬い（例えば，まぶたを閉じている）	3
	しかめ面	4
上肢	全く動かない	1
	一部曲げている	2
	指を曲げて完全に曲げている	3
	ずっと引っ込めている	4
呼吸器との同調性	同調している	1
	時に咳嗽，大部分は呼吸器に同調している	2
	呼吸器とファイティング	3
	呼吸器の調節がきかない	4

スコア範囲は3〜12 （文献16より引用）

鎮痛・鎮静プロトコルの例

ICUでの運用のヒントとなる不穏・鎮静のフローチャートを図4に示す．鎮静期間の短期と長期に関しては，明確な基準はないが，48時間未満と予想される場合や頻回の神経学的評価を要する場合がこれに相当すると考えられる．

おわりに

敗血症を早期に診断するために，意識レベルの評価とそのレベルの変化を見逃さないことが重要である．変動する特徴のある急性脳障害にせん妄がある．敗血症関連せん妄をCAM-ICUなどの適切なツールを用いて適時評価する必要がある．せん妄発症には過度の鎮痛・鎮静薬の使用も関連するため鎮痛を優先的に行う鎮静法（analgesia-first sedation）を行い，「毎日鎮静を中断する」あるいは「浅い鎮静深度を目標とする」プロトコルを実践

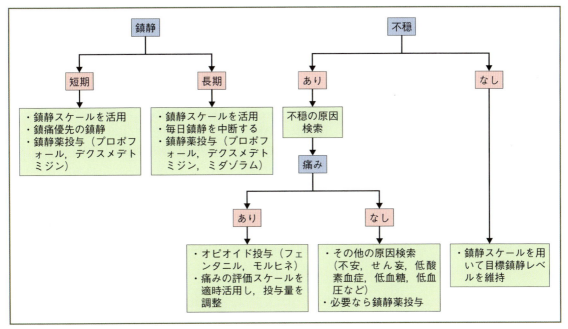

図4 患者の痛み・不穏・鎮静からの治療アプローチ　　　　　　　　　　　　（文献17を参照して作成）

する．そのためにも痛みと鎮静深度の評価を検証されたスケールを用いて適切に行う必要がある．

[文献]
1) 西田　修, 小倉裕司, 井上茂亮 他：日本版敗血症診療ガイドライン 2016. 日集中医誌 24：S1-S232, 2017
2) 日本集中治療医学会 J-PAD ガイドライン作成委員会：日本版・集中治療室における成人重症患者に対する痛み・不穏・せん妄管理のための臨床ガイドライン. 日集中医誌 21：539-579, 2014
3) Rhodes A, Evans LE, Alhazzani W et al：Surviving Sepsis Campaign：International Guidelines for Management of Sepsis and Septic Shock：2016. Intensive Care Med 43：304-377, 2017
4) Seymour CW, Liu VX, Iwashyna TJ et al：Assessment of Clinical Criteria for Sepsis for the Third International Consensus Definitions for Sepsis and Septic Shock（Sepsis-3）. JAMA 315：762-774, 2016
5) Raith EP, Udy AA, Bailey M et al；Australian and New Zealand Intensive Care Society（ANZICS）Centre for Outcomes and Resource Evaluation（CORE）：Prognostic Accuracy of the SOFA Score, SIRS Criteria, and qSOFA Score for In-Hospital Mortality Among Adults With Suspected Infection Admitted to the Intensive Care Unit. JAMA 317：290-300, 2017
6) Freund Y, Lemachatti N, Krastinova E et al；French Society of Emergency Medicine Collaborators Group：Prognostic Accuracy of Sepsis-3 Criteria for In-Hospital Mortality Among Patients With Suspected Infection Presenting to the Emergency Department. JAMA 317：301-308, 2017
7) Williams JM, Greenslade JH, McKenzie JV et al：Systemic Inflammatory Response Syndrome, Quick Sequential Organ Function Assessment, and Organ Dysfunction：Insights From a Prospective Database of ED Patients With Infection. CHEST 151：586-596, 2016
8) Rasulo FA, Bellelli G, Ely EW et al：Are you Ernest Shackleton, the polar explorer? Refining the criteria for delirium and brain dysfunction in sepsis. J Intensive Care 5：23, 2017
9) Iacobone E, Bailly-Salin J, Polito A et al：Sepsis-associated encephalopathy and its differential diagnosis. Crit Care Med 37（10 suppl）：S331-S336, 2009

10) Tsuruta R, Oda Y：A clinical perspective of sepsis-associated delirium. J Intensive Care 4：18, 2016
11) Sonneville R, de Montmollin E, Poujade J et al：Potentially modifiable factors contributing to sepsis-associated encephalopathy. Intensive Care Med 43：1075-1084, 2017
12) Schuler A, Wulf DA, Lu Y et al：The Impact of Acute Organ Dysfunction on Long-Term Survival in Sepsis. Crit Care Med 46：843-849, 2018
13) Sessler CN, Gosnell MS, Grap MJ et al：The Richmond Agitation-Sedation Scale：validity and reliability in adult intensive care unit patients. Am J Respir Crit Care Med 166：1338-1344, 2002
14) 井上茂亮，鶴田良介：ICUにおけるせん妄評価法（CAM-ICU）トレーニング・マニュアル http://www.icudelirium.org/docs/CAM_ICU2014_Japanese_version.pdf（accessed 2018-08-25）
15) 鶴田良介：疼痛・せん妄の評価. 救急・集中治療 21：283-290, 2009
16) Payen JF, Bru O, Bosson JL et al：Assessing pain in critically ill sedated patients by using a behavioral pain scale. Crit Care Med 29：2258-2263, 2001
17) Celis-Rodríguez E, Birchenall Cb, de la Calc MÁ et al；Federación Panamericana e Ibérica de Sociedades de Medicina Crítica y Terapia Intensiva：Clinical practice guidelines for evidence-based management of sedoanalgesia in critically ill adult patients. Med Intensiva 37：519-574, 2013

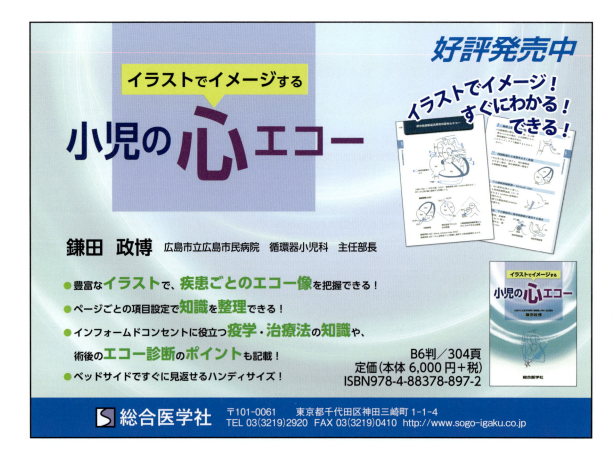

特集 エキスパートに学ぶ Sepsis 敗血症バンドル

実践編 ―敗血症の管理ポイント―

敗血症の初期蘇生

東北大学病院 高度救命救急センター[1], 同 外科病態学講座救急医学分野[2]

藤田基生[1], 宮川乃理子[1], 久志本成樹[1,2]

Key words 敗血症バンドル, 血管作動薬, アンギオテンシンⅡ

point

▶ 敗血症バンドル 2018 では, "Hour-1 bundle" として迅速な蘇生を 1 時間以内に開始することに主眼をおいた内容変更となっており, 敗血症を疑う患者に対する早期治療開始の重要性を強調するものである.

はじめに

敗血症の初期蘇生とはまさに「Surviving Sepsis Campaign Bundle」(SSC バンドル) を軸とする治療である.

SSC バンドルは, Surviving Sepsis Campaign によるエビデンスに基づくガイドライン (SSCG) を実践する立場から, ガイドラインの推奨に基づくものであるものの, その公表とは異なる時期に診療エッセンスの"束"として改訂されてきた[1,2]. SSCG2012 に準じて作成されたバンドルでは敗血症の診断から3 時間以内に達成すべき 4 項目と 6 時間以内に達成すべき 3 項目という構成であった (**表 1**). すなわち敗血症と診断する, または疑われたならば, 3 時間以内に, ①血液培養の検体採取を行い, ②広域抗菌薬の全身投与をし, ③乳酸値を参考にしながら, ④低血圧や高乳酸血症 (>4 mmol/L) を伴うに対し, 30 mL/kg の急速等張晶質輸液負荷を開始する. 6 時間以内に達成すべき目標は, 初期輸液蘇生に反応しない低血圧に対して, ①平均

表 1 Surviving Sepsis Campaign Bundle of Care (2012)

3 時間バンドル
・血液培養検体の採取
・乳酸値測定
・広域抗菌薬の投与
・急速輸液の開始 (30 mL/kg の等張液)

6 時間バンドル
・平均動脈圧 65 mmHg 以上を維持できない低血圧の病態に対する血管作動薬の使用の開始
・CVP あるいは $ScvO_2$ の測定
・乳酸値の再測定

(文献 1 を参照して作成)

血圧(mean arterial pressure:MAP)65mmHg以上を維持できるように昇圧薬を投与し，②十分な輸液投与後にも血圧低下が持続，または初期乳酸値4mmol/L以上のときは血液容量，組織灌流を再評価する，④初期乳酸値が上昇していれば再測定することであった[3]．

この度SSC Bundle2018はSSCG2016への改訂を踏まえ，これまでの3/6時間バンドルの考え方から大きく舵をとり，迅速な蘇生を1時間以内に開始することを大きな軸として'Hour-1 bundle'と表現されている[4]．もちろん蘇生の完了には1時間以上かかることが予想されるところであるが，何より目標達成のための治療は早く行うということを強調する意味が'Hour-1 bundle'に込められており，示されたエビデンスを一段と臨床に反映させたものともいえる．

一方でこの改訂は，SSCG2016においていわゆるearly goal-directed therapy(EGDT)についての推奨度が下がったことを反映したものであることは認識しておく必要がある．

EGDTは，敗血症の病態における組織酸素供給をコンセプトとして，早期からの積極的な初期輸液を中心静脈圧(central venous pressure:CVP)や上大静脈血酸素飽和度(ScvO₂)，乳酸値測定を指標として管理を行うものである．SSCGの主軸となってきたものであったが，単施設非盲検試験デザインによる報告を根拠にしていた[5]．2014〜2016年にEGDTの効果を検証したARISE, ProCESS, ProMISeの3つの大規模なRCTが行われ，EGDT実践のための特別なモニタリングと目標設定の遵守は，現在の標準的治療に対し90日死亡率，28日死亡率，ICU滞在期間において有意な改善を認めなかった[6〜8]．一方でこの結果は，これまでのSSCGにおけるEGDTの推奨により敗血症の初期治療が進化したことを表すともいえるものである．無作為化されて2群に割り付ける前に抗菌薬投与や輸液，血管作動薬の使用が勧められているものもあり，結果としての死亡率もEGDTを初めて提唱した2001年のRiversらの報告[5]に比べ著明に低下した中での比較となっている．前述の3つの大規模RCTの結果を踏まえ，EGDTは蘇生の指標として推奨されていない．

'Hour-1 bundle'

● 要点：1) 敗血症を疑ったら迅速な蘇生を1時間以内に開始する．
　　　　2) early-goal-directed therapy(EGDT)にかわるものとして認識する．

SSCバンドル2018の具体的な項目(表2)とともに関連事項を概説する．

1. 乳酸値測定

血清乳酸値上昇は組織灌流の直接的な尺度ではないが，敗血症性ショックの臨床的診断基準の一つである．血清乳酸値と敗血症の転

表2　Hour-1 Surviving Sepsis Campaign Bundle of Care

・乳酸値の測定．初回検査時2mmol/Lを超える際は再検
・抗菌薬投与に先立つ血液培養検体の採取
・広域抗菌薬の投与
・低血圧や乳酸値4mmol/Lを超える組織灌流不全に対する急速輸液の開始(30mL/kgの晶質液)
・輸液蘇生中，蘇生後に平均動脈圧65mmHg以上を維持できない低血圧の病態に対する血管作動薬の使用の開始

(文献4を参照して作成)

帰は相関があり，生存患者では 6 時間の乳酸クリアランスが高いことが報告されている．乳酸値の経時的評価を用いずに初期蘇生を行うことを対照とする RCT がないためエキスパートコンセンサスとなるが，初期の乳酸値が 2 mmol/L 以上の症例では蘇生の評価として 2～4 時間後に乳酸値を再評価することも重要となる．

■ 2. 抗菌薬投与に先立ち血液培養検体を採取する

原因となる病原体の同定を最適化するため，必ず抗菌薬投与前に好気性および嫌気性ボトルを含む少なくとも 2 セット採取する．ただし抗菌薬投与を血液培養の未採取を理由に遅らせるべきではない．

■ 3. 広域スペクトラムの抗菌薬を投与する

原因となり得る病原体をカバーしうる広域抗菌薬を 1 剤以上迅速に静脈内投与する．病原体の同定や薬剤感受性の結果が出たら迅速に狭域の抗菌薬に切り替える．

■ 4. 早期からの効果的な輸液蘇生

敗血症による組織低灌流や敗血症性ショックへのまず行うべき治療として欠かせない．低血圧と乳酸値の上昇を認めた直後から蘇生を開始し 3 時間以内には完了していることが望ましい．

低血圧または 4 mmol/L 以上の血清乳酸値上昇に対し可能であれば血管内容量減少を評価した後に 30 mL/kg の晶質液の点滴を開始する．

■ 5. カテコラミンの使用

敗血症では生体防御反応として放出される種々のメディエーターにより初期には末梢血管拡張や血管透過性亢進に伴う相対的循環血液量減少が起こる．重要臓器への適切な灌流圧の緊急の回復は蘇生の重要な要素であり，輸液により血圧が回復しない場合に平均動脈圧（MAP）が 65 mmHg 以上に達するように昇圧薬を早期に投与開始する必要があることが複数の文献により推奨される[1,9]．初期輸液に反応しない敗血症性ショックに対し，第一選択薬としてノルアドレナリンが推奨される．また十分な輸液とノルアドレナリン投与を行っても循環動態の維持が困難な敗血症性ショックにアドレナリンもしくはバソプレシンを使用することについてはエキスパートコンセンサスとして推奨されている．

以上が SSC バンドル 2018 の具体的項目に対する概説である．以降，その他の血管作動薬につき，関連事項や今後の治療薬となる可能性のある事項につき概説する．

敗血症により心機能が低下する sepsis-induced myocardial dysfunction（SIMD）の病態に対しては基礎疾患としての心不全や不整脈なども考慮した個別の評価・対応が必要である．アドレナリン作動性 β_1 受容体を介した細胞内情報伝達障害によりドブタミンが心機能を改善しにくいことが報告されており，日本版敗血症診療ガイドラインではホスホジエステラーゼⅢ阻害薬やカルシウム感受性増強薬の併用を推奨している．敗血症性ショックに対する β ブロッカーのエビデンスレベルはまだまだ低いといわざるを得ない．

SSC バンドル 2018 からは外れるが，敗血症性ショックに対するアンギオテンシンⅡの使用の可能性につき概説しておく[10]．

ATHOS-3 trial とよばれる RCT が報告されている．18 歳以上の血液分布異常性ショックで，血管内容量負荷に加えてノルアドレナリン 0.2 μg/kg/min もしくはそれに値する昇圧薬を使用しても血圧上昇が不十分な 344 例を対象とし，アンギオテンシンⅡ持続投与群もしくは placebo 群に割付け，投与開始後 3 時間における血圧上昇効果を比較した．アンギオテンシンⅡは 20 ng/kg/min の速度で開始し，MAP 75 mmHg 以上となるように最

初の3時間で投与量を調節する．最大投与量は200 ng/kg/minとし，基本的には併用カテコラミン投与量は増量しないが，患者が危険な状態となる場合は併用カテコラミンを増量した．

薬剤投与開始後におけるMAP 10 mmHg以上の上昇もしくはMAP≧75 mmHg達成をアウトカムとしているが，3時間後の血圧上昇は有意にアンギオテンシンⅡ群で良好となり，ノルアドレナリン投与量も減量可能で

あった．しかし，2群間の死亡リスクに有意差を認めなかった．アンギオテンシンⅡ群での初期の平均動脈圧上昇にアウトカムを上回る結果が得られ，適切な投与量調整にさらなる工夫が必要であるものの，敗血症性ショックの治療における血管作動薬として新たにアンギオテンシンⅡが認識されていく可能性を示唆する結果となった．急性腎障害合併例に対しては，生存率改善の可能性も示唆されている[11]．

おわりに

敗血症の初期蘇生におけるバンドルの改訂と新たな血管作動薬の可能性につき概説した．今後も数々の大規模RCTなどにより，初期蘇生も変化を続けていく可能性があるが，こと'Hour-1 bundle'に関しては今後大きくぶれることのない概念といえる改訂なのではないだろうか．

[文献]

1) Damiani E, Donati A, Serafini G et al：Effect of performance improvement programs on compliance with sepsis bundles and mortality：a systematic review and meta-analysis of observational studies. PLoS One 10：e0125827, 2015
2) Rhodes A, Phillips G, Beale R et al：The Surviving Sepsis Campaign bundles and outcome：results from the International Multicentre Prevalence Study on Sepsis（the IMPreSS study）. Intensive Care Med 41：1620-1628, 2015
3) Casserly B, Phillips GS, Schorr C et al：Lactate measurements in sepsis-induced tissue hypoperfusion：results from the Surviving Sepsis Campaign database. Crit Care Med 43：567-573, 2015
4) Levy MM, Evans LE, Rhodes A：The Surviving Sepsis Campaign Bundle：2018 update. Intensive Care Med 46：997-1000, 2018
5) Rivers E, Nguyen B, Havstad S et al；Early Goal-Directed Therapy Collaborative Group：Early goal-directed therapy in the treatment of severe sepsis and septic shock. N Engl J Med 345：1368-1377, 2001
6) Mouncey PR, Osborn TM, Power GS et al；ProMISe Trial Investigators：Trial of early, goal-directed resuscitation for septic shock. N Engl J Med 372：1301-1311, 2015
7) Yealy DM, Kellum JA, Huang DT et al；ProCESS Investigators：A randomized trial of protocol-based care for early septic shock. N Engl J Med 370：1683-1693, 2014
8) Peake SL, Delaney A, Bailey M et al；ARISE Investigators；ANZICS Clinical Trials Group：Goal-directed resuscitation for patients with early septic shock. N Engl J Med 371：1496-1506, 2014
9) Seymour CW, Gesten F, Prescott HC et al：Time to Treatment and Mortality during Mandated Emergency Care for Sepsis. N Engl J Med 376：2235-2244, 2017
10) Khanna A, English SW, Wang XS et al；ATHOS-3 Investigators：Angiotensin II for the Treatment of Vasodilatory Shock. N Engl J Med 377：419-430, 2017
11) Tumlin JA, Murugan R, Deane AM et al；Angiotensin II for the Treatment of High-Output Shock 3（ATHOS-3）Investigators：Outcomes in Patients with Vasodilatory Shock and Renal Replacement Therapy Treated with Intravenous Angiotensin II. Crit Care Med 46：949-957, 2018

特集　エキスパートに学ぶ Sepsis 敗血症バンドル

実践編―敗血症の管理ポイント―

敗血症における呼吸管理

大阪大学大学院医学系研究科　生体統御医学講座　麻酔・集中治療医学教室　**貫和亮太，藤野裕士**

Key words　ARDS, VALI, 肺保護換気, 腹臥位, 筋弛緩薬, ECMO, ECCO₂R

point

▶ 敗血症は急性呼吸窮迫症候群（acute respiratory distress syndrome：ARDS）の主要原因であり，ARDSの本態は炎症による肺傷害である．

▶ ARDSの治療戦略は原因に対する治療と人工呼吸などの支持療法である．

▶ 新たな肺傷害をきたさないように管理することが重要であり，必要に応じて補助療法を検討する．

はじめに：敗血症とARDS

● 要点：1）敗血症はARDSの主要原因である．
　　　　2）ARDSは急性のびまん性非静水圧性肺水腫であり，その本態は炎症による肺傷害である．
　　　　3）ARDSの最新診断基準はBerlin定義である．

敗血症はARDSの主要原因である．本稿ではARDSに的を絞って診断，病態生理，治療戦略を概説する．

ARDSが初めて報告されてから半世紀が経過した[1]．ARDSは肺の直接傷害（肺炎，誤嚥）や間接傷害（敗血症，膵炎，外傷）を契

表1　Berlin定義

発症時期	明らかな誘因，または呼吸器症状（急性・増悪）から1週間以内		
胸部画像	両側性陰影 （胸水，無気肺，結節のみでは説明できないもの）		
肺水腫の原因	心不全や輸液過剰ではすべてを説明できない呼吸不全 （可能なら，静水圧性肺水腫除外に心エコーなどで客観的評価を要する）		
酸素化能に基づく重症度分類	軽症	中等症	重症
	$200 < PaO_2/FiO_2 \leq 300\,mmHg$ （PEEP≧5 cmH₂O）	$100 < PaO_2/FiO_2 \leq 200\,mmHg$ （PEEP≧5 cmH₂O）	$PaO_2/FiO_2 \leq 100\,mmHg$ （PEEP≧5 cmH₂O）

（文献4より引用）

機として発症する急性のびまん性非静水圧性肺水腫であり，その本態は炎症による肺傷害である．肺胞毛細血管の透過性亢進から換気される肺胞容積の減少を招き，臨床的には低酸素血症，両側浸潤影，コンプライアンス低下がみられる[2]．全世界ではICU患者の10%がARDSであり，年間300万人が罹患，人工呼吸患者の23%にあたる．死亡率は35〜46%とされる[3]．診断は2012年に提案されたBerlin定義に則りなされる[4]（表1）．

病態生理，敗血症におけるARDSの発症機序[5]

●要点：1) ARDSの病期は滲出期，増殖期，線維化期に分けられる．
　　　　2) 増殖期は治癒過程となる．

ARDSの病期は滲出期，増殖期，線維化期に分けられる．

滲出期には，侵襲に対する免疫細胞の応答とその活性化により肺胞傷害が生じ，血管内皮，肺胞上皮のバリア機能が低下することにより血管透過性が亢進，結果として肺胞，間質に蛋白質に富んだ浮腫が生じる．敗血症，肺炎などの侵襲に対して，まず肺胞マクロファージがパターン認識受容体（pattern recognition receptors：PRRs）を介し，傷害物質である病原体関連分子パターン（pathogen-associated molecular patterns：PAMPS），ダメージ関連分子パターン（damage-associated molecular pattern：DAMPS）を認識し活性化マクロファージへと変化する．そして各種炎症性サイトカイン，ケモカインを放出し，他の免疫細胞を集積・活性化させる．活性化した免疫細胞はさらなる傷害性のメディエーターを放出し，肺胞傷害を進展させる．

続く増殖期で修復過程が始まる．線維芽細胞が増殖，気道前駆細胞とⅡ型肺胞上皮細胞も増殖しⅠ型肺胞上皮細胞への分化が進む．ひとたび肺胞上皮細胞のバリア機能が回復すれば，肺胞浮腫は再吸収され，恒常性が維持されるようになる．

肺傷害が高度で増殖期における修復が不十分だった場合，間質と肺胞内の線維化が進み線維化期となる（図1）．

治療戦略

●要点：1) ARDSの治療戦略は原因に対する治療と人工呼吸などの支持療法である．
　　　　2) 陽圧人工呼吸による新たな肺傷害をきたさないように管理し，重症度に応じて補助療法を検討する．
　　　　3) ARDS治療に有効な薬物療法は存在しない．

ARDSの治療戦略は，ARDSの原因となる疾患の治療と人工呼吸管理をはじめとする支持療法であり，敗血症においては早期の蘇生，適切な抗菌薬，感染源コントロールが基本となる．病態生理の項で述べたとおり，ARDSには治癒過程が存在するため，回復するまで，いかに新たな肺傷害をきたさないようにするかがポイントとなる．人工呼吸管理は後述する肺保護換気を基本とするが，重症度に応じてより侵襲的な補助療法を検討する[6]（図2）．

1. 人工呼吸管理

ARDSによる呼吸不全が進行すると人工呼吸管理が必要となるが，人工呼吸は人工呼吸関連肺傷害（ventilator-associated lung injury：VALI）の原因となりうる．VALIが生じる原因としては肺胞過伸展によるもの（barotrau-

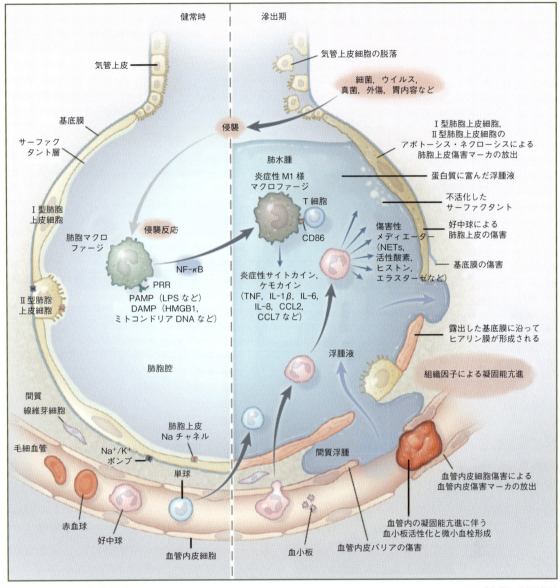

図1 ARDSの病態生理　　　　　　　　　　　　　　　　　　　　　　　　　　　　　　（文献5より引用）

maあるいはvolutraumaとよぶ）と肺胞の虚脱・再開放の繰返しに伴うずり応力によるもの（atelectrauma）に大きく分かれる．また，VALIの際に発生する炎症に注目してbiotraumaという概念もある．これらの原因を最小限にする人工呼吸管理が必要である[7]．そのためには肺胞過伸展の防止，虚脱の防止が戦略となり，前者は肺保護換気，後者は呼気終末陽圧（positive-end expiratory pressure：PEEP）やリクルートメント手技などのオープンラング戦略となる．

(1) 肺保護換気

低容量換気はARDSの治療で明らかな予後改善が証明された唯一の治療法で，一回換気量とプラトー圧を制限することでVALIを予防し，肺保護換気とよばれる．2000年のARMA試験は一回換気量を6 mL/kg（予想体重），プラトー圧を30 cmH$_2$O以下とする肺

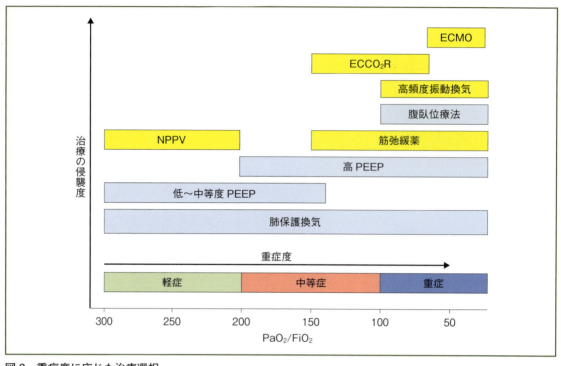

図2 重症度に応じた治療選択
　　黄色はエキスパートオピニオンレベルの治療（2012年当時） （文献6より引用）

保護換気群と，一回換気量を12mL/kg（予測体重），プラトー圧を50cmH$_2$O以下とする従来換気群を比較した無作為化比較試験（randomized control trial：RCT）であり，肺保護換気群で9％の死亡率低下を実現した[8]．このことからガイドライン上も一回換気量，プラトー圧を制限する低容量換気が推奨されている[9]．しかし，ARDS患者では換気できる肺容積が減少しており重症度によっては6mL/kg（予想体重）の一回換気量でも局所的過膨張をひき起こす危険性があるため，近年ではARDS患者において安全な一回換気量，気道内圧の絶対値は存在しないといわれている[5,10]．2015年に報告されたARDSを対象とした，9つの臨床研究のデータの再解析をした研究では一回換気量やプラトー圧と比べて肺の換気可能な容量と相関するdriving pressure（プラトー圧－PEEP＝一回換気量/コンプライアンス）が予後と関係していた[11]．一回換気量の決定にdriving pressureの制御が有効である可能性もあるが，予後が悪い症例において肺傷害が高度でコンプライアンスが低く，driving pressureが上昇傾向を示しただけである可能性もある．driving pressureの制御により予後が改善するかどうかは不明であり今後の研究が待たれる．

（2）オープンラング戦略

虚脱肺胞は肺内シャントとなり，肺血流換気不一致から低酸素血症の原因となる．また，前述のとおり肺胞の虚脱と再開通の繰返しはatelectraumaの原因となる危険性がある．PEEPにより虚脱肺胞の含気が回復するとともに，呼気時の虚脱を防止でき，シャント解消により酸素化の改善が期待される．リクルートメント手技は一時的に高い気道内圧をかけ，肺胞・末梢気道の再開放を図る手技である[10]．PEEPとリクルートメント手技を

表2 PEEP表

FiO_2	0.3	0.4	0.5	0.6	0.7	0.8	0.9	1.0
低PEEP	5	5〜8	8〜10	10	10〜14	14	14〜18	18〜24
高PEEP	12〜14	14〜16	16〜20	20	20	20〜22	22	22〜24

(文献12を参照して作成)

併せてオープンラング戦略とよばれる．同戦略でatelectraumaの予防が期待される一方，高いPEEPやリクルートメント手技は静脈灌流阻害から循環不全の原因となったりbarotraumaをひき起こしたりする危険性がある．

PEEPの決定法はARDSネットワークが定めたPEEP-FiO_2表（**表2**）に則るもの[12]，食道内圧から呼気経肺圧を推定し決定するもの[13]，コンプライアンスが最も高くなるよう決定するもの[14]などがあり，いくつかの臨床試験で検討されている．高PEEP，低PEEPの2群に分けて検討されたメタ解析では死亡率の有意差はなかったが，サブ解析で中等症〜重症のARDS症例では高PEEPで生存率の改善がみられた[15]．このことから，高PEEPは中等症以上のARDSで有用である可能性はあるがルーチンで行うほど決定的なものではない．

2017年にオープンラング戦略に一石を投じるRCTが発表された．ART試験では中等症〜重症ARDS患者に対し，リクルートメント手技後にコンプライアンスが最も高くなるようにPEEPを調整するリクルートメント群とPEEP-FiO_2表の低PEEPで管理する低PEEP群が比較され，前者で有意に28日死亡率が上昇した[16]．リクルートメント群では結果的に低PEEP群より高いPEEPで維持されており，またコンプライアンスが高くなるようにPEEPが設定されたため前述のdriving pressureも低かった．予後が悪化した真の原因は不明だが，少なくともリクルートメント手技のルーチンの使用は推奨されない．

PEEPの決定法も現時点では明確なエビデンスを持つものはないので，病態やガス交換を考慮しつつ副作用を起こさないレベルのPEEPを用いるのが妥当だろう．

2. 他の呼吸管理

(1) 非侵襲的陽圧換気（non-invasive positive pressure ventilation：NPPV）

ARDS患者におけるNPPVのエビデンスは十分ではない．2017年に報告された観察研究では，ARDS患者におけるNPPVの使用が調査され，軽症だと22.2％，中等症だと42.3％，重症だと47.1％で気管挿管へ移行した[17]．NPPV治療が成功した患者と失敗した患者の院内死亡率はそれぞれ16.1％と45.4％であり，NPPVによる治療失敗で患者に不利益が生じる可能性がある．また，傾向スコアでマッチさせると$PaO_2/FiO_2<150\,mmHg$の中等症から重症ARDSではNPPVによる治療はICU死亡率の上昇と関連が示された．一方，軽症患者においては8割近くが治療成功しており，初期の軽症ARDS患者ではNPPV治療が有効である可能性がある．2012年に報告された小規模なRCTにおいても，ARDSに対する早期からのNPPV装着は有意に気管挿管への移行を減少させることが示された[18]．現時点ではARDSに対するNPPV治療の有効性を示す明確な根拠はなく，より大規模なRCTが求められる．日本のガイドラインでは成人ARDS患者の初期の呼吸管理の一つの選択肢としてNPPVが提案されている[9]．

(2) 高流量酸素療法（high flow nasal cannula oxygen therapy：HFNC）

HFNCは高流量で加温加湿された酸素を供

給するシステムである．高流量の酸素供給は上気道に低レベルのPEEP効果を生み出すとともに，咽頭の解剖学的死腔をウォッシュアウトすることにより呼気二酸化炭素の再吸入を防ぐ．また加温加湿された酸素は気道クリアランスを維持し，PEEP効果と併せて無気肺を抑制，結果としてHFNCは呼吸仕事量を減少させる効果が期待されている[19]．

HFNCのARDS患者を対象としたRCTは存在せず，ARDS患者に対するエビデンスはNPPVより限られている．観察研究ではHFNCを使用したARDS患者のうち，40%で人工呼吸への移行を要した．NPPVと同様，重症度は治療の失敗と関連していた[20]．ARDS患者対象ではないが，2015年のFLORALI試験はICUにおける高二酸化炭素血症を伴わない急性呼吸不全患者（$PaO_2/FiO_2<300mmHg$）を対象としたRCTで，HFNC群，標準酸素投与群，NPPV群で比較された[21]．主要評価項目である挿管率に有意差はなかったが，post hoc解析では$PaO_2/FiO_2<200mmHg$だとHFNC群で有意に挿管率が低下した．また，二次評価項目ではHFNC群で有意に人工呼吸装着日数，90日死亡率が低かった．割り付けられた患者の75〜85%で両側浸潤影がみられたことからARDSに近い患者群とも考えられるが，割り付け時にPEEPをかけておらずBerlin定義上はARDSとはいえない．この結果をARDS患者に適用することはできないが，軽症のARDS患者においてHFNCが有効である可能性もあり今後の研究が期待される．

3．輸液管理

ARDSは血管透過性亢進に伴う肺水腫であり，適切な輸液管理が重要となる．ARDSの輸液戦略に関する研究として2006年のFACTT試験がある[22]．この試験はARDS患者1,000人を対象としたRCTであり，中心静脈圧（central venous pressure：CVP）<4mmHgあるいは肺動脈楔入圧（pulmonary capillary wedge pressure：PCWP）<8mmHgを目標に輸液制限と利尿薬投与を行う制限的輸液群とCVP 10〜14mmHgあるいはPCWP 14〜18mmHgを目標に輸液管理を行う積極的輸液群が比較された．7日間の水分バランスは制限的輸液群で有意に少なかった．主要評価項目である60日死亡率では有意差はみられなかったが，人工呼吸期間，ICU滞在日数を短縮させることが示された．この試験において制限的輸液群では盲目的に輸液制限，利尿薬投与が行われたわけではない．ショックや組織低灌流の所見がみられた場合，いずれの群でも輸液負荷投与が行われており，制限的輸液群での利尿薬投与はショック離脱後12時間後からに限定されている．さらにICU入室後41〜43時間で患者が割り付けられており，その時点での患者背景からは大部分の患者が十分に輸液され循環動態が安定していたものと考えられる．水分バランスは制限的輸液群で割り付け前と初日はプラスだったが，以降はマイナスとなっていた．このことから制限的輸液群は循環動態の安定後に，輸液制限と利尿薬投与でマイナスバランスとした群であることが示唆される．また，2009年に報告された敗血症性ショックとARDSを合併した212人を対象とした後ろ向き研究では，早期の適切な輸液蘇生と発症後7日以内に2日連続マイナスバランスのいずれも達成すると最も転帰が良好であった[23]．これらのことからARDS患者において，循環動態が不安定な急性期は適切な蘇生輸液を行い，いったん循環動態が安定すれば積極的な除水を図っていくことが重要と考えられる．

4．補助療法

（1）腹臥位

脊椎動物は人間を除いてほとんどが腹臥位で生息している．生物進化の歴史を踏まえる

と腹臥位の方が呼吸循環にとって有利である可能性がある．

ARDSでは背側に浸潤影ができるため，換気血流不一致による低酸素血症や，より拡張しやすい前胸部でVALIが生じやすい．腹臥位で管理することにより背側の浸潤影が分散し，心臓などの縦隔構造物による圧迫がなくなることで均一な肺拡張が可能となる．結果として，シャントが減り，酸素化が改善する．また，陽圧人工呼吸による機械的ストレスも分散され，VALIが生じにくくなる[24]．腹臥位の有効性を検討したPROSEVA試験では，$PaO_2/FiO_2<150\,mmHg$の中等症〜重症ARDS患者に対し，1回16時間以上の腹臥位で管理した群で生存率の改善を示した[25]．この試験は長年腹臥位療法に習熟してきた施設で行われており，ガイドライン上は十分な腹臥位管理の経験がある施設ではその使用を考慮してもよいとなっている[9]．

(2) 筋弛緩薬

重度のARDS患者では，自発呼吸が共存する状態での補助換気はVALIのリスクとなる．肺傷害患者で強い吸気努力を示す患者では，一回換気量や気道内圧と相関しない経肺圧の上昇を起こすことがある[26]．また，状況によっては逆トリガー（人工呼吸器による換気によりトリガーされる横隔膜の収縮）やpendelluft現象（一回換気量に反映されない肺局所の容量変化）がVALIを増悪する危険性がある[27]．筋弛緩薬はそれらの自発呼吸による有害事象をなくし，人工呼吸器の同調性を高め，酸素化の改善につながる可能性がある．

筋弛緩薬の有効性を検討したACURASYS試験では，発症48時間未満の中等症〜重症ARDS患者（$PaO_2/FiO_2<150\,mmHg$）に対して48時間筋弛緩薬のcisatracuriumを投与し生存率の改善を示した[28]．

我が国ではcisatracuriumは使用できず，投与可能なロクロニウムやベクロニウムはステロイド環を有しているためICU-acquired weakness（ICU-AW）を強くひき起こす危険性が指摘されている．2018年のcisatracuriumとベクロニウムの傾向スコアマッチング試験では，傾向スコアでマッチした3,802人が比較され，死亡率，入院日数に差はなかったが，cisatracurium群で有意に人工呼吸離装着日数，ICU滞在日数が短かった[29]．

ACURASYS試験の結果をそのままロクロニウムなどに適用はできないが，ガイドライン上は人工呼吸時に限定的に筋弛緩薬の使用を提案するとしており[9]，使用の是非は施設ごとの判断となるだろう．

(3) 体外式膜型人工肺（extra corporeal membrane oxygenation：ECMO）

ECMOは体外循環で人工肺により血液の酸素化と二酸化炭素除去を行う．最重症のARDS患者（$PaO_2/FiO_2<60\,mmHg$）において適切な支持療法を行っても，酸素化が改善しない患者に対してガス交換を維持するため用いられる．古くから人工心肺の回路を使用して試みられてきたが出血などの合併症のため治療成績が思わしくなかった[30]．近年，装置，回路，人工肺の技術的進歩により大きな合併症を起こすことなく長期管理を行うことができるようになり，臨床的有効性が示されるようになってきた．ECMOは酸素化した血液を動脈に送血するか静脈に送血するかで2とおりに分かれる．動脈送血は循環補助効果も期待できるが合併症の危険が高い．静脈送血は酸素化に対する効果は限定的であるが合併症が少なく長期管理に向いている．呼吸管理を目的とする場合は静脈送血を選択するのが一般的である．ECMOに関する最近のRCTは2つある．2009年のCESAR試験では重症ARDS患者をECMOセンターに転送するECMO群で生存率改善が示された[31]．しかし，この研究ではECMO群の75％にしかECMOは適応されず，また対象群の70％にしか肺保護管理が徹底されてい

なかったため，結果がECMOによりもたらされたものかはっきりしなかった．2018年のEOLIA試験では重症ARDSに対する早期ECMO導入（$PaO_2/FiO_2<50\,mmHg$ 未満が3時間以上，$PaO_2/FiO_2<80\,mmHg$ が6時間以上，$pH<7.25$ で $PaCO_2>60\,mmHg$ が6時間以上のいずれか）が検討されたが，無益性により早期中止となった[32]．対照群の28%がレスキュー目的にECMO群へクロスオーバーとなり，そのうち57%が死亡した．主要評価項目である60日死亡率はECMO群35%，対照群46%（$p=0.09$）で有意差はなかった．二次評価項目として治療失敗（ECMO群では死亡，対照群では死亡＋ECMOへのクロスオーバー）で評価しなおすと，ECMO群で有意に相対リスクが低かった．また，ECMO群で有意に出血リスクが高かったが，人工呼吸管理，腎代替療法を要する期間は有意に短かった．クロスオーバーがあったことや二次評価項目の結果からはECMOのメリットを否定するものではないと思われるが，現時点では重症ARDSにおける早期ECMO導入を積極的に支持するエビデンスは十分ではなく施設ごとの判断にゆだねられる．

　高二酸化炭素血症による呼吸性アシドーシスは強力な自発呼吸のトリガーとなり前述したようにVALIの原因となる．二酸化炭素の拡散能は酸素の約20倍であり，人工呼吸器での酸素化が担保されている場合，通常のECMOよりも少ない血液流量で二酸化炭素の除去が可能となる[33]．結果として人工呼吸によって肺から排出しなければならない二酸化炭素量は減少し，前述した肺保護換気よりも圧，容量を制限した超肺保護換気（ultra protective ventilation）が可能となる．これに関しては小規模なRCTがあり，低流量ECMOに加え一回換気量 $3\,mL/kg$（予測体重）で管理する群と肺保護換気群が比較され人工呼吸離脱率に有意差はなかったが，post hoc解析でより重症（$PaO_2/FiO_2<150\,mmHg$）な患者群では低流量ECMO群で人工呼吸装着日数が低かった[34]．二酸化炭素除去を主眼とした低流量ECMOはブラッドアクセスや回路・人工肺を小型化することで，さらにECMOによる合併症が減少する効果が期待できる．現在，SUPERNOVA試験とREST試験の2つのRCTが行われており結果が待たれる．

5. 薬物療法

　現時点では明確なエビデンスを持った薬物療法は存在しない[35]．ARDSは生体侵襲であり，生体侵襲時には炎症性サイトカイン，抗炎症性サイトカインをはじめさまざまな因子が同時多発的に発現しており"genomic storm"とも表現されている[36]．そのような多くの因子が病態にかかわっているARDSにおいて，ある一つの側面のみに対する治療は効果が乏しいのかもしれない．

　ARDSに対する全身ステロイド投与は古くからさまざまな研究で取り上げられたが明らかな有効性は示せていない．ガイドラインでは，いくつかの観察研究と小規模なRCTの結果から発症2週間以内のARDS症例に対してステロイドの少量投与（メチルプレドニゾロン $1\sim2\,mg/kg/$日）の使用を考慮してもよいとしている[9]．

ARDS治療の今後

●要点：ARDS患者のサブグループ同定によるプレシジョン・メディシンが期待される．

　ARDSに関してこれまで数多くの臨床試験が実施されてきたが多くが否定的な結果であった．また，有効な結果を示せたのは人工呼吸管理等の支持療法のみで薬物療法は有効

性を見いだせていない[35]．多くの臨床試験が結果を残せなかった原因の一つにARDSの多因子性が指摘されている[37]．ARDSは症候群であり，ARDSと診断される患者にはさまざまなリスク因子，背景となる合併症，既往が存在し，発症に影響しているため，治療反応性は一様ではない．そこで，最近ARDSにおいてもプレシジョン・メディシン（精密医療）の考え方が求められるようになってきている．プレシジョン・メディシンは2015年に当時のオバマ大統領による一般教書演説で国家戦略として取り上げられた概念で，患者の個人差を考慮し，患者ごとの最適な予防や治療を目指すものである．近年の生命科学分野のデータサイエンスの急速な進歩（次世代シークエンサー解析，ゲノムデータベース，マルチオミクス解析，バイオインフォマティクス，人工知能など）を背景に患者個人の医療情報を活用し，患者のサブグループ分類とそれらに対する治療法の確立に焦点をあてている[38]．特に心血管疾患や気管支喘息では一定の成果をあげている[37]．

　ARDSにおいてもサブグループの同定が試みられている．過去に行われたARDSのRCTデータの解析によりARDS患者を二つのサブグループに分けることができることが示された[39]．一つは炎症の高度なサブグループでARDS患者の1/3を占め，炎症性サイトカインが高値で代謝性アシドーシスがあり，敗血症の合併と昇圧薬の使用頻度が高かった．同群では死亡率が高く，高PEEPと制限輸液が有効であった[40]．このようにサブグループを同定して臨床試験デザインを組むことで有効性を示せなかった治療法でも有効性が証明できる可能性がある．これらの研究は過去に行われたRCTデータの解析によるものだが，発展著しい生命科学分野のデータサイエンスの手法を用いてより詳細なサブグループ分類ができれば，ARDSにおいてもプレシジョン・メディシンが可能となるかもしれない．

［文　献］

1) Ashbaugh DG, Bigelow DB, Petty TL et al：Acute respiratory distress in adults. Lancet 2：319-323, 1967
2) Fan E, Brodie D, Slutsky AS：Acute Respiratory Distress Syndrome：Advances in Diagnosis and Treatment. JAMA 319：698-710, 2018
3) Bellani G, Laffey JG, Pham T et al；LUNG SAFE Investigators；ESICM Trials Group：Epidemiology, Patterns of Care, and Mortality for Patients With Acute Respiratory Distress Syndrome in Intensive Care Units in 50 Countries. JAMA 315：788-800, 2016
4) ARDS Definition Task Force, Ranieri VM, Rubenfeld, Thompson BT et al：Acute respiratory distress syndrome：the Berlin Definition. JAMA 307：2526-2533, 2012
5) Thompson BT, Chambers RC, Liu KD：Acute Respiratory Distress Syndrome. N Engl J Med 377：562-572, 2017
6) Ferguson ND, Fan E, Camporota L et al：The Berlin definition of ARDS：an expanded rationale, justification, and supplementary material. Intensive Care Med 38：1573-1582, 2012
7) Slutsky AS, Ranieri VM：Ventilator-Induced lung injury. N Engl J Med 369：2126-2136, 2013
8) Acute Respiratory Distress Syndrome Network, Brower RG, Matthay MA, Morris A et al：Ventilation with lower tidal volumes as compared with traditional tidal volumes for acute lung injury and the acute respiratory distress syndrome. N Engl J Med 342：1301-1308, 2000
9) 3学会合同ARDS診療ガイドライン2016作成委員会："ARDS診療ガイドライン2016"総合医学社, 2016
10) Sweeney RM, McAuley DF：Acute respiratory distress syndrome. Lancet 388：2416-2430, 2016
11) Amato MB, Meade MO, Slutsky AS et al：Driving pressure and survival in the acute respiratory distress syndrome. N Engl J Med 372：747-755, 2015
12) Brower RG, Lanken PN, MacIntyre N et al；National Heart, Lung, and Blood Institute ARDS Clinical Trials

Network : Higher versus lower positive end-expiratory pressures in patients with the acute respiratory distress syndrome. N Engl J Med 351 : 327-336, 2004

13) Talmor D, Sarge T, Malhotra A et al : Mechanical ventilation guided by esophageal pressure in acute lung injury. N Engl J Med 359 : 2095-2104, 2008

14) Pintado MC, de Pablo R, Trascasa M et al : Individualized PEEP setting in subjects with ARDS : a randomized controlled pilot study. Respir Care 58 : 1416-1423, 2013

15) Briel M, Meade M, Mercat A et al : Higher vs lower positive end-expiratory pressure in patients with acute lung injury and acute respiratory distress syndrome : systematic review and meta-analysis. JAMA 303 : 865-873, 2010

16) Writing Group for the Alveolar Recruitment for Acute Respiratory Distress Syndrome Trial (ART) Investigators, Cavalcanti AB, Suzumura EA, Laranjeira LN et al : Effect of Lung Recruitment and Titrated Positive End-Expiratory Pressure (PEEP) vs Low PEEP on Mortality in Patients With Acute Respiratory Distress Syndrome : A Randomized Clinical Trial. JAMA 318 : 1335-1345, 2017

17) Bellani G, Laffey JG, Pham T et al ; LUNG SAFE Investigators ; ESICM Trials Group : Noninvasive Ventilation of Patients with Acute Respiratory Distress Syndrome. Insights from the LUNG SAFE Study. Am J Respir Crit Care Med 195 : 67-77, 2017

18) Zhan Q, Sun B, Liang L et al : Early use of noninvasive positive pressure ventilation for acute lung injury : a multicenter randomized controlled trial. Crit Care Med 40 : 455-460, 2012

19) Nishimura M : High-flow nasal cannula oxygen therapy in adults. J Intensive Care 3 : 15, 2015

20) Messika J, Ben Ahmed K, Gaudry S et al : Use of High-Flow Nasal Cannula Oxygen Therapy in Subjects With ARDS : A 1-Year Observational Study. Respir Care 60 : 162-169, 2014

21) Frat JP, Thille AW, Mercat A et al ; FLORALI Study Group ; REVA Network : High-flow oxygen through nasal cannula in acute hypoxemic respiratory failure. N Engl J Med 372 : 2185-2196, 2015

22) National Heart, Lung, and Blood Institute Acute Respiratory Distress Syndrome (ARDS) Clinical Trials Network, Wiedemann HP, Wheeler AP, Bernard GR et al : Comparison of two fluid-management strategies in acute lung injury. N Engl J Med 354 : 2564-2575, 2006

23) Murphy CV, Schramm GE, Doherty JA et al : The importance of fluid management in acute lung injury secondary to septic shock. Chest 136 : 102-109, 2009

24) Gattinoni L, Taccone P, Carlesso E et al : Prone position in acute respiratory distress syndrome. Rationale, indications, and limits. Am J Respir Crit Care Med 188 : 1286-1293, 2013

25) Guerin C, Reignier J, Richard JC et al ; PROSEVA Study Group : Prone positioning in severe acute respiratory distress syndrome. N Engl J Med 368 : 2159-2168, 2013

26) Yoshida T, Uchiyama A, Matsuura N et al : Spontaneous breathing during lung-protective ventilation in an experimental acute lung injury model : high transpulmonary pressure associated with strong spontaneous breathing effort may worsen lung injury. Crit Care Med 40 : 1578-1585, 2012

27) Yoshida T, Torsani V, Gomes S et al : Spontaneous effort causes occult pendelluft during mechanical ventilation. Am J Respir Crit Care Med 188 : 1420-1427, 2013

28) Papazian L, Forel JM, Gacouin A et al ; ACURASYS Study Investigators : Neuromuscular blockers in early acute respiratory distress syndrome. N Engl J Med 363 : 1107-1116, 2010

29) Sottile PD, Kiser TH, Burnham EL et al ; Colorado Pulmonary Outcomes Research Group (CPOR) : An Observational Study of the Efficacy of Cisatracurium Compared with Vecuronium in Patients with or at Risk for Acute Respiratory Distress Syndrome. Am J Respir Crit Care Med 197 : 897-904, 2018

30) Zapol WM, Snider MT, Hill JD et al : Extracorporeal membrane oxygenateon in severe acute respiratory failure. A randomized prospective study. JAMA 242 : 2193-2196, 1979

31) Peak GJ, Mugford M, Tiruvoipati R et al ; CESAR trial collaboration : Efficacy and economic assessment of conventional ventilator support versus extracorporeal membrane oxygenation for severe adult respiratory failure (CESAR) : a multicentre randomized controlled trial. Lancet 374 : 1351-1363, 2009

32) Combes A, Hajage D, Capellier G et al ; EOLIA Trial Group, REVA, and ECMONet : Extracorporeal

Membrane Oxygenation for Severe Acute Respiratory Distress Syndrome. N Engl J Med 378：1965-1975, 2018
33) Sanchez-Lorente D, Go T, Jungebluth P et al：Single double-lumen venous-venous pump-driven extracorporeal lung membrane support. J Thorac Cardiovasc Surg 140：558-563, 2010
34) Bein T, Weber-Carstens S, Goldmann A et al：Lower tidal volume strategy (≈3 ml/kg) combined with extracorporeal CO2 removal versus 'conventional' protective ventilation (6 ml/kg) in severe ARDS：the prospective randomized Xtravent-study. Intensive Care Med 39：847-856, 2013
35) Matthay MA, McAuley DF, Ware LB：Clinical trials in acute respiratory distress syndrome：challenges and opportunities. Lancet Respir Med 5：524-534, 2017
36) Xiao W, Mindrinos MN, Seok J et al；Inflammation and Host Response to Injury Large-Scale Collaborative Research Program：A genomic storm in critically injured humans. J Exp Med 208：2581-2590, 2011
37) Meyer NJ, Calfee CS：Novel translational approaches to the search for precision therapies for acute respiratory distress syndrome. Lancet Respir Med 5：512-523, 2017
38) Jameson JL, Longo DL：Precision medicine—personalized, problematic, and promising. N Engl J Med 372：2229-2234, 2015
39) Calfee CS, Delucchi K, Parsons PE et al；NHLBI ARDS Network：Subphenotypes in acute respiratory distress syndrome：latent class analysis of data from two randomized controlled trials. Lancet Respir Med 2：611-620, 2014
40) Famous KR, Delucchi K, Ware LB et al；ARDS Network：Acute Respiratory Distress Syndrome Subphenotypes Respond Differently to Randomized Fluid Management Strategy. Am J Respir Crit Care Med 195：331-338, 2017

好評発売中

救急・集中治療
Vol 29 No 9・10 2017

エキスパートに学ぶ
呼吸管理のすべて

特集編集　大塚　将秀

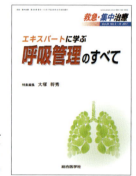

B5判／本文164頁
定価（本体4,600円＋税）
ISBN978-4-88378-552-0

目　　次

- ●Introduction
  ・呼吸管理とは何か
- ●Guidelines Now—海外と日本のガイドラインの現況—
  ・呼吸療法に関する国内外のガイドライン

ビギナーズ編
- ●Case study
  ・健常成人の市中肺炎
  ・慢性閉塞性肺疾患（COPD）の急性増悪
- ●Q＆A
  ・呼吸不全と身体所見
  ・酸素療法
  ・Nasal High-Flow Therapy と
　Non-Invasive Positive Pressure Ventilation（NPPV）
  ・気道確保法
  ・加温と加湿
  ・換気モード

・換気モード設定— Do and Don't—
・肺保護戦略
・鎮痛・鎮静・せん妄管理
・人工呼吸からのウィーニングと抜管

アドバンス編
—重症呼吸不全治療をワンランクアップさせるために—
・栄養管理
・Ventilator Associated Event（VAE）対策と
　その他の管理
・呼吸理学療法と早期離床
・人工呼吸法の限界とほかの治療法
・Post-Intensive Care Syndrome（PICS）

トピックス編—その常識は正しいか？—
・人工呼吸中は筋弛緩薬を投与しない
　—その常識は正しいか？—
・高度の酸素化障害では腹臥位療法を行う
　—その常識は正しいか？—

総合医学社　〒101-0061　東京都千代田区神田三崎町 1-1-4
TEL 03(3219)2920　FAX 03(3219)0410　http://www.sogo-igaku.co.jp

特集 エキスパートに学ぶ Sepsis 敗血症バンドル

実践編 —敗血症の管理ポイント—

敗血症における腎機能管理と血液浄化法

山梨大学医学部 救急集中治療医学講座 上野昌輝, 松田兼一, 森口武史

Key words KDIGO 基準, CRRT, サイトカイン除去, PMX-DHP

point

- 敗血症性急性腎障害（acute kidney injury：AKI）は死亡率が高く，早期に診断して適切な治療介入をすることが重要となる．
- 敗血症性 AKI に対して一律に適用すべき治療法は存在せず，個々の症例や施設の実情に応じた治療法を検討すべきである．

はじめに

　敗血症において腎不全は呼吸不全と並んで最もよくみられる臓器不全の一つであり，敗血症における腎不全の定義や診断法，治療法などについて，現在までさまざまな検討が重ねられてきた[1]．なかでも敗血症に対する血液浄化法はその適応，至適な modality や施行タイミングなど，さまざまな検討がなされ議論が重ねられてきた[2]．現在我が国では敗血症診療ガイドライン[3] と AKI 診療ガイドライン[4] において敗血症における腎機能管理と血液浄化法に対してそれぞれ推奨度を定めているが，本稿ではそれらに筆者らの見解も加えて，AKI の定義と診断，腎機能管理，敗血症に対する血液浄化法の適応，modality や施行上の工夫などについて概説する．

AKI の定義・診断と腎機能管理

●要点：1）AKI の診断および重症度分類には KDIGO 基準が有用である．
　　　　2）AKI に対する確立した治療法はない．

1. AKI の定義・診断と腎機能管理

　従来，複数の基準により診断されていた急性腎不全（acute renal failure：ARF）に対し，2004 年に Acute Dialysis Quality Initiative（ADQI）によって Risk Injury Failure Loss of kidney function and End stage of kidney disease（RIFLE）基準[5] が初めての国際的な統一基準として提唱された．その後わずかな腎機能低下が生命予後と関連することが報告され[6]，2007 年には Acute Kidney Injury Network（AKIN）から急性腎障害（acute kidney injury：AKI）の新しい定義と AKIN

表1 KDIGO診療ガイドラインによるAKI診断基準と病期分類

定義	1. ΔsCr≧0.3mg/dL（48時間以内） 2. sCrの基礎値から1.5倍上昇（7日以内） 3. 尿量0.5mL/kg/hr以下が6時間以上持続	
	sCr基準	尿量基準
Stage 1	ΔsCr＞0.3mg/dL or sCr 1.5〜1.9倍上昇	0.5mL/kg/hr未満が6時間以上
Stage 2	sCr 2.0〜2.9倍上昇	0.5mL/kg/hr未満が12時間以上
Stage 3	sCr 3.0倍上昇 or sCr＞4.0mg/dLまでの上昇 or 腎代替療法開始	0.3mL/kg/hr未満が24時間以上 or 12時間以上の無尿

sCr：血清クレアチニン
注）定義1〜3の一つを満たせばAKIと診断する．sCrと尿量による重症度分類では重症度の高い方を採用する
（文献8より引用）

基準[7]が提唱された．さらに2012年にはKidney Disease Improving Global Outcomes（KDIGO）からKDIGO診断基準[8]（表1）が提唱され，このKDIGO診断基準によるAKI診断とRIFLE，AKIN基準を比較検討した観察研究[9]では，KDIGO基準がRIFLE，AKIN基準よりも高い精度もしくは同等に院内死亡率を反映することが示された．そのためKDIGO基準が現時点でAKIの診断および重症度分類として最良であるとされているが，尿量基準の妥当性やより鋭敏なバイオマーカーの必要性などいくつかの問題点も指摘されており[10]，改良の余地が残されている．

2. AKIにおける腎機能管理

AKIの予防や治療に関してこれまでいくつかの薬剤の有用性が検討されてきた[1]が，AKIに対する有用な治療法は確立していないのが現状である．一方，体液量過剰はAKI発症のリスクとなり過剰輸液がAKI患者の生命予後や腎予後の悪化と関連している[11]と報告され，体液量の補正を目的とした利尿薬の使用は有効と考えられる．しかしループ利尿薬の投与は，院内死亡率や腎代替療法（renal replacement therapy：RRT）の導入率を改善せず，むしろ高用量のフロセミドの投与により耳鳴や難聴といった副作用が有意に増加することが報告されている[12]．同様にAKIの予防・治療目的のドパミンや心房性Na利尿ペプチド投与に関しても不整脈などの有害事象を増やすことが指摘されている[13,14]．そのため適切な体液量管理が困難でAKIの改善を認めない場合には，薬物療法に固執することなくRRTの導入を検討すべきである．

AKIに対する血液浄化法

●要点：1）AKIでは循環動態が不安定な症例にはCRRTが望ましい．
　　　　2）国際的には血液浄化量は20〜25mL/kg/hr程度が適正とされるが，我が国の保険では認められていない．

1. IRRTかCRRTか

AKIに対するRRTのmodalityには大きく分けて，間欠的血液透析に代表されるintermittent RRT（IRRT）と，持続的血液濾過透

析（continuous hemodiafiltration：CHDF）に代表されるcontinuous RRT（CRRT）が存在する．AKIに対するRRTモードとしてCRRTがよいか，IRRTでもよいのかについても長年議論されてきた[15]．現在のところ，どちらを選択しても救命率や維持透析移行率に差はない[16]とされているが，最近のメタアナリシスでは腎機能の回復に関してはCRRTの方がよいとの報告もある[17]．一方でIRRTとCRRTの中間ともいえる持続低効率血液透析（sustained low-efficiency dialysis：SLED）が，CRRTと比較して死亡率を低下させたとの報告もある[18]．これらを鑑み，循環動態の不安定な症例に対してはCRRTを選択すべきであるが，CRRTとIRRTの一律の適応を推奨するエビデンスはない．

2. RRTの至適血液浄化量について

AKIに対して血液浄化量（時間あたりの透析液流量（Q_D）と濾液流量（Q_F）の合計）を増加させるべきか否かについてもさまざまな議論があった[19]．現在は血液浄化量の増量による生命予後の改善効果は否定されており[20]，KDIGOガイドライン[8]において血液浄化量は20〜25 mL/kg/hrが推奨されている．残念ながら我が国の補充液量の保険適用はおおよそ10〜15 mL/kg/hr程度と少なく，今後血液浄化量に関する保険診療の拡大が望まれる．また現在指標としている血液浄化量は溶質のクリアランスを表しておらず，慢性維持透析で用いられているKt/Vが血液浄化量を補完する指標として有用である可能性も指摘されており[21]，血液浄化量という概念自体を再考する必要があるかもしれない．

敗血症性AKIの特徴

敗血症は集中治療を要する患者に生じるAKIの原因の中で30〜70％と最も頻度が高い[22]．AKI治療において敗血症性AKIに限った報告は少なく，現在のところ敗血症性AKIに対し特異的に適用できる適応基準やmodalityを推奨するには至っていない．しかし敗血症性AKIはその他の病態に起因するAKIに比較して死亡率が高く，一方で腎機能の回復が得られやすいという特徴がある[22]．そのため早期に診断し，原疾患の治療だけではなく急性血液浄化療法を含む適切な治療介入がより重要となると考えられる．特に敗血症では循環動態が不安定な症例が多いため，血液浄化法のmodalityとしてはCRRTが第一選択となる場合が多い．

敗血症における血液浄化法の適応

●要点：1）敗血症性AKIに対するRRTの開始基準はcontroversialである．
　　　　2）AKIを合併していない敗血症に対するサイトカイン除去目的のCHDFが保険適用となり，一般的となりつつある．
　　　　3）PMX-DHPは有用な可能性があるが，今後の研究結果が待たれる．

敗血症に対して血液浄化療法を行う場合，その目的はAKIに対するRRT，いわゆるrenal indicationだけでなく，敗血症に陥った病態の治療としての病因物質の除去，いわゆるnon-renal indicationも考慮する必要がある．またエンドトキシンを吸着することによって敗血症の病態を改善するとされるPMX-DHPも敗血症に対する血液浄化法として，我が国で開発し広く施行されている．

1. renal indication としての血液浄化法の適応

AKI に対する RRT の開始時期に関しても長年議論され，2016 年には AKIKI 研究[23]と ELAIN 研究[24]の 2 つの大きな研究が報告された．AKIKI 研究では重症 AKI 患者で RRT の導入時期による転帰の差はないとする一方で，ELAIN 研究では早期の RRT 導入が 90 日生存率を改善したという結果となった．しかし 2 つの研究では導入時期としての early 群と delayed 群の定義が異なること，血液浄化の modality や敗血症患者の割合が異なることなどの条件の違いがあり，単純に優劣を比較するのは困難である[2]．

また敗血症性 AKI に対する RRT の開始基準は日本版敗血症診療ガイドライン 2016[3]では「高度な代謝性アシドーシス，高カリウム血症や溢水など緊急導入が必要な場合を除き，早期導入は行わないことを弱く推奨する（2C）」となっている．しかし一方で Baek ら[25]は AKI を合併した敗血症性ショック患者に対する昇圧薬投与開始後 24 時間以内の早期 CRRT 導入が死亡率を低下させたとしている．上記のように RRT の開始基準は controversial であり，個々の症例に応じて早期導入も検討すべきであろう．

2. non-renal indication としての血液浄化法の適応

一方で敗血症に対する non-renal indication としての血液浄化療法は，炎症性サイトカインの除去により病態を改善させうる治療手段として施行されるようになった．我々は以前より polymethyl methacrylate（PMMA）膜ヘモフィルターを用いた CHDF（PMMA-CHDF）が血中より効率よく humoral mediator を除去できることを報告し，高サイトカイン血症対策として施行してきた[26]．2014 年には AN69ST 膜を使用した CHDF が AKI を合併していない敗血症や敗血症性ショックに対しても保険適用となり，敗血症の原因であるサイトカイン除去を企図し施行されることが一般的となりつつある．PMMA-CHDF と AN69ST-CHDF はいずれも吸着の原理を用いてサイトカインを除去することで効果を発揮すると考えられており[27]，日本における後方視的研究では AN69ST 膜を用いた血液浄化法施行患者群ではそれ以外の膜を用いた患者群より死亡率が有意に低いとも報告されている[28]．ガイドラインにはまだ言及されていないが，敗血症性 AKI に対して血液浄化法を施行する際に使用する膜の素材を変更するだけで炎症性サイトカインの除去が可能となるため，高サイトカイン血症が病状の進行に関与している病態においては積極的にこれらのヘモフィルターを選択すべきであると考えられる．

3. PMX-DHP について

PMX-DHP の有用性を報告した大規模研究として EUPHAS study[29]が挙げられるが，最近フランスから報告された ABDOMIX study[30]においては PMX-DHP の有用性は否定された．しかし我が国で DPC データから敗血症性ショック患者を抽出して行われた propensity score 解析の結果[31]では PMX 施行群の死亡率が有意に低いことが示されており，相反する研究結果が報告されている．日本版敗血症診療ガイドライン 2016[3]では「敗血症性ショックに対しては，標準治療として PMX-DHP を実施しないことを弱く推奨する（2C）」としており，腹部緊急手術を要する敗血症性ショックに対する循環動態や呼吸機能の改善効果が示されているとする一方で，予後の改善については根拠不十分であると併記されている．現在は大規模 RCT である EUPHRATES study の公式な結果を待っている段階である．この RCT ではこれまでの RCT とは異なり，肺炎など腹腔内感染症以外の敗血症性ショック患者も含まれること，

重症症例に特化していること，血液浄化に関するRCTでは珍しくdouble blindであることなどの特徴を持っており，その研究報告が注目されている[2]．

血液浄化法の工夫

● 要点：敗血症患者の腎機能評価において，RRT開始時の血清Cre濃度よりも尿量が長期予後予測に有用な可能性がある．

当院における敗血症に対する血液浄化法の実際を示す．

CHDFのフローダイアグラムと操作条件を図1に示した．血液浄化器は病態に応じて選択しており，腎補助目的のみであればcellulose triacetate（CTA）膜ヘモフィルターを選択するが，敗血症においては高サイトカイン血症の病態にあるため，基本的には前述のPMMA膜もしくはAN69ST膜ヘモフィルターを選択している．濾液流量（Q_F）は300〜600 mL/hr，透析液流量（Q_D）は1,000 mL/hrで開始し，病態に応じて500〜2,000 mL/hrまで増減している．

ここで過去3年間に我々がSepsis-3の敗血症性ショックの定義を満たす慢性腎不全を有さない患者でCHDFを施行した症例の転帰を後ろ向きに検討した結果を示す（表2）．28日生存群と28日死亡群ではAPACHE Ⅱ scoreには有意差はなかったが，予測救命率は死亡群で有意に低かった．また尿量は生存群で多い傾向にあったが，興味深いことに開始時血清Cre濃度には差がなかった．そこでCHDF開始時尿量が0.3 mL/kg/hr以上の非無尿群と0.3 mL/kg/hr未満の無尿群に分けて再度比較検討した（表3）．その結果，非無尿群と無尿群でAPACHE Ⅱ scoreや血清

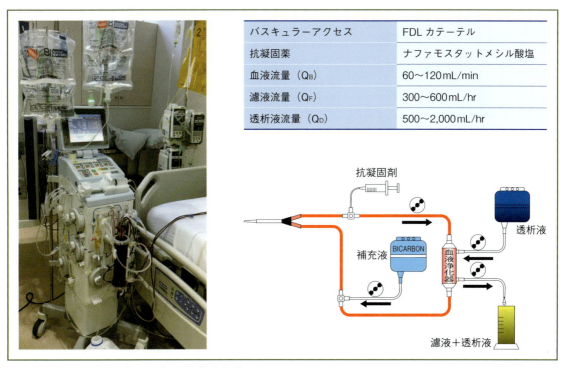

図1　CHDFのフローダイアグラムと操作条件

表2 CHDFを施行した敗血症性ショック症例の転帰別検討結果（慢性腎不全患者を除く）

	28日生存群（n=31）	28日死亡群（n=5）	
年齢（歳）	73±14	74±14	ns
男/女（人）	15/16	3/2	ns
SOFA score	12±4	10±6	ns
APACHE Ⅱ score	27±8	32±5	ns
予測救命率（％）	40	19	$p<0.01$
開始時尿量（mL/kg/hr）	0.8±1.2	0.3±0.4	$p=0.08$
開始時血清Cre（mg/dL）	2.2±1.3	2.2±1.1	ns
KDIGO基準			
Stage 1	2（6％）	0（0％）	
Stage 2	8（26％）	1（20％）	
Stage 3	19（61％）	4（80％）	

（mean±SD）

表3 CHDFを施行した敗血症性ショック症例の開始時尿量別検討結果（慢性腎不全患者を除く）

	乏尿群（＞0.3mL/kg/hr）（n=16）	無尿群（＜0.3mL/kg/hr）（n=20）	
年齢（歳）	72±10	75±16	ns
男/女（人）	7/9	11/9	ns
SOFA score	10±4	13±4	$p=0.04$
APACHE Ⅱ score	26±9	28±8	ns
予測救命率	40％	35％	ns
開始時血清Cre（mg/dL）	1.8±1.0	2.5±1.4	ns
KDIGO基準			
Stage 1	2（13％）	0（0％）	
Stage 2	9（56％）	0（0％）	
Stage 3	3（19％）	20（100％）	
28日生存数（率）	14（88％）	17（85％）	ns
90日生存数（率）	10/12（83％）	6/17（35％）	$p=0.01$

（mean±SD）

Cre濃度にはほとんど差がないにもかかわらず，90日生存率は非無尿群で有意に高かった．これらのことより敗血症患者の長期生命予後の予測において，RRT開始時の血清Cre濃度よりも尿量が重要であり，敗血症性ショックの治療には，尿量を重視した早期RRTの導入が有用かもしれない．当院では初期輸液で血管内脱水を補正し昇圧薬の投与を開始しても尿量が得られない症例やショックから離脱できない症例，高サイトカイン血症の関与が疑われる症例に対して早期から積極的にCHDFを導入しており，28日における救命率が86％とAPACHE Ⅱ scoreからみた予測救命率37％よりも良好な治療成績が得られている．また慢性腎不全を合併していない場合，生存例では全身状態の改善に伴い

全例維持透析に移行することなくRRTからの離脱を図ることができており，敗血症における腎予後は良好であるという前述の論文の主張と矛盾しない結果が得られている．

当院での血液浄化法を紹介したが，これまでで述べたように敗血症における血液浄化法は一律に適用すべき基準が存在せず，現状では個々の症例や施設の実情に応じた治療法を選択する必要があると考える．

[文献]

1) National Institute for Health and Clinical Excellence：Acute kidney injury：prevention, detection and management up to the point of renal replacement therapy. National Clinical Guideline Centre：1-283, 2013
2) 森口武史，松田兼一，針井則一：急性血液浄化法．"集中治療レビュー 2018-'19" 大塚将秀，佐藤直樹，松田直之 編．総合医学社，pp127-134, 2018
3) 西田　修，小倉裕司，井上茂亮 他；日本版敗血症診療ガイドライン2016作成特別委員会：日本版敗血症診療ガイドライン2016．日集中医誌 24(suppl 2)：S1-S232, 2017
4) Doi K, Nishida O, Shigematsu T et al；Japanese Clinical Practice Guideline for Acute Kidney Injury 2016 Committee：The Japanese clinical practice guideline for acute kidney injury 2016. J Intensive Care 6：48, 2018
5) Bellomo R, Ronco C, Kellum JA et al；Acute Dialysis Quality Initiative workgroup：Acute renal failure definition, outcome measures, animal models, fluid therapy and information technology needs：the Second International Consensus Conference of the Acute Dialysis Quality Initiative (ADQI) group. Crit Care 8：R204-R212, 2004
6) Lassnigg A, Schmidlin D, Mouhieddine M et al：Minimal changes of serum creatinine predict prognosis in patients after cardiothoracic surgery：a prospective cohort study. J Am Soc Nephrol 15：1597-1605, 2004
7) Mehta RL, Kellum JA, Shah SV et al；Acute Kidney Injury Network：Acute Kidney Injury Network：report of an initiative to improve outcomes in acute kidney injury. Crit Care 11：R31, 2007
8) Kidney Disease：Improving Global Outcomes (KDIGO) Acute Kidney Injury Work Group. KDIGO clinical practice guideline for acute kidney injury. Kidney Int suppl 2：1-138, 2012
9) Levi TM, Souza SP, Magalhaes JG et al：Comparison of the RIFLE, AKIN and KDIGO criteria to predict mortality in critically ill patients. Rev Bras Ter Intensiva 25：290-296, 2013
10) 藤垣嘉秀：診断基準 (RIFLE, AKIN, KDIGO分類の概要)．日内会誌 103：1061-1067, 2014
11) Salahuddin N, Sammani M, Hamdan A et al：Fluid overload is an independent risk factor for acute kidney injury in critically ill patients：results of a cohort study. BMC Nephrol 18：45, 2017
12) Bagshaw SM, Gibney RTN, Kruger P et al：The effect of low-dose furosemide in critically ill patients with early acute kidney injury：A pilot randomized blinded controlled trial (the SPARK study). J Crit Care 42：138-146, 2017
13) De Backer D, Aldecoa C, Njimi H et al：Dopamine versus norepinephrine in the treatment of septic shock：a meta-analysis. Crit Care Med 40：725-730, 2012
14) Nigwekar SU, Navaneethan SD, Parikh CR et al：Atrial natriuretic peptide for preventing and treating acute kidney injury. Cochrane Database Syst Rev 7：CD006028, 2009
15) Zhang L, Yang J, Eastwood GM et al：Extended Daily Dialysis Versus Continuous Renal Replacement Therapy for Acute Kidney Injury：A Meta-analysis. Am J Kidney Dis 66：322-330, 2015
16) Nash DM, Przech S, Wald R et al：Systematic review and meta-analysis of renal replacement therapy modalities for acute kidney injury in the intensive care unit. J Crit Care 41：138-144, 2017
17) Bonnasseieux M, Duclos A, Schneider AG et al；AzuRéa Group：Renal replacement therapy in the ICU and renal recovery at hospital discharge. Crit Care Med 46：e102-e110, 2018
18) Kovacs B, Sullivan KJ, Hiremath S et al：Effect of sustained low efficient dialysis versus continuous renal

replacement therapy on renal recovery after acute kidney injury in the intensive care unit : A systematic review and meta-analysis. Nephrology 22 : 343-353, 2017
19) 高三野淳一，松田兼一，森口武史 他：急性腎障害において，血液浄化量の増量効果は期待できない．救急・集中治療 28 : 161-167, 2016
20) Fayad AI, Buamscha DG, Ciapponi A : Intensity of continuous renal replacement therapy for acute kidney injury. Cochrane Database Syst Rev 10 : CD010613, 2016
21) Clark WR, Leblanc M, Ricci Z et al : Quantification and Dosing of Renal Replacement Therapy in Acute Kidney Injury : A Reappraisal. Blood Purif 44 : 140-155, 2017
22) Bagshaw SM, Uchino S, Bellomo R et al ; Beginning and Ending Supportive Therapy for the Kidney (BEST Kidney) Investigators : Septic acute kidney injury in critically ill patients : clinical characteristics and outcomes. Clin J Am Soc Nephrol 2 : 431-439, 2007
23) Gaudry S, Hajage D, Schortgen F et al ; AKIKI Study Group : Initiation Strategies for Renal-Replacement Therapy in the Intensive Care Unit. N Engl J Med 375 : 122-133, 2016
24) Zarbock A, Kellum JA, Schmidt C et al : Effect of Early vs Delayed Initiation of Renal Replacement Therapy on Mortality in Critically Ill Patients With Acute Kidney Injury : The ELAIN Randomized Clinical Trial. JAMA 315 : 2190-2199, 2016
25) Baek SD, Yu H, Shin S et al : Early continuous renal replacement therapy in septic acute kidney injury could be defined by its initiation within 24 hours of vasopressor infusion. J Crit Care 39 : 108-114, 2017
26) Matsuda K, Moriguchi T, Harii N et al : Comparison of efficacy between continuous hemodiafiltration with a PMMA high-performance membrane dialyzer and a PAN membrane hemofilter in the treatment of septic shock patients with acute renal failure. Contrib Nephrol 173 : 182-190, 2011
27) 森口武史，松田兼一，針井則一 他：敗血症．日アフェレシス会誌 35 : 32-35, 2016
28) Doi K, Iwagami M, Yoshida E et al : Associations of Polyethylenimine-Coated AN69ST Membrane in Continuous Renal Replacement Therapy with the Intensive Care Outcomes : Observations from a Claims Database from Japan. Blood Purif 44 : 184-192, 2017
29) Cruz DN, Antonelli M, Fumagalli R et al : Early use of polymyxin B hemoperfusion in abdominal septic shock. The EUPHAS randomized controlled trial. JAMA 301 : 2445-2452, 2009
30) Payen DM, Guilhot J, Launey Y et al ; ABDOMIX Group : Early use of polymyxin B hemoperfusion in patients with septic shock due to peritonitis : a multicenter randomized control trial. Intensive Care Med 41 : 975-984, 2015
31) Nakamura Y, Kitamura T, Kiyomi F et al : Potential survival benefit of polymyxin B hemoperfusion in patients with septic shock : a propensity-matched cohort study. Crit Care 21 : 134, 2017

特集 エキスパートに学ぶ Sepsis 敗血症バンドル

実践編 ―敗血症の管理ポイント―

敗血症における播種性血管内凝固の管理

北海道大学病院 先進急性期医療センター 早川峰司（はやかわみねじ）

Key words 播種性血管内凝固，組織因子，マイクロパーティクル，アンチトロンビン，トロンボモジュリン

point

▶ 敗血症における播種性血管内凝固は「凝固の活性化」，「抗凝固の抑制」，「線溶の抑制」が絡み合った症候群であり，各側面から病態をとらえると理解しやすい．

▶ DIC 診断基準を用いて，患者評価を行うことで予後が改善する可能性がある．

▶ DIC 治療のターゲットは，敗血症全般ではなく，DIC を合併した敗血症である．

▶ アンチトロンビンや遺伝子組み換えトロンボモジュリンは DIC 治療薬として予後改善効果を期待できる薬剤である．

はじめに

播種性血管内凝固（disseminated intravascular coagulation：DIC）は敗血症に高頻度に合併することが知られている[1〜3]．国内で実施された ICU で加療される敗血症患者を対象にした調査では，敗血症患者の 50％前後が DIC を合併している[1〜3]．しかも，DIC を合併した敗血症患者は，DIC を合併していない敗血症患者よりも明らかに死亡率が高く[1〜3]，その対応には慎重を要する．

敗血症性 DIC の病態

● 要点：DIC は「凝固の活性化」，「抗凝固能の障害」，「線溶の抑制」からなる症候群である．

敗血症性 DIC の病態は，感染とそれに伴う炎症を起因として，①凝固の活性化，②抗凝固能の障害，③線溶の抑制が複合的に絡み合って形成されている[4]．その病態を理解するためには，この 3 つの側面を個別に考えると理解しやすい．

1. 凝固の活性化

DIC では，PT-INR の延長や血小板減少が診断基準にも含まれており，消費性の凝固障害つまり，止血能の低下を合併している[5]．このような状況下で，「凝固の活性化」をイメージするのは困難である．しかし，トロン

ビン生成に着目することで，この「凝固の活性化」は理解しやすくなる[6]．健常な状態での血液では，トロンビン生成は制御されており，外的に組織因子などの凝固活性化因子を添加しないと，凝固は活性化しない．しかし，敗血症の際には，全身循環中にマイクロパーティクル[4]やneutrophil extracellular traps[7]などの凝固を活性化させる因子が出現している[6]．このため，敗血症では，本来，トロンビンが生成されないはずの血管内でトロンビンが生成され，微小血栓の形成へとつながっている（図1）[4〜7]．

■ 2. 抗凝固能の障害

前述のように，抗凝固能を有しており，血管内ではトロンビン生成は制御されている．しかし，敗血症性DICでは，血管内で抗凝固能作用を有しているアンチトロンビンやプロテインCが減少しており，その減少は患者予後の予測因子であることも示されている[8,9]．また，敗血症では，アンチトロンビンやプロテインCなどの血漿中の抗凝固因子だけではなく，血管内皮細胞上のグリコカリックスやトロンボモジュリンなどの抗凝固能を有した構造物も障害されていること[10〜12]が知られており，血管内空全体と抗凝固能が障害されている．このため，トロンビン生成の制御不全が生じており，「凝固の活性化」による血管内でのトロンビン生成に拍車をかけている．

■ 3. 線溶の抑制

健常時には，血管内皮細胞のWeibel-Palade body内にはtissue-plasminogen activator（t-PA）が存在しており，血栓形成の刺激（トロンビンや低酸素）により放出される[13]．このt-PAがプラスミノゲンをプラスミンに活性化し，プラスミンがフィブリン（血栓）を溶解する反応が生じる．しかし，敗血症では，その感染に随伴する炎症刺激により，plasminogen activator inhibitor（PAI）の血中濃度が上昇している[14,15]．このため，血中に放出されたt-PAは，即座にPAIと結合しt-PA/PAI複合体を形成してしまい，t-PAの活性は失われ，血栓を溶解するプラスミンを生成できなくなる[16]．このため，前述の「凝固の活性化」や「抗凝固能の障害」のために生成されたトロンビンによりフィブリンが形成されても溶解されることなく血栓形成，組織低灌流，臓器不全へと進展する（図2）[17]．これらのことを反映して，PAIの血中濃度高値は，敗血症性DIC患者の予後不良と強い関係があることが報告されている[14,15]．

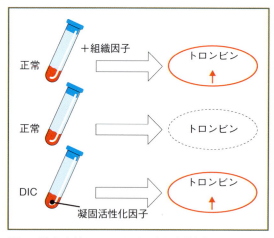

図1 敗血症性DICにおける凝固活性化のイメージ
上段：正常時の血液に凝固を活性化する組織因子を添加すればトロンビンが生成される．
中段：正常時の血液を静置していても，トロンビンは生成されない．
下段：DIC時の血液では，凝固活性化因子を含有するため，外から組織因子を添加しなくてもトロンビンが生成される．
敗血症性DICにおける凝固の活性化は，凝固因子が多いことではなく，凝固活性化因子が血液中を循環しているということである．

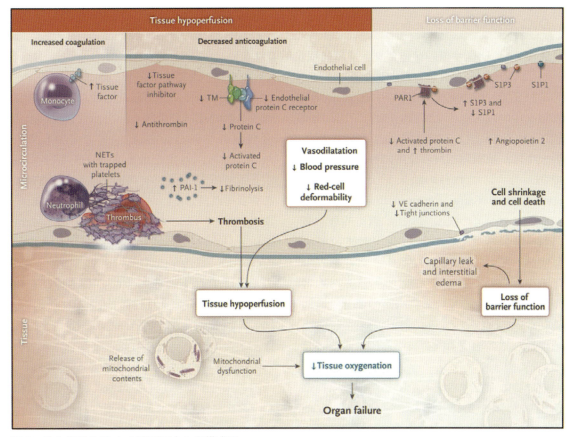

図2 敗血症性 DIC から臓器不全への模式図
　敗血症により凝固の活性化，抗凝固能の障害，線溶の抑制をきたし DIC となる．敗血症性 DIC は微小血栓形成から，組織低灌流，組織低酸素，臓器不全をひき起こす． （文献17より引用）

敗血症性 DIC の診断

●要点：敗血症では DIC 診断基準を用いて患者評価を繰返し行うべきである．

　何らかの診断基準を用いて疾患を診断する先には，その疾患を治療して予後を改善することが目的として存在する．これまでの DIC 診断基準の比較検討においては，予後予測の優劣を検討した報告が大半であった．しかし，近年，Umemura らから，DIC 診断に関する斬新な切り口の報告がなされた[18]．DIC 診断を実施した（診断基準に必要な検査を実施した）患者群と実施していない患者群の予後を比較したところ，DIC 診断を実施した患者群の生命予後が良好であったという報告である[18]．この報告は，さまざまな限界があるものの，診断基準の有用性の新しい示し方を提示した報告である．

DIC治療のターゲット

● 要点：1) DIC治療のターゲットは敗血症全般ではない．
2) DICを合併した敗血症を治療ターゲットとするべきである．

これまで，敗血症患者を対象にした抗凝固物質を用いた大規模な国際的無作為化比較試験が複数実施されてきた．しかし，その報告の大半は，抗凝固物質の使用に否定的な結果であった[19]．これらの結果を受けて，Surviving Sepsis Campaign guidelineの中でも，敗血症に対しての抗凝固療法は否定的な記載となっている[20]．しかし，DIC治療を高頻度に実施している我が国でさえ，その治療対象は敗血症全般ではなく，DICを合併した患者が治療対象となっている．当然のことではあるが，DIC治療で，有効な治療効果を得るためには，その治療対象を適切に選択する必要がある．

前述の敗血症患者を対象にした抗凝固物質を用いた無作為化比較試験を対象としたUmemuraらのmeta-analysisでは，敗血症患者全般を治療対象とした場合，生命予後は改善しないだけではなく，出血性合併症の頻度も統計学的有意差をもって増加していた[19]．一方，対象を敗血症性DIC患者に限定した解析では，生命予後が統計学的有意差をもって改善していたことも示されている[19]．また，国内42のICUを対象としたJapan-Septic Disseminated Intravascular Coagulation study（J-Septic DIC study）の解析結果でも，非DIC患者を対象にDIC治療薬を投与しても生命予後の改善は得られないが，DIC患者を対象にDIC治療薬の投与を行えば，予後の改善が得られることが示されている[21]．これらのことを考慮すると，やはり，治療対象は敗血症全般ではなく，DICを合併した症例に限定すべきと考えられる．

DIC治療

● 要点：アンチトロンビンや遺伝子組み換えトロンボモジュリンの投与で，予後改善が期待できる．

古くは未分画ヘパリンに始まり，敗血症性DICの治療薬として，さまざまな抗凝固薬が用いられ，検証されてきた．近年は，アンチトロンビンやトロンボモジュリンが，その中心となっている．

(1) アンチトロンビン

1978年には，DIC患者に対して投与され，その有効性がケースレポート[22]の形で報告されているほど，古くからDIC治療薬として検討されてきた薬剤である．アンチトロンビンは，トロンビンの制御因子として重要な役割を担っている生理的抗凝固物質であるが，敗血症性DICでは，その血中濃度が減少することが知られており[8]，アンチトロンビンの補充を行うことは理にかなっているといえる．

しかし，2001年に発表されたKyberSept Trialが否定的な結果だったことは有名な事実であるが，この無作為化試験も，対象はDIC患者に限定されておらず，一定の重症度の敗血症患者全般であった[23]．しかも，対象をDIC患者に限定したpost hoc解析では，アンチトロンビン投与の有効性が示唆されていた[24]．また，近年，重症患者に対するアンチトロンビンのmeta-analysisが報告された[25]．このmeta-analysisでは，前述のUmemuraらのmeta-analysis[19]とは異なりDICを合併した敗血症に限定してもアンチトロンビン投与の

有効性は認めていない[25]．2つのmeta-analysis[19,25]とも，KyberSept Trial[23]の影響を強く受けているが，ヘパリンを同時投与された患者群の扱いが異なっているため，その解析結果が異なったのではないかとの指摘もある[26]．

日本国内からは，後ろ向き観察研究ではあるが，症例数が大きな報告で，アンチトロンビン投与の有効性が示されている[27,28]．DPCデータを用いて，重症肺炎[27]や下部消化管穿孔による敗血症[28]を対象とした解析で，その生命予後の改善効果が示されている．また，前述のJ-Septic DIC studyでは，ICUで加療された敗血症性DIC患者を対象とした患者を対象とした解析でも，同様の結果であった（図3）[29,30]．

（2）トロンボモジュリン

血管内皮細胞上に存在する抗凝固作用を有する膜蛋白であり，炎症の制御にも関与しているといわれている[31]．このトロンボモジュリンの遺伝子組み換え製剤が国内開発され，世界に先駆けてDIC患者を対象に臨床使用されている．国内販売に向けた第Ⅲ相試験は2000年から2005年にかけて基礎疾患を限定しないDIC患者全般を対象に，ヘパリンとの非劣性試験の形で実施され[32]，この結果をもって国内での臨床使用が認められた．しかし，敗血症性DICに対して使用する根拠としては弱く，国際的にその効果が認められる状況には至っていない．このため，現在，海外で凝固障害を伴った敗血症患者を対象に第Ⅲ相試験が進行中である[33]．

トロンボモジュリンの臨床使用は，日本国内に限定されるため，後ろ向き観察研究ではあるが，その知見が積極的に報告されている．前述のJ-Septic DIC studyは，ICUで加療された敗血症性DIC患者全般（図4）[34]や重症呼吸不全を伴った敗血症患者[35]に対する投与で，その生命予後の改善効果が示されている．また，他の重症敗血症コホートでも，同様の予後改善効果が示されており[36,37]，現在進行中の海外の第Ⅲ相試験の結果が期待される．

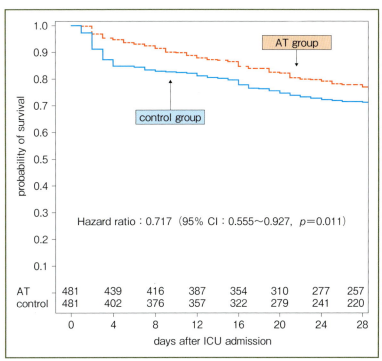

図3　敗血症性DICに対するアンチトロンビン投与の効果
（文献29より引用）

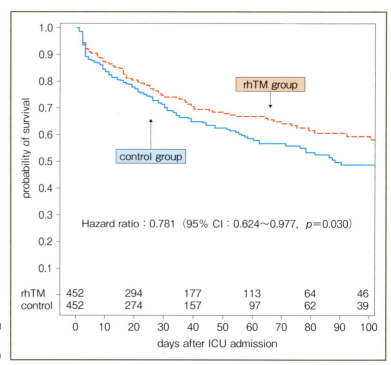

図4 敗血症性DICにおけるトロンボモジュリン投与の効果
（文献34より引用）

おわりに

　敗血症におけるDIC対策としては，①DIC診断を行い，治療ターゲットを見定め，②DICを合併した患者を対象に，③アンチトロンビンやトロンボモジュリンを中心とした治療を行っていくことが重要であると考える．しかし，その科学的な根拠は十分とはいえず，まだまだ，検証の必要な分野であるともいえる．

[文　献]
1) Ogura H, Gando S, Saitoh D et al；Japanese Association for Acute Medicine Sepsis Registry（JAAMSR）Study Group：Epidemiology of severe sepsis in Japanese intensive care units：a prospective multicenter study. J Infect Chemother 20：157-162, 2014
2) Hayakawa M, Saito S, Uchino S et al：Characteristics, treatments, and outcomes of severe sepsis of 3195 ICU-treated adult patients throughout Japan during 2011-2013. J Intensive Care 4：44, 2016
3) Matsuda N, Oda N, Aibiki M et al：2007 JSICM Sepsis 1st Registry：Management of Severe Sepsis and Septic Shock in Japan. J Jpn Soc Intensive Care Med 20：329-334（Japanese）, 2013
4) Hunt BJ：Bleeding and coagulopathies in critical care. N Engl J Med 370：847-859, 2014
5) Levi M, Ten Cate H：Disseminated intravascular coagulation. N Engl J Med 341：586-592, 1999
6) Tóth J, Debreceni IB, Deák Á et al：Characteristics of thrombin generation in a fulminant porcine sepsis model. Thromb Res 158：25-34, 2017
7) Engelmann B, Massberg S：Thrombosis as an intravascular effector of innate immunity. Nat Rev Immunol 13：34-45, 2013

8) Iba T, Saitoh D, Gando S et al : The usefulness of antithrombin activity monitoring during antithrombin supplementation in patients with sepsis-associated disseminated intravascular coagulation. Thromb Res 135 : 897-901, 2015
9) Choi Q, Hong KH, Kim JE et al : Changes in plasma levels of natural anticoagulants in disseminated intravascular coagulation : high prognostic value of antithrombin and protein C in patients with underlying sepsis or severe infection. Ann Lab Med 34 : 85-91, 2014
10) Chelazzi C, Villa G, Mancinelli P et al : Glycocalyx and sepsis-induced alterations in vascular permeability. Crit Care 19 : 26, 2015
11) Okamoto K, Tamura T, Sawatsubashi Y et al : Sepsis and disseminated intravascular coagulation. J Intensive Care 4 : 23, 2016
12) Asakura H, Jokaji H, Saito M et al : Plasma levels of soluble thrombomodulin increase in cases of disseminated intravascular coagulation with organ failure. Am J Hematol 38 : 281-287, 1991
13) Lowenstein CJ, Morrell CN, Yamakuchi M : Regulation of Weibel-Palade body exocytosis. Trends Cardiovasc Med 15 : 302-308, 2005
14) Seki Y, Wada H, Kawasugi K et al ; Japanese Society of Thrombosis Hemostasis/DIC Subcommittee : A prospective analysis of disseminated intravascular coagulation in patients with infections. Intern Med 52 : 1893-1898, 2013
15) Madoiwa S, Nunomiya S, Ono T et al : Plasminogen activator inhibitor 1 promotes a poor prognosis in sepsis-induced disseminated intravascular coagulation. Int J Hematol 84 : 398-405, 2006
16) Horrevoets AJ : Plasminogen activator inhibitor 1 (PAI-1) : in vitro activities and clinical relevance. Br J Haematol 125 : 12-23, 2004
17) Angus DC, van der Poll T : Severe sepsis and septic shock. N Engl J Med 369 : 840-851, 2013
18) Umemura Y, Yamakawa K, Hayakawa M et al ; Japan Septic Disseminated Intravascular Coagulation (J-Septic DIC) study group : Screening itself for disseminated intravascular coagulation may reduce mortality in sepsis : A nationwide multicenter registry in Japan. Thromb Res 161 : 60-66, 2018
19) Umemura Y, Yamakawa K, Ogura H et al : Efficacy and safety of anticoagulant therapy in three specific populations with sepsis : a meta-analysis of randomized controlled trials. J Thromb Haemost 14 : 518-530, 2016
20) Dellinger RP, Levy MM, Rhodes A et al ; Surviving Sepsis Campaign Guidelines Committee including The Pediatric Subgroup : Surviving Sepsis Campaign : International Guidelines for Management of Severe Sepsis and Septic Shock, 2012. Intensive Care Med 39 : 165-228, 2013
21) Yamakawa K, Umemura Y, Hayakawa M et al ; Japan Septic Disseminated Intravascular Coagulation (J-Septic DIC) study group : Benefit profile of anticoagulant therapy in sepsis : a nationwide multicentre registry in Japan. Crit Care 20 : 229, 2016
22) Schipper HG, Jenkins CS, Kahlé LH et al : Antithrombin-III transfusion in disseminated intravascular coagulation. Lancet 1 : 854-856, 1978
23) Warren BL, Eid A, Singer P et al ; KyberSept Trial Study Group : Caring for the critically ill patient. High-dose antithrombin III in severe sepsis : a randomized controlled trial. JAMA 286 : 1869-1878, 2001
24) Wiedermann CJ, Hoffmann JN, Juers M et al ; KyberSept Investigators : High-dose antithrombin III in the treatment of severe sepsis in patients with a high risk of death : efficacy and safety. Crit Care Med 34 : 285-292, 2006
25) Allingstrup M, Wetterslev J, Ravn FB et al : Antithrombin III for critically ill patients : a systematic review with meta-analysis and trial sequential analysis. Intensive Care Med 42 : 505-520, 2016
26) Iba T, Thachil J : Is antithrombin III for sepsis-associated disseminated intravascular coagulation really ineffective? Intensive Care Med 42 : 1193-1194, 2016
27) Tagami T, Matsui H, Horiguchi H et al : Antithrombin and mortality in severe pneumonia patients with sepsis-associated disseminated intravascular coagulation : an observational nationwide study. J Thromb Haemost 12 : 1470-1479, 2014

28) Tagami T, Matsui H, Fushimi K et al：Supplemental dose of antithrombin use in disseminated intravascular coagulation patients after abdominal sepsis. Thromb Haemost 114：537-545, 2015
29) Hayakawa M, Ono K：A summary of the Japan septic disseminated intravascular coagulation study. Acute Med Surg 5：123-128, 2018
30) Hayakawa M, Kudo D, Saito S et al：Antithrombin Supplementation and Mortality in Sepsis-Induced Disseminated Intravascular Coagulation：A Multicenter Retrospective Observational Study. Shock 46：623-631, 2016
31) Ito T, Maruyama I：Thrombomodulin：protectorate God of the vasculature in thrombosis and inflammation. J Thromb Haemost 9 (suppl 1)：168-173, 2011
32) Saito H, Maruyama I, Shimazaki S et al：Efficacy and safety of recombinant human soluble thrombomodulin (ART-123) in disseminated intravascular coagulation：results of a phase III, randomized, double-blind clinical trial. J Thromb Haemost 5：31-41, 2007
33) Phase 3 safety and efficacy study of ART-123 in subjects with severe sepsis and coagulopathy. https://www.clinicaltrials.gov/ct2/show/NCT01598831?term=NCT01598831&cond=sepsis&rank=1 (accessed 2018-07-15)
34) Hayakawa M, Yamakawa K, Saito S et al；Japan Septic Disseminated Intravascular Coagulation (JSEPTIC DIC) study group：Recombinant human soluble thrombomodulin and mortality in sepsis-induced disseminated intravascular coagulation. A multicentre retrospective study. Thromb Haemost 115：1157-1166, 2016
35) Yoshihiro S, Sakuraya M, Hayakawa M et al：Recombinant Human Soluble Thrombomodulin Contributes to Reduced Mortality in Sepsis Patients with Severe Respiratory Failure：A Retrospective Observational Study Using a Multicenter Dataset. Shock, 2018
36) Yamakawa K, Ogura H, Fujimi S et al：Recombinant human soluble thrombomodulin in sepsis-induced disseminated intravascular coagulation：a multicenter propensity score analysis. Intensive Care Med 39：644-652, 2013
37) Yamakawa K, Fujimi S, Mohri T et al：Treatment effects of recombinant human soluble thrombomodulin in patients with severe sepsis：a historical control study. Crit Care 15：R123, 2011

特集 エキスパートに学ぶ Sepsis 敗血症バンドル

実践編 ―敗血症の管理ポイント―

敗血症における栄養管理のポイント

製鉄記念八幡病院 救急・集中治療部　海塚安郎

Key words 侵襲，異化亢進，入院時栄養評価，早期経腸栄養，血糖管理

point

敗血症患者の急性期栄養療法は，

▶「入院時栄養評価」で nutritional risk を評価し，疾患の重症度と考え合わせ栄養療法の介入強度（漸増速度，投与目標量への到達日）を決定する．

▶ 48 時間以内には「早期経腸栄養」を開始し，投与目標量を目指して漸増する．

▶ 経腸栄養が禁忌，開始後の増量がはかどらない場合には「静脈栄養」を開始する．

▶ 各施設に適合した「栄養プロトコール」の作成が重要である．

▶「血糖管理」は，入室時から継続して実施する．

（**表 1** にポイントをまとめた）

表1　敗血症患者栄養療法のポイント

1. 入院時，介入後の栄養評価：栄養状態，栄養摂取歴，身体機能，血液生化学データ
2. 早期経腸栄養：腸管管理，排便コントロール，消化器合併症対策
3. 適切な静脈栄養：経腸栄養禁忌および腸管不耐症で選択，ルート管理，病態に合った組成処方
4. 侵襲下至適栄養投与：消費エネルギー推定，投与エネルギー設定，漸増法，モニタリング
5. 投与組成の決定：総エネルギー量，蛋白質投与量，微量栄養素
5. 特殊栄養素，病態疾患別栄養剤：使用目的の明確化
6. 血糖値管理（＜180 mg/dL）
7. 栄養プロトコール作成：各施設に適合したもの，周知する
8. チーム医療：多職種の関与，情報知識共有，経験知の蓄積，NST の関与（ICU でともに学ぶ）

はじめに

●要点：1）代謝亢進，異化亢進による必要エネルギー量増加．

　　　　2）治療の一環である栄養療法．

　敗血症では，他の侵襲性疾患と同様に，神経-内分泌系の賦活化，サイトカインなどの炎症性メディエーターによる免疫応答により代謝動態の変動をきたし，**代謝亢進，異化亢進**状態となり，必要エネルギー量が増加する[1〜3]．それにより糖の利用が制限され，骨

格筋，脂肪がエネルギー源として動員され，結果として**除脂肪体重**の減少をきたし栄養障害が進行する．その結果，免疫能および身体機能の低下をきたし，感染症発生率，人工呼吸器装着期間，死亡率，在院日数などが増加する[4]．さらに疾病回復後の身体機能のみならず，栄養障害は心理社会的な回復遅延をもたらす可能性[5]も指摘されている．以上から，敗血症患者においても，**栄養療法**を考慮し，必要に応じた介入を行うことは必須の項目である．

従来の重症患者に対する栄養管理は，過不足ない栄養素投与，**除脂肪体重**（lean body mass：LBM）の維持を主眼にしてきたが，現在はそれに加え，ストレスに対する侵襲反応の軽減，酸化的細胞障害の防止，免疫応答を生体に有利に調節するなど[6]の，敗血症に対する治療の一環となる栄養療法が望まれている．

血糖値に関しても，高血糖の発生は免疫能に影響を与え，感染症を憎悪させるなど予後を悪化させる可能性が明らか[7]であり，敗血症患者における**血糖管理**は重要な治療法の1つと考えられている．

以上から，代謝・栄養管理は敗血症治療において不可避な項目であり，その管理法に習熟する必要がある．以下敗血症における栄養療法を概説する．

日本版敗血症診療ガイドライン2016の栄養管理・血糖管理

- 要点：1) 日米のガイドラインを比較吟味する．
  2) 早期経腸栄養が基本．
  3) 血糖管理は入院時から．

日本版敗血症診療ガイドライン2016[8]に記載された栄養管理に関する5つのCQを**表2**に，血糖管理に関する2つのCQを**表3**にまとめた．

本ガイドラインでは，栄養管理のCQを敗血症患者に栄養療法を行う場合の基本項目5つに絞り取り上げている．敗血症を含む重症患者の栄養療法に関するより詳細な項目に関しては，「**日本版重症患者の栄養療法ガイドライン（本編，2016）**」[9]を参考にしていただきたい．

CQ13-1, 3, 4, 5は日本版重症患者の栄養療法ガイドラインの作成過程で行ったシステマティックレビューとメタアナリシスを踏襲，またはその対象RCTから本CQに対応するRCTを抽出してメタアナリシスを行い，推奨を作成した．

CQ13-2は，日本版重症患者の栄養療法ガイドラインでは既存の国際ガイドラインを踏襲したが，今回は改めて，ICU入室後24時間以内に経腸栄養が開始された症例を早期群とした研究のみを対象に，6RCTでメタアナリシスを行った．

なお，どのCQにおいても敗血症患者に限定したエビデンスは少なく，敗血症に見合う程度の重症患者を対象にしたRCTに基づいて推奨を行っている．また，検討の基になった各RCTの症例は，概ね平均BMI 28～30，年齢平均60～65歳であり本邦ICUとは明らかに異なる患者層であることに注意が必要である．

参考のため **Surviving Sepsis Campaign Guideline 2016**[10]のT. Nutritionを抜粋し，**表3**にまとめた，参考にされたい．経腸栄養優先，標準組成栄養剤使用推奨がみて取れる．

次に**血糖管理**に関しては，高血糖，低血糖いずれに関しても，敗血症患者の予後悪化に関連する．したがって，目標血糖値の設定には益と害のバランスを考慮する必要がある．

表2　日本版敗血症診療ガイドライン2016　CQ13：栄養管理

CQ13	CQ.	A.	エビデンスの質
1	栄養投与ルートは，経腸と経静脈のどちらを優先するべきか？	ICU管理を要する敗血症に対して，静脈栄養より経腸栄養を優先することを推奨する．	1B
2	経腸栄養の開始時期はいつが望ましいか？	敗血症発症後，数日のうちに経口摂取で十分な量のエネルギーを摂取できない見込みである場合は，早期（48時間以内）に経腸栄養を開始することを推奨する．	1C
3	入室後早期の経腸栄養の至適投与エネルギー量は？	敗血症発症以前に栄養障害がない場合は，初期（1週間程度）はエネルギー消費量に見合う量を投与しないことを弱く推奨する．	2C
3		栄養障害がある症例群には，投与量を制限しないことを提案するが，同時にリフィーディング症候群発症リスクに注意しながらエネルギーを投与するべきである．	エキスパートコンセンサス/エビデンスなし
4	経静脈栄養をいつ始めるか？	敗血症，敗血症性ショックの発症以前に栄養障害がなく，入院1週間以内に経腸栄養が開始できている場合は，入院1週間以内の静脈栄養を行わないことを弱く推奨する．	2D
4		重症化以前に栄養障害を認める，または入院1週間以内に経腸栄養が開始できない場合は，リフィーディング症候群に注意しながら静脈栄養の開始を考慮する．	エキスパートコンセンサス/エビデンスなし
5	経静脈栄養の至適投与エネルギー量は？	敗血症，敗血症性ショックの発症後1週間以内に経腸栄養が開始できない場合，および栄養障害のある場合には，経静脈栄養を開始することを提案する．	エキスパートコンセンサス/エビデンスなし
5		その場合にも設定エネルギー量の100％投与は行わないことを弱く推奨する．	2C
5		至適投与量は不明である．	エキスパートコンセンサス/エビデンスなし

（文献8を参照して作成）

また，誤った血糖測定はインスリンの不適切な使用の要因となる．以上から，目標血糖値と血糖測定方法の2つのCQ（表4）を設定している．

敗血症症例の栄養療法の実際

●要点：1）入室時栄養評価を抜けなく実施する．
　　　　2）早期経腸栄養が優先される投与ルートであり，入室時から腸管機能評価を行う．
　　　　3）経腸栄養開始後は，排便状況，腹部症状を確認，把握する．
　　　　4）栄養障害のない敗血症患者では，初期1週間は設定エネルギーよりも控えめな（60％程度）投与設計をする．
　　　　5）低栄養症例への栄養介入時は，リフィーディング症候群への注意が必要であり，血清リン，カリウム，マグネシウム値のモニタリングを繰返し行う．
　　　　6）静脈栄養では病態を考慮し，水分，3大栄養素，電解質，微量栄養素の過不足のない処方を行う．

実際に栄養療法を実施する場合の検討事項とその優先順位を表5にまとめた．その中

表3 Surviving Sepsis Campaign Guideline 2016 T：Nutrition（栄養管理）

	推奨内容	推奨の程度, エビデンスレベル
1	腸管栄養が可能である敗血症あるいは敗血症性ショックの重症患者に早期経静脈栄養単独，あるいは経静脈栄養と経腸栄養の併用は推奨しない（むしろ，早期経腸栄養を開始する）	強い推奨，中等度のエビデンスレベル
2	早期腸管栄養が不適である敗血症あるいは敗血症性ショックの重症患者に最初の7日間は早期経静脈栄養単独，あるいは経静脈栄養と経腸栄養の併用は推奨しない（むしろ，ブドウ糖輸液を開始し，許容範囲内の経腸栄養を開始していく）	強い推奨，中等度のエビデンスレベル
3	腸管栄養が可能である敗血症あるいは敗血症性ショックの重症患者には，完全な絶食やブドウ糖のみの輸液投与より，早期経腸栄養を提案する	弱い推奨，低いエビデンスレベル
4	敗血症あるいは敗血症性ショックの重症患者には，早期からの必要最小限・低カロリーの経腸栄養，あるいは完全経腸栄養を提案する；もし，必要最小限・低カロリーの経腸栄養が当初の治療計画であれば，患者の許容範囲を確認しつつ栄養を増やしていくこと	弱い推奨，中等度のエビデンスレベル
5	敗血症もしくは敗血症性ショックの重症患者に免疫賦活作用を期待してオメガ3脂肪酸を使用することは，推奨しない	強い推奨，低いエビデンスレベル
6	敗血症もしくは敗血症性ショックの重症患者に，毎回の胃内残留量のルーチン測定は提案しない	弱い推奨，低いエビデンスレベル
	しかし，経腸栄養がうまくいかない患者あるいは誤嚥の可能性が高いと予想される患者には，胃内残留量の測定を提案する	弱い推奨，非常に低いエビデンスレベル
7	敗血症あるいは敗血症性ショックの重症患者で経腸栄養忍容性がない患者に消化運動改善薬の使用を提案する	弱い推奨，低いエビデンスレベル
8	敗血症あるいは敗血症性ショックの重症患者で経腸栄養忍容性がない患者あるいは誤嚥の可能性が高いと予想される患者には，幽門側以遠に経腸栄養チューブの留置を提案する	低い推奨，低いエビデンスレベル
9	敗血症と敗血症性ショックの治療としてセレンの静脈内投与を推奨しない	強い推奨，中等度のエビデンスレベル
10	敗血症と敗血症性ショックの治療に，アルギニン投与を提案しない	弱い推奨，低いエビデンスレベル
11	敗血症と敗血症性ショックの治療として，グルタミン投与を推奨しない	強い推奨，中等度のエビデンスレベル
12	カルニチンの敗血症と敗血症性ショックの治療への推奨はない	

（文献10を参照して作成）

の注意点，個々の症例で検討が必要な項目，および現状での問題点について以下に記載する．

1. 入院時栄養評価[12〜14]

敗血症では，診断，感染源の検索，起炎菌の想定・同定，至適抗菌薬の選択，バイタルサインの安定化など救急外来，ICU入室初期に多くのなすべきことがある．それに忙殺され，**入院時栄養評価**を行わず栄養介入が行われる傾向がある．

呼吸管理を行う場合には，バイタルサインに加え，動脈血ガス分析による評価は必須であり，肺機能評価に基づきどのような酸素療法（酸素投与，非侵襲的持続陽圧換気（NPPV），挿管人工呼吸）を選択するか決定される．同様に栄養療法の開始にあたり，栄養評価が当然のごとく行われているかは，甚だ疑問である．

入院時栄養評価では，体重の変化，BMIに加え入院前栄養状態を明確にするために身体機能，生活状況，栄養摂取状況を本人，家

表4 日本版敗血症診療ガイドライン2016 CQ14：血糖管理

CQ14	CQ.	A.	エビデンスの質
1	敗血症患者の目標血糖値はいくつにするか？	敗血症患者に対して，144〜180mg/dLを目標血糖値としたインスリン治療を行うことを弱く推奨する．	2C
2	敗血症患者の血糖測定はどのような機器を用いて行うか？	敗血症患者の血糖測定では，毛細管血を用いた簡易血糖測定を実施しないことを推奨する．	1B
		敗血症患者の血糖測定では，動脈血・静脈血を用いた簡易血糖測定の実施を弱く推奨する．	2B
		敗血症患者の血糖測定では，動脈血・静脈血を用いた動脈血液ガス分析器の実施を推奨する．	1C

(文献8を参照して作成)

表5 敗血症患者の栄養療法時の検討事項とその優先順位
開始時のみでなく，栄養療法開始後もその効果，副作用を確認のためモニタリングに基づき，アセスメントを繰返し，処方内容を調整し，至適栄養療法の実施につとめる

	項目	内容/実施事項
1	栄養アセスメント	生活歴，栄養摂取歴，主観的評価：BMI，ADL，体重変化，栄養摂取歴，消化管機能，包括評価（SGA） 検査データ：各種血清蛋白濃度（ALB, RTP [TTR, Tf, RBP]），T-CHO, TLC, CONUT値 重症疾患での栄養評価指標：NSR 2002，(m) NUTRIC Score 重症度：原疾患，予測挿管期間，P/F比，急性/acute on chronic，APACHEⅡ Score，SOFA Score 疾患特異性：多発外傷，熱傷，免疫機能不全，腸管機能不全
2	投与ルート	優先順位：経腸栄養＞静脈栄養，SPN（経管栄養では腸管管理，静脈栄養ではルート管理）
3	開始時期	経腸栄養：入室後24〜48時間以内の経腸栄養 静脈栄養，SPN：症例ごとの栄養リスク，重症度により決定
4	投与設計	投与エネルギーに達する時期を設定（ex. 入室7日目に設定値の80％，2週目に100％）；症例ごとの栄養リスク，重症度により決定
5	投与エネルギー/蛋白質投与量設定	エネルギー量：簡易推算式（25kcal/kg（BW）/day），各種推算式，間接熱量測定値 蛋白質投与量：1.0〜1.5g/kg（BW）/day（初期〜ゴール値；腎機能により調整）
6	栄養組成	糖質，脂質，蛋白質：3大栄養素のバランス，投与エネルギー比率（病態によりバランスを崩した組成とする場合には，その意図を明記する） ビタミン，ミネラルの投与量 静脈栄養では急性期では特に，水分投与量を設定する
7	特殊栄養素	各栄養素の持つ薬理・免疫学的効果を期待するもの： 　グルタミン，アルギニン，n-3系脂肪酸，核酸，セレンなど

SGA：Subjective Global Assessment, CONUT：Controlling Nutritional Status, RTP：Rapid Turnover Protein, NRS2002：Nutritional Risk Score, (m) NUTRIC Score：(modified) Nutrition Risk in Critically ill, SPN：Supplemental Parenteral Nutrition

(文献11を参照して作成)

族，もしくは施設職員，ホームヘルパーなどから聴き取ることから始まる．さらに診察により，浮腫の有無，筋肉量を評価する．栄養サポートチーム（NST）が活動する病院では，**主観的包括的評価（subjective global assessment：SGA）**[12]が実施されているが，まさにその内容である．また，以前に受診歴があれば，電子カルテでは容易に過去の検査値を知ることができる．それに加え，入院時の血液生化学データで栄養評価（**客観的データ評価：objective data assessment：ODA**）を行うが，敗血症によりすでに検査データは

修飾されている場合があり，疾病発症以前の栄養状態を反映しているかはケースバイケースである．

以上から，入院時の栄養評価（高度，中等度栄養障害［その疑いを含む］，栄養状態不良を判定する）を行う．

敗血症では，疾患の重症度，感染巣コントロールの難易度，予想挿管期間，予想治療期間，各種重症度スコアなどによる疾患重症度と，入院時栄養状態を加味し栄養療法の介入強度を決定する．敗血症であるから，全例即時の積極的栄養療法の適応となるわけではない．逆に，nutritional risk がある敗血症例を明確に認識した場合には，早期から介入を行うべきである．

例えば，入院栄養障害がない urosepsis 症例で，数日以内に経口摂取が期待できれば，入院時からの積極的栄養介入は不要であると判断できる．そのような症例に入室時から，末梢静脈経由で「3％アミノ酸加維持液」を投与することは，栄養面のメリットがないばかりか，コスト，感染対策ではデメリットがある．

逆に，入院前から嚥下機能低下があり，直近3ヵ月で約10％の体重減少があり，BMI 18.5 の呼吸器感染症からの敗血症では，挿管呼吸管理下，早期経腸栄養による強力な栄養介入が必要である．その場合は挿管直後から，胃管の挿入，腹部単純 X 線写真（もしくは入院時に撮影した腹部 CT 画像）による，胃内容，腸管ガス像，便塊の有無を評価し，診察上腹満，腹部圧痛の有無を確認する．循環状態が安定すれば，**排便処置**（当院ではビサコジル坐薬挿肛後グリセリン浣腸を実施）を行い，経管栄養の開始に備える段取りを行う．確実な実行には院内での，「重症患者栄養療法プロトコール」作成の必要がある．

当然，栄養療法開始後も，**腸管機能評価**（胃管からの排液の有無，排便の状況［性状，量，回数］記録，腹部症状の有無など），採血データによるモニタリングを繰返す必要がある．低栄養症例では，栄養療法開始後の**リフィーディング症候群**には十分な注意が必要である．

しかしながら，侵襲下栄養療法の一番の問題点は，予後を規定できる客観的な栄養評価指標がないことである．そのため各種データを組合せた CONUT 値[15]，NSR 2002[16,17]，(m) NUTRIC Score[18,19] などが提唱されているが，本邦敗血症症例での有効性は検討されていない．少なくとも現状では，単独の血液生化学データで有効な栄養評価指標はない．

この点が，急性期栄養療法を見えにくく，わかりにくく，とっつきにくいものにしている．逆にいえば，急性期栄養療法は，経験知に基づくコツ，臨床力が試される分野である．

2. 投与ルートの選択，開始時期，投与計画

エビデンス上，有意の感染症発生率の少なさから経腸栄養が第一選択である[8~10]．理論上は，消化管からの栄養素吸収の利点以外に，免疫臓器でもあり有益な細菌叢を構築している腸管機能（**腸管インティグリティ**）の維持のために**腸管飢餓（intestinal starvation）**を回避する必要があり，経管栄養が優先される．早期経腸栄養を実施する場合は，入室時から腸管機能に配慮し腸管管理を行う必要がある．

（1）経腸栄養

栄養評価，疾患の重症度に基づき急性期の栄養介入を決定し，禁忌でなければ経腸栄養，それも入室 48 時間以内の早期経腸栄養が望ましい．

経腸栄養を開始するには，静脈栄養に比べ多くの準備，スタッフの習熟度が要求される．その事項を**表 6** にまとめた．交感神経過緊張，腸管血流低下により腸管蠕動が抑制され，胃内排出遅延の可能性がある病態での，侵襲早期の経腸栄養の成功には，病態を

表6 経腸栄養時に準備/考慮するべき事項

1. チューブの選択：素材，口径（ポリウレタン製，8〜10Fr を推奨）
2. 挿入時の先端位置確認：X線，胃液逆流，CO_2 非検出，胃泡音（精度が低い）
3. 使用中の継時的な先端位置確認法：確認法（2. 参照），頻度（3回/日，処置後），確認の記録
4. チューブ先端位置の選択：胃内，幽門後（十二指腸，空腸）
5. 消化管機能評価：胃内残量，腹満/腹痛，排便状況（量，性状，臭気，色調，回数）
6. 薬剤投与法；粉砕法，簡易懸濁法，薬剤の選択/制限
7. 経腸栄養剤の選択：濃度，蛋白質量，組成バランス，特殊栄養素，価格
8. 間欠/持続投与法：間欠回数，ポンプの使用，速度/量
9. 消化管管理：蠕動促進薬の使用，排便管理，下痢時の鑑別・対策（整腸剤・止痢剤の選択）
10. 注入時体位，指示の遵守度：頭上位 30〜60 度が推奨，低血圧時の対応，体位の確認法，記録
11. 実投与量の把握：検査・処置時の中止，嘔吐，脂肪性下痢（脂肪便染色（＋）＝吸収不良症候群）

静脈栄養より煩雑であり，看護スタッフに委ねられる領域が多く，チーム医療が必須

理解し的確な指示の出せる医師に加え，経腸栄養の必要性を理解し，その手技に習熟した看護師の存在は不可欠である．

初期投与エネルギー量は，**簡易推算式**（25 kcal/kg（BW）/day），もしくは**間接熱量計測定値**から消費熱量を算出し決定する．上述したように，疾病の重症後と栄養障害の有無，程度で開始後の増量法，目標投与エネルギーに到達する予定日を設定する．簡易式で使用する体重は，BMI≦25 では実体重を，それ以上では理想体重を用いる．

当院では 3 日以上の挿管予想症例では挿管中は連続して間接熱量測定を行っている[20]．栄養障害がない挿管症例では，測定値の 80% 以下（60〜70% 程度）を入室 1 週間目の目標値として開始後漸増している．高度の栄養障害（多くは，痩せた筋肉量が減少した高齢者）症例では，入室 3 日目に測定値の 80% 以上に増量する．当然血糖管理は，入室時から栄養療法開始後まで厳密に行う必要がある．

栄養障害がない症例では，ストレス反応による異化亢進により身体構成成分が燃焼することで産生される「内因性エネルギー」を考慮し，外部エネルギー投与による overfeeding 回避のため控えめのエネルギー投与が奨められている．一方，高度侵襲，入院時栄養障害がある，いわゆる high nutritional risk 症例では，身体構成成分喪失による弊害を考慮し，より積極的な栄養介入を行う．

蛋白質投与量は，入室 1 週間目までには 1.0〜1.2 g/kg（BW）/day を目指して，栄養剤の蛋白質濃度と，各症例の腎機能を考慮し栄養剤を選択している．採血データで BUN 値が想定以上に上昇すれば蛋白質投与量を減量する．経腸栄養剤の蛋白質の性状は，アミノ酸，ペプチド型，半消化態があるが，当院では費用対効果の点からも半消化態栄養剤を第一選択としている．

栄養剤濃度は，敗血症では①初療時蘇生輸液が投与されているので栄養療法開始時細胞外液が過剰である，②交感神経過緊張，腸管血流低下などにより腸管機能低下があるため，投与量を制限することが望ましく，高濃度 1.5〜2.0 kcal/mL の栄養剤を第一選択としている．2.0 kcal/mL 濃度の栄養剤を胃管より，経腸栄養ポンプを用い 10 mL/hr で開始すれば 480 kcal/day 投与が可能であり，水分投与量はわずか 168 mL/day である．水分投与量の少なさは，経腸栄養のさらなるメリットである．

開始時には原則，栄養チューブ先端は容易に挿入開始できる胃内で開始している．その後，いかなる工夫を行っても胃内投与の継続・増量が困難な症例では，空腸内留置としている．

経腸栄養開始の前提には，循環状態の安定がある．高容量の昇圧薬投与，急速輸液，輸

血が必要な場合など，循環動態不安定な患者に対しては，血行動態が安定するまでは経腸栄養の開始を控える．また経腸栄養開始後であっても栄養投与中のショックあるいは**非閉塞性腸管壊死（non-occlusive mesenteric ischemia：NOMI）**などの発症に留意し，その徴候を認めた場合には経腸栄養を中断する必要がある．この点も栄養プロトコールに明示しておく必要がある．

（2）静脈栄養

経腸栄養禁忌例では，当然静脈栄養となる．また，どのような工夫をしても経腸栄養で必要エネルギー量を満たさない場合には**補完的静脈栄養（supplemental parenteral nutrition：SPN）**を考慮する．

最近の論文では重症患者急性期の静脈栄養は，投与エネルギー量に留意すれば，経腸栄養と同等との評価である（MEMO参照）．その前提は静脈栄養ルートおよび輸液製剤の厳格な感染対策である．

静脈栄養輸液製剤は，投与計画に基づき薬剤の処方により作成することになる．既製の高カロリー輸液製剤を用いる場合にもその内容を把握する必要がある．処方にあたり各症例の疾患の侵襲度，栄養障害の有無・程度，体重変化，臓器機能を考慮して，投与エネルギー量，投与水分量，3大栄養素のバランス，微量栄養素の含量を決定する．静脈栄養を実施する場合にはブドウ糖輸液単独では行わない．また，総合ビタミン剤，微量元素製剤の通常量の投与を行う．

静脈栄養では，経腸栄養に比べ消化・吸収のプロセスを経ず血管内に投与する直接性の観点からも，急性期投与エネルギー量は経腸栄養の×0.8程度と考えている．

静脈栄養時の投与ルートでは，中心静脈ルートは，浸透圧比3以上の輸液製剤を用いる場合に使用する．敗血症患者では，安全で安定した輸液ルート（薬剤のpH値，組織障害性，浮腫などで20Gより太い末梢血管確保困難など）として中心静脈カテーテルが用いられる．これは，静脈栄養とは適応が異なることを認識する必要がある．中心静脈カテーテルが挿入されているから，**完全静脈栄養（total parenteral nutrition：TPN）**を開始するのではない．

■ 3．栄養組成，特殊栄養素

栄養組成は，病態，臓器機能から3大栄養素の組成の大枠を決定しそれに近い栄養剤を選択する．高度耐糖能障害，慢性腎不全保存期，急性腎不全の高BUN血症，高K，高リン，高マグネシウム血症では，疾患別に調整された栄養剤を選択する．栄養剤濃度，蛋白質組成に関しては，上述した．

静脈栄養では，水分投与量を明確にし，ビタミン類，微量元素を必ず添加する．水分投与に関しては，**ブドウ糖輸液**は最大70%濃度の輸液製剤があるが，**アミノ酸輸液製剤**は，我が国では原則10%濃度以下の製剤のみで，1.0～1.2 g/kg（BW）/day投与するためには，体重60 kgの患者では600～720 mL/dayの水分が必要となる．多くの薬剤を経静脈的に投与する敗血症急性期には，in-outバランス，体重の変化に注意が必要である．

また，**脂肪乳剤**投与時には投与速度は0.1～0.2 g triglycerides/kg/hrまでとし，投与量は0.7～1.5 g/kg/dayを超えないようにする[9]．経腸栄養が施行できていれば，脂肪乳剤の投与を控える．

静脈栄養に不慣れな医師は，NST担当薬剤師と相談のうえ，処方内容を決定することを強く奨める．

栄養素の薬理学的な効果を期待する「特殊栄養素」の投与で，予後を改善する明確なエビデンスは，こと敗血症に関しては確認されていない．ここでいう「**特殊栄養素**」とは，**n-3系脂肪酸（EPA），γリノレン酸，抗酸化物質**を強化した経腸栄養剤，および**アルギニン，グルタミン，セレン**などである．

MEMO

重症患者急性期栄養療法の現状での論点

　敗血症を含む重症患者の栄養療法に関しては，明確なエビデンスがある分野は少ない．その中で現在の敗血症急性期（発症〜10日間）栄養療法の趨勢（ガイドラインでの推奨）は，入院時栄養評価を実施，経腸栄養を優先し早期に開始，消費エネルギー量を下回る投与設定，静脈栄養の併用は慎重に，である．

　この中で，成人重症患者の早期栄養投与時の投与経路を検討したRCTが発表されている．

　まず，CALORIES trial（2014）[21)]では，成人ICU症例を静脈栄養（PN）群（1,191症例）と経腸栄養（EN）群（1,197症例）の2群で比較したRCT（介入は早期静脈栄養）である．栄養投与プロトコールは入室から36時間以内に栄養療法を開始し，5日間継続する．投与エネルギーは25kcal/kg/dayとし，48〜72時間で目標値に到達する．主要評価項目は30日全死亡率．結果は，30日時点で死亡率（PN群33.1%，EN群34.2%［RR 0.97, 95%CI；0.86〜1.08, p=0.57］）に差はなかった．EN群と比較して，PN群は低血糖と嘔吐が有意に減少した．PN群とEN群で感染症合併平均数，90日死亡，その他14の副次評価項目で，有害事象発生率に有意差はなかった．

　ほとんどの症例において目標投与量を達成しなかった（平均80%程度）が，両群間でカロリー投与量は同等であった．PN，ENで感染性合併症が，どの感染症別でも差がないことは驚きである．しかし，残念ながら対象患者に関する栄養評価は行われていない．

　次に，NUTRIREA-2 trial（2018）は，ショックで昇圧剤を使用する重症症例を対象とした，早期PNとENを比較したRCT（介入は早期経腸栄養）である．従来は，循環安定後低容量ENが推奨されている．ショックのため挿管呼吸管理，昇圧剤を使用された18歳以上の症例で，早期（挿管後24時間以内に開始）のPNとENに割り付け比較したオープンラベルRCTで，設定目標は20〜25kcal/kg/day．主要評価項目は，28日目の死亡率．

　このtrialでは，2回目の中間解析の結果，データ安全監視委員会がこれ以上登録症例を増やしても治験結果を変えることはないとし，患者登録の中止を勧告した．それまでの登録症例は2,410症例（EN群1,202名，PN群1,208名）．結果は，死亡率は28日までにEN群37%，PN群で35%（絶対差2.0%，95%CI；1.9〜5.8, p=0.33）．ICU感染症の累積発生率は，EN群とPN群で173［14%］対194［16%］で有意差なし．PN群と比較しEN群は消化器症状（嘔吐，下痢，腸虚血，急性結腸偽閉塞）の累積発生率が有意に高かった．

　以上から，ショックを伴う重症症例では積極的EN群とPN群の比較で，28日死亡率，その他臨床的アウトカム，感染症発生率に差がなかった．ただし消化器系合併症が有意にEN群で高頻度であった．循環不安定な症例での早期からの積極的な栄養療法は，消化器系合併症を増加させることを示している．

　CALORIES trialとNUTRIREA-2 trialでは，疾患の重症度は異なるが，同様の栄養介入方法であった．その栄養療法では，従来の「ENとPNでは死亡率に差はないが，感染性合併症ではENが有利である」こと（数少ないエビデンス）は，示されなかった．早期からの積極的なENに問題があった可能性がある．

　逆説的には，敗血症に関わる医師は，静脈栄養にも精通（カテーテル挿入法，ルート管理，処方内容など）しておく必要がある．

　また，各施設の実情に合致した「敗血症急性期栄養療法プロトコール」を作成したうえで，自施設のデータを解析した結果，および新たに明らかになったエビデンスを織り込み，各施設のプロトコールをブラッシュアップする必要がある．

[文 献]

1) Hasselqren PO：Catabolic response to stress and injury：implications for regulation. World J Surg 24：1452-1459, 2000
2) Demling RH, Seigne P：Metabolic management of patients with severe burns. World J Surg 24：673-680, 2000
3) Hill AG, Hill GL：Metabolic response to severe injury. Br J Surg 85：884-890, 1998
4) Ali NA, O'Brien JM Jr, Hoffmann SP et al；Midwest Critical Care Consortium：Acquired weakness, handgrip strength, and mortality in critically ill patients. Am J Respir Crit Care Med 178：261-268, 2008
5) Wei X, Day AG, Ouellette-Kuntz H et al：The Association Between Nutritional Adequacy and Long-Term Outcomes in Critically Ill Patients Requiring Prolonged Mechanical Ventilation：A Multicenter Cohort Study. Crit Care Med 43：1569-1579, 2015
6) Taylor BE, McClave SA, Martindale GE et al；Society of Critical Care Medicine；American Society of Parenteral and Enteral Nutrition：Guidelines for the Provision and Assessment of Nutrition Support Therapy in the Adult Critically Ill Patient：Society of Critical Care Medicine (SCCM) and American Society for Parenteral and Enteral Nutrition (A.S.P.E.N.). Crit Care Med 44：390-438, 2016
7) Latham R, Lancaster AD, Covington JF et al：The association of diabetes and glucose control with surgical-site infections among cardiothoracic surgery patients. Infect Control Hosp Epidemiol 22：607-612, 2001
8) 西田　修，小倉裕司，井上茂亮 他；日本版敗血症診療ガイドライン2016作成特別委員会：日本版敗血症診療ガイドライン2016. 日集中医誌 24(suppl 2)：S1-S232, 2017
9) 集中治療医学会重症患者の栄養管理ガイドライン作成委員会：日本版重症患者の栄養療法ガイドライン. 日集中医誌 23：185-281, 2016
10) Rhodes A, Evans LE, Alhazzani W et al：Surviving Sepsis Campaign：International Guidelines for Management of Sepsis and Septic Shock：2016. Crit Care Med 45：486-552, 2017
11) 海塚安郎：重症病態の栄養管理における静脈栄養の実際 in 特集 静脈栄養の力を，今あらためて考える．静脈経腸栄養 33：853-862, 2018
12) Atalay BG, Yagmure C, Nursal TZ et al：Use of subjective global assessment and clinical outcomes in critically ill geriatric patients receiving nutrition support. JPEN J Parenter Enteral Nutr 32：454-459, 2008
13) Sungurtekin H, Sungurtekin U, Oner O et al：Nutrition assessment in critically ill patients. Nutr Clin Pract 23：635-641, 2008
14) Kyle UG, Kossovsky MP, Karsegard VL et al：Comparison of tools for nutritional assessment and screening at hospital admission：a population study. Clin Nutr 25：409-417, 2006
15) Ignacio de Ulíbarri J, González-Madroño A, de Villar NG et al：CONUT：a tool for controlling nutritional status. First validation in a hospital population. Nutr Hosp 20：38-45, 2005
16) Kondrup J, Rasmussen HH, Hamberg O et al；Ad Hoc ESPEN Working Group：Nutritional risk screening (NRS 2002)：a new method based on an analysis of controlled clinical trials. Clin Nutr 22：321-336, 2003
17) Kondrup J, Allison SP, Elia M et al；Educational and Clinical Practice Committee, European Society of Parenteral and Enteral Nutrition (ESPEN)：ESPEN guidelines for nutrition screening 2002. Clin Nutr 22：515-521, 2003
18) Heyland DK, Dhaliwal R, Jiang X et al：Identifying critically ill patients who benefit the most from nutrition therapy：the development and initial validation of a novel risk assessment tool. Crit Care 15：R268, 2011
19) Rahman A, Hasan RM, Agarwala R et al：Identifying critically-ill patients who will benefit most from nutritional therapy：Further validation of the "modified NUTRIC" nutritional risk assessment tool. Clin Nutr 35：158-162, 2016

20）海塚安郎：間接熱量計を用いた重症患者の栄養管理．静脈経腸栄養 27：1303-1311, 2012
21）Harvey SE, Parrott F, Harrison DA et al；CALORIES Trial Investigators：Trial of the Route of Early Nutritional Support in Critically Ill Adults. N Engl J Med 371：1673-1684, 2014
22）Reignier J, Boisramé-Helms J, Brisard L et al；NUTRIREA-2 Trial Investigators；Clinical Research in Intensive Care and Sepsis (CRICS) group：Enteral versus parenteral early nutrition in ventilated adults with shock：a randomised, controlled, multicentre, open-label, parallel-group study (NUTRIREA-2). Lancet 391：133-143, 2018

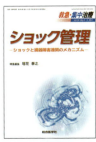

好評発売中

救急・集中治療
Vol 29 No 7・8 2017

抗菌薬
―その常識は正しいか？―

特集編集　志馬　伸朗

B5判／本文200頁
定価（本体5,600円＋税）
ISBN978-4-88378-551-3

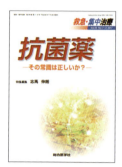

目　次

I．抗菌薬の選択 ―その常識は正しいか？―
- 深部膿瘍，壊死性筋膜炎に対してクリンダマイシンを投与すべきか？
- ブドウ球菌の感染性心内膜炎にアミノグリコシドを併用すべきではないか？
- アンピシリンに感受性のある黄色ブドウ球菌感染症に対する標的治療はアンピシリンか？　セファゾリンか？
- レジオネラ肺炎に対する抗菌薬はキノロンか，マクロライドか，併用か？
- 重症市中肺炎にマクロライドは併用すべきか？
- *Enterobacter* に対して第3世代セファロスポリン系抗菌薬は使えないか？　*Acinetobacter* に対する抗菌薬は何を選択するか？
- ESBL産生腸内細菌科に対して，タゾバクタム/ピペラシリンやセフメタゾール，フロモキセフは使えないか？
- 汎発性腹膜炎や尿路感染症の経験的治療で腸球菌は必ずカバーすべきか？
- 汎発性腹膜炎の経験的治療で緑膿菌やESBL産生菌はカバーすべきか？
- 黄色ブドウ球菌（MSSA，MRSA）による敗血症性中枢神経系播種に対する抗菌薬選択は？
- 重症感染症への経験的治療はカルバペネムでよいのか？　重症急性膵炎に対してカルバペネムの予防投与は必要か？
- 緑膿菌感染症に対する標的治療は何がよいのか？
- ICUでアミノグリコシドを使用する機会はあるのか？　緑膿菌あるいは敗血症性ショックではどうなのか？　もしも使用する場合，トラフ値とピーク値両方の測定は必要か？
- 培養陰性の敗血症性ショックに対して，経験的治療の継続あるいは中止判断はどうすればよいか？
- 誤嚥性肺炎にはスルバクタム/アンピシリンでよいのか？
- スルバクタム・アンピシリンの適正使用とは？　アンピシリンとの使い分けは？
- 開胸管理中あるいはECMO中の予防的抗菌薬投与は必要か？
- 脳炎疑いには経験的にアシクロビルを使うべきか？
- MRSA鼻腔保菌は本当にMRSA感染症のリスクファクターなのか？

II．使用法・評価など ―その常識は正しいか？―
- βラクタム系抗菌薬やバンコマイシンの持続投与は有効なのか？
- 1週間以上抗菌薬治療が必要な感染症には何があるか？
- 菌血症に対する抗菌薬投与期間は一律2週間必要か？
- バンコマイシンのトラフ値は15～20μg/mLを維持すべきか？　ローディングは必要か？
- de-escalationって本当にできるのか？　できる条件があるとすれば何か？
- "念のため"抗菌薬を使いたがる医師に対して，どう指導したらよいか？
- 熱やWBCやCRPが下がりきらないから抗菌薬がやめられないという医師に対して，どのように対処すればよいか？
- メロペネムが"強力"で，これを使っておけば"安心"だという医師にどのように介入するべきか？
- β-D-グルカンが高いから抗真菌薬を投与したいという医師に対して，どのように対処すればよいか？
- 術中3時間ごとに抗菌薬を追加投与すべきか？　10時間を超える長時間手術ならどうするか？

III．検査・副作用など ―その常識は正しいか？―
- CRP，PCT，プレセプシンを同時に測定する意義はあるか？
- 抗菌薬と中枢神経副作用との関連は？
- 血液培養採取における落とし穴は？

総合医学社　〒101-0061　東京都千代田区神田三崎町1-1-4
TEL 03(3219)2920　FAX 03(3219)0410　http://www.sogo-igaku.co.jp

特集 エキスパートに学ぶ Sepsis 敗血症バンドル
実践編―敗血症の管理ポイント―

敗血症におけるリハビリテーション

[1) JA愛知厚生連海南病院 リハビリテーション科, 2) 順天堂大学保健医療学部 開設準備室

飯田有輝[1], 高橋哲也[2]

Key words 敗血症, 異化亢進, ICU-AW, リハビリテーション

point

- 敗血症による炎症性の異化亢進と免疫不全により, 全身性の筋障害や神経障害あるいはその両方の機能障害を呈した ICU-AW が発生する.
- 早期からの離床や運動療法を主としたリハビリテーション介入により, 身体機能や日常生活自立度の早期改善が期待される.

はじめに

敗血症患者では, 集中治療室（intensive care unit：ICU）退室後も全身性の筋力低下や身体機能障害, 抑うつや不安など精神機能障害が残り, 長期にわたり日常生活に支障をきたすことが報告されている[1,2]. 米国集中治療医学会のステークホルダー・カンファレンスでは, このような ICU 退室後も遷延する心身の障害を**集中治療後症候群**（post-intensive care syndrome：PICS）と定義し[3], 集中治療領域の新たなアウトカムの1つとして意識されるようになった. このうち神経や筋などの身体機能障害である ICU-acquired weakness（ICU-AW）は, 敗血症, 多臓器不全, 長期人工呼吸管理など重症患者の約半数に発生するとされ[4], その発生には全身性炎症を背景に不活動などの医原性リスク因子が関連する[5].

集中治療におけるリハビリテーションには, 身体機能や精神機能ならびに健康関連 QOL を改善する効果があり[6], ICU の重症患者であっても必ずしも運動療法は禁忌ではない. しかし敗血症患者では, 呼吸循環不全やショック状態を呈した症例が多く, 病態急性期は極めて不安定であり, リハビリテーションは常に効果と安全性を念頭におき進めることが求められる. 本稿では, 敗血症による身体機能障害とリハビリテーションの有用性について概説する.

敗血症と ICU-AW

● 要点：全身性炎症反応により神経・骨格筋の機能・構造に障害をきたす.

敗血症により侵襲を受けた筋組織ならびに各種臓器は, 相互に代償機能を奪い合い, 予

TOPICS

敗血症治療に伴い発生する身体機能や精神機能，メンタルヘルスに及ぶ影響は，集中治療後症候群（post-intensive care syndrome：PICS）とよばれ，患者だけでなく患者家族のメンタルヘルスも損なう．PICS 予防の方策として，ABCDEFGH バンドルが提唱されている[3]．

ABCDEFGH バンドル
A：毎日の覚醒トライアル
B：毎日の呼吸器離脱トライアル
C：A＋B の実践，鎮静・鎮痛薬の選択
D：せん妄のモニタリングとマネジメント
E：早期離床と運動療法
F：家族を含めた対応，転院先への紹介状，機能的回復
G：良好な申し送り，伝達
H：PICS についての書面での情報提供

備能が低下し，さらなる病態の悪化から多臓器不全に進展する．ICU-AW は敗血症，多臓器不全，長期人工呼吸管理のいずれかに該当する重症患者のうち約半数に発生する[4]．

ICU-AW の病態として，敗血症などによる全身性の炎症が血液凝固能の亢進や血管透過性の亢進を病態とした局所の微小循環障害をひき起こし[7]，神経筋障害が発生すると考えら

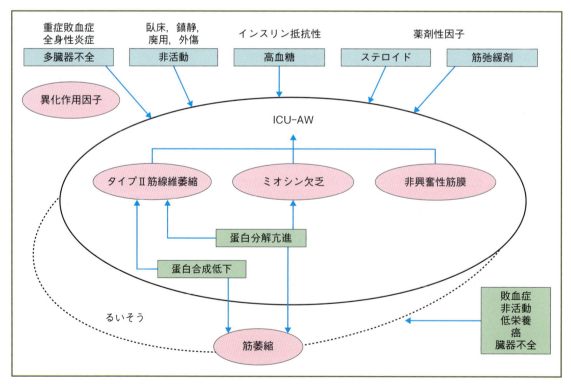

図1 ICU-AW の病態

れている．ICU-AW の発生・進展には，侵襲，薬剤性の影響，身体低活動，栄養不良が複合的・相乗的に関連する（図1）[5]．ICU-AW の対策としては ICU-AW の発生・進展リスク因子をいかに減らすか，さらに回復に向けて ICU を退室した後もリハビリテーションをいかに継続するかが重要である．

ICU-AW に対するアプローチ

ICU-AW あるいは敗血症に対する有効なリハビリテーションアプローチはまだ確立されていない．考え方としては医原性リスク対策であり，過鎮静の回避，血糖管理，早期の運動療法が推奨されている．しかし，ICU-AW の予防効果について検討されたメタ解析では，リハビリテーションのみの介入効果は認められていない[8]．

ICU におけるリハビリテーションの禁忌，開始基準・中止基準について

ICU における早期離床や運動療法による有害事象については，海外からの報告で酸素飽和度の低下と循環変動が数％に認められるのみで，重大な有害事象はほとんど報告がない[4,5]．これらは海外からの報告であり，医療体制や治療対象が異なる我が国でそのまま適用できるかは検証されていない．我が国では，2017年に日本集中治療医学会より「早期リハビリテーションエキスパートコンセンサス[9]」が公表され，早期リハビリテーションの禁忌，開始基準・中止基準が示されている．記載された基準の多くは，海外からの報告と同様，呼吸状態，循環動態，意識などの自覚症状の変化によって定められている．各種臓器機能の改善と全身管理が最優先される場合には，積極的運動は禁忌である（表1）．同様に開始基準は，病状の好転や安定化に併せて各種臓器機能が改善傾向にあり，生命の危機から脱したことが確認されなければならない（表2）．

表1 集中治療室で早期離床やベッドサイドからの積極的運動を原則行うべきでない

1) 担当医の許可がない場合
2) 過度に興奮して必要な安静や従命行為が得られない場合（RASS≧2）
3) 運動に協力の得られない重篤な覚醒障害（RASS≦−3）
4) 不安定な循環動態で，IABP などの補助循環を必要とする場合
5) 強心昇圧薬を大量に投与しても，血圧が低すぎる場合
6) 体位を変えただけで血圧が大きく変動する場合
7) 切迫破裂の危険性がある未治療の動脈瘤がある場合
8) コントロール不良の疼痛がある場合
9) コントロール不良の頭蓋内圧亢進（≧20 mmHg）がある場合
10) 頭部損傷や頸部損傷の不安定期
11) 固定の悪い骨折がある場合
12) 活動性出血がある場合
13) カテーテルや点滴ラインの固定が不十分な場合や十分な長さが確保できない場合で，早期離床やベッドサイドからの積極的運動により事故抜去が生じる可能性が高い場合
14) 離床に際し，安全性を確保するためのスタッフが揃わないとき
15) 本人または家族の同意が得られない場合

RASS：Richmond agitation-sedation scale，IABP：Intra aortic balloon pumping；大動脈内バルーンパンピング

（文献9より引用）

表2 早期離床やベッドサイドからの積極的運動の開始基準

	指標	基準値
意識	Richmond Agitation Sedation Scale（RASS）	−2≦RASS≦1 30分以内に鎮静が必要であった不穏はない
疼痛	自己申告可能な場合 Numeric rating scale（NRS）もしくは Visual analogue scale（VAS）	NRS≦3　もしくは　VAS≦3
	自己申告不能な場合 Behavioral pain scale（BPS）もしくは Critical-Care Pain Observation Tool（CPOT）	BPS≦5　もしくは　CPOT≦2
呼吸	呼吸回数（RR）	＜35回/min が一定時間持続
人工呼吸器	酸素飽和度（SaO_2）	≧90％が一定時間持続
	吸入酸素濃度（F_iO_2）	＜0.6
	呼気終末陽圧（PEEP）	＜10cmH_2O
循環	心拍数（HR）	HR：≧50拍/min もしくは ≦120拍/min が一定時間持続
	不整脈	新たな重症不整脈の出現がない
	虚血	新たな心筋虚血を示唆する心電図変化がない
	平均血圧（MAP）	≧65mmHg が一定時間持続
	ドパミンやノルアドレナリン投与量	24時間以内に増量がない
その他	・ショックに対する治療が施され，病態が安定している． ・SAT ならびに SBT が行われている． ・出血傾向がない． ・動く時に危険となるラインがない． ・頭蓋内圧（ICP）＜20cmH_2O． ・患者または患者家族の同意がある．	

（文献9より引用）

ICUにおけるリハビリテーションの実際

● 要点：離床は動作に伴う意識や疼痛のレベル変化，バイタルなどをモニタリングし，段階的に進める．

以下に，ベッド臥位からの段階的な離床の手順について述べる（図2）．

1．離床の実際

（1）施行前の準備

医師と看護師，理学療法士，作業療法士，臨床工学技士など多職種で患者の身体機能や管理状況ならびに遂行意志など多角的に評価を行い，早期離床・リハビリテーション計画をたてる．病名や病態，鎮痛・鎮静状況，デバイス，禁忌事項を確認し，離床や運動療法を積極的に進められるかどうか，開始基準に照らし合わせ判断する．離床の前には，人工呼吸器回路，モニタリング用のリードやさまざまなポンプ，薬剤ルート，ドレナージなど患者の管理条件や実施環境を整備する．患者の状態によっては，人工呼吸器の設定を患者の換気要求に合わせる．施行時の介助やモニタリングならびに急変時の対応などに，多数のスタッフを揃える．また実施前に，積極的な離床や運動療法について患者や家族に説明し同意を得ておくことも必要である．

（2）端坐位

開始基準に合致していたら，呼吸循環動態

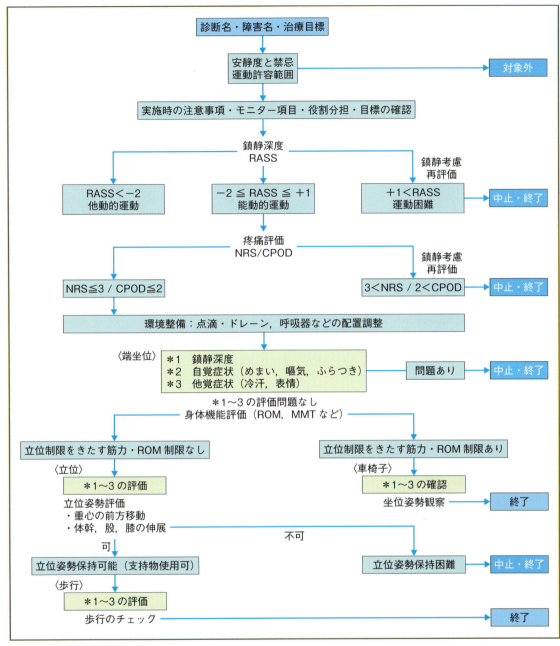

図2 早期離床のすすめ方

や疼痛の変化をモニタリングしながら起き上がる．最初から患者の自力動作とせず，必ず介助下で行う．動作介助，モニタリング，点滴ラインなどの取り回しは，予め役割を決めて対応する．めまい，嘔吐，ふらつきなどの自覚症状，冷汗，意識レベル，表情，顔色などの他覚症状，離床に伴う疼痛レベルの変化を随時確認する．また，出血増大や創・骨折部位へのストレスなど危険事象が発現していないか注意する．

(3) 立位

端坐位の状態が安定し，さらに離床可能と判断できれば，立位に向け身体機能を評価する．主に立ち上がりに必要な四肢体幹の関節

可動域，筋力を確認する．立ち上がりの際は，身体機能に合わせて介助方法や補助器具を選択する．ベッドの高さは立ちやすい位置に調整する．端坐位同様，姿勢の変化に伴う全身状態をモニタリングする．立位では体幹，下肢の支持が可能か，重心移動や立位保持が可能か確認する．急激な血圧低下に伴う意識消失は立位保持から数分後に発生することもあるので，常に急変時に対応できる体制を整えておく．

（4）足踏み・歩行

立位で側方への重心移動が可能であれば足踏みを試行する．静的な姿勢保持と違い，足踏みや歩行は連続的な重心移動動作となるため，転倒の危険性も高く，呼吸循環動態も変化しやすい．突然の状態変化や転倒にも対応できるよう，側方および後方からの介助も行う．また歩行に伴って人工呼吸器や点滴類なども移動するため，歩行に必要なスペースを十分確保する．

2. 運動療法

運動療法には自動的運動と他動的運動に分けられる．自動的運動は早期離床と組合せることで，人工呼吸器離脱の促進や身体機能の改善が示されている[10]．運動負荷量は低負荷で1日に数回ずつ行う頻回抵抗運動が推奨される．滑車や弾性バンド，重錘，セラボールなど器具を用いた運動や，ベッド上でも臥位や坐位で行えるサイクルエルゴメーターやクッションを用いた足踏み運動が有用である（図3）．

重症敗血症患者は，意識障害を伴っていることや鎮静下で管理されることが少なくない．ICU入室期間中の30％は積極的な離床や運動療法ができない期間であり[5]，すべて

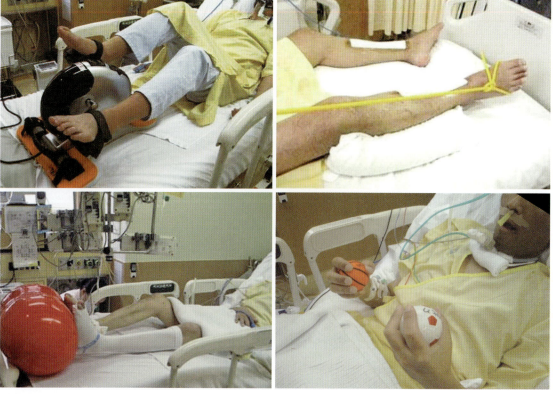

図3 ICUにおけるベッド上運動療法

のICU入室患者を積極的な運動療法の対象とするのは困難である．積極的な運動療法が困難な場合，他動的運動を行う．ICUでは関節可動域訓練，ストレッチ，ポジショニングのほか，持続的他動運動装置（continuous passive motion：CPM，サイクルエルゴメーター）や，神経筋電気刺激療法（neuromuscular electrical stimulation：NMES）などが用いられる．

他動運動の効果について，いくつか報告があるが有効性は限定的である[11,12]．NMESは電気刺激によって運動神経を介し筋収縮を誘発する方法だが，敗血症患者やICU-AWに対する早期介入効果の有効性について，現時点でのエビデンスは乏しい[13,14]．他動的運動は適応やプロトコルの標準化が課題である．

ピットフォール

集中的なリハビリテーションをやれば予後がよくなるかというとそうではない．早期離床や運動療法について，一定の効果を示した報告がある一方で，積極的に運動療法を行っても効果に差はないという報告もある[15]．運動療法の内容や負荷量，介入頻度，継続性など早期離床や運動療法の在り方については，まだ議論の余地がある．また患者が人工呼吸器装着下で痛みや苦しみを上手く伝えられないまま運動することが却ってトラウマになることもある．リハビリテーションを行うときには，患者にしっかり説明し同意をとること，苦痛について丁寧にモニタリングすることが重要である．

おわりに

敗血症患者に対し早期からリハビリテーションを実施しても，ICUで即時的効果を示すことは難しい．ICU退室後のアウトカムは，PICSをはじめ，ADL自立度，生命予後，健康関連QOLなど中長期に経過をみなくてはならない．PICS対策のためのABCDEFGHバンドルでは，継続的なリハビリテーションを前提に適切な申し送りや連携の必要性が記載されている．ICU退室後の患者がどのような状態であったか，さらに退院した先でどのような帰結となったか，社会的システムとも連携し，介入に対する中長期的な結果をICUにフィードバックする仕組みを構築することが必要である．

［文 献］

1) Herridge MS, Cheung AM, Tansey CM et al；Canadian Critical Care Trials Group：One-year outcomes in survivors of the acute respiratory distress syndrome. N Engl J Med 348：683-693, 2003
2) Herridge MS, Tansey CM, Matté A et al；Canadian Critical Care Trials Group：Functional disability 5 years after acute respiratory distress syndrome. N Engl J Med 364：1293-1304, 2011
3) Elliott D, Davidson JE, Harvey MA et al：Exploring the scope of post-intensive care syndrome therapy and care：engagement of non-critical care providers and survivors in a second stakeholders meeting. Crit Care Med 42：2518-2526, 2014

4) Stevens RD, Dowdy DW, Michaels RK et al：Neuromuscular dysfunction acquired in critical illness：a systematic review. Intensive Care Med 33：1876-1891, 2007
5) de Jonghe B, Lacherade JC, Sharshar T et al：Intensive care unit-acquired weakness：risk factors and prevention. Crit Care Med 37：S309-S315, 2009
6) Schweickert WD, Pohlman MC, Pohlman AS et al：Early physical and occupational therapy in mechanically ventilated, critically ill patients：a randomised controlled trial. Lancet 373：1874-1882, 2009
7) Fenzi F, Latronico N, Refatti N et al：Enhanced expression of E-selectin on the vascular endothelium of peripheral nerve in critically ill patients with neuromuscular disorders. Acta Neuropathol 106：75-82, 2003
8) Hermans G, De Jonghe B, Bruyninckx F et al：Interventions for preventing critical illness polyneuropathy and critical illness myopathy. Cochrane Database Syst Rev 30：CD006832, 2014
9) 日本集中治療医学会早期リハビリテーション検討委員会：集中治療における早期リハビリテーション～根拠に基づくエキスパートコンセンサス～．日集中医誌 24：255-303, 2017
10) Chiang LL, Wang LY, Wu CP et al：Effects of physical training on functional status in patients with prolonged mechanical ventilation. Phys Ther 86：1271-1281, 2006
11) Griffiths RD, Palmer TE, Helliwell T et al：Effect of passive stretching on the wasting of muscle in the critically ill. Nutrition 11：428-432, 1995
12) Camargo Pires-Neto R, Fogaca Kawaguchi YM, Sayuri Hirota A et al：Very Early Passive Cycling Exercise in Mechanically Ventilated Critically Ill Patients：Physiological and Safety Aspects-A Case Series. PLoS One 8：e74182, 2015（doi：10.1371/journal.pone.0074182）
13) Fischer A, Spiegl M, Altmann K et al：Muscle mass, strength and functional outcomes in critically ill patients after cardiothoracic surgery：does neuromuscular electrical stimulation help? The Catastim 2 randomized controlled trial. Crit Care 20：30, 2016
14) Kho ME, Truong AD, Zanni JM et al：Neuromuscular electrical stimulation in mechanically ventilated patients：a randomized, sham-controlled pilot trial with blinded outcome assessment. J Crit Care 30：32-39, 2015
15) Morris PE, Berry MJ, Files DC et al：Standardized Rehabilitation and Hospital Length of Stay Among Patients With Acute Respiratory Failure：A Randomized Clinical Trial. JAMA 315：2694-2702, 2016

特集 エキスパートに学ぶSepsis敗血症バンドル
実践編―敗血症の管理ポイント―

小児の敗血症で気をつけること

国立成育医療研究センター病院 集中治療科 中川 聡（なかがわ さとし）

Key words 小児の敗血症定義，小児用SOFAスコア，バイタルサイン，輸液管理

point

- ▶ 小児の敗血症定義は，2005年に発表されてから改定されていない．成人のSepsis-3に準拠した新たな小児用定義が検討されている．
- ▶ 診断においては，早期警告スコアなどの患者急変察知に使用されるツールが，小児でも使用されよう．
- ▶ 2005年に発表された小児用敗血症定義に使用されているバイタルサイン基準には問題点が多い．呼吸数の基準を含め，再考が必要である．
- ▶ 敗血症性ショックの治療においては，日本のような医療環境では，急速輸液を制限する根拠が乏しいと考え，積極的に輸液を行うべきである．

はじめに

　小児の敗血症診療において，留意すべき点を下記の項目を中心に解説する．まずは，小児用の敗血症の定義が，2005年以来改訂されていない．敗血症の診断に至る過程では，まずは，敗血症を疑うことである．何をもって疑うか．多くはバイタルサインを中心とした生体情報である．しかし，2005年の小児敗血症の定義に掲載されているバイタルサインの異常値の閾値は不適切であると考える．最後に初期治療における輸液の位置づけ，さらに初期評価と治療への反応性の指標としての血清乳酸値について触れる．

小児の敗血症定義

●要点：小児患者に対する敗血症の定義も，成人同様，新定義の策定が望まれる．

　成人の領域では，2016年に新たな敗血症の定義Sepsis-3が発表された[1]．しかし，このSepsis-3は，小児に適用されない．一方，小児の敗血症の定義は2005年に発表されている[2]が，2016年の成人の定義の改定には追従していない．すなわち，小児での敗血症定義は，成人の旧定義（systemic inflammatory response syndrome：SIRS）に準拠したものを使用している．

　しかし，成人の敗血症定義が新たなものに

なったのだから，小児でも新たな定義が必要であることは，多くの小児医療関係者が同意している．まだ，どのような定義になるかは未定であるが，成人の Sequential (Sepsis-related) Organ Failure Assessment (SOFA) スコアを改変したもの[3,4]を使用するか，それとも小児用の臓器不全スコア（Pediatric Logistic Organ Dysfunction：PELOD スコア）を用いて臓器不全の診断を行うもの[5]のいずれかを用いたものになると推察している．

我が国では救命救急センターには敗血症の小児患者も受診することがあると考え，我々は，小児用の SOFA スコアを提案している（**表1a**と**表1b**）[3]．SOFA スコアが，そのまま小児で使用できない項目としては，心血管系の低血圧の基準と，腎臓でのクレアチニンの基準である．この小児用の SOFA スコアは，妥当性の検証を行っていない．同様の小児用 SOFA は海外からも報告され[4]，そちらは，SOFA の点数が上昇すると死亡率が上昇することが示され，それなりに妥当な指標であると判断されている．

表1a 小児用 SOFA スコア

organ	variable	0	1	2	3	4
respiratory	PaO_2/FiO_2	>400	≦400 O_2 therapy	≦300 noninvasive ventilatory support	≦200 ventilatory support	≦100 ventilatory support
hematologic	platelet count ($\times 10^3/mm^3$)	>150	≦150	≦100	≦50	≦20
liver	bilirubin (mg/dL)	<1.2	1.2〜1.9	2.0〜5.9	6.0〜11.9	>12.0
cardiovascular	cardiovascular support		systolic arterial blood pressure < age-based cutoff, mmHg	dopamine ≦ 5 μg/kg/min or dobutamine at any dose	dopamine >5 μg/kg/min or adrenaline/noradrenaline ≦0.1 μg/kg/min	dopamine >15 μg/kg/min or adrenaline/noradrenaline >0.1 μg/kg/min
CNS	Glasgow Coma Scale	15	13〜14	10〜12	6〜9	<6
renal	creatinine (mg/dL)	<1×age-based cutoff	1〜1.6× age-based cutoff	1.7〜2.8× age-based cutoff	2.9〜4.1× age-based cutoff	≧4.2×age-based cutoff

（文献3より引用）

表1b 小児用 SOFA のための血圧とクレアチニンの年齢ごとの指標

age group	systolic arterial blood pressure (mmHg)	serum creatinine (mg/dL)
0d to 1wk	60	0.8
1wk to 1mo	65	0.3
1mo to 1yr	70	0.4
2〜5yr	75	0.6
6〜12yr	80	0.7
13〜18yr	90	1.0

（文献3より引用）

敗血症の診断

● 要点：感染症が疑われる患者では，バイタルサインを中心とした身体所見から敗血症を疑うことが重要である．

　成人の敗血症の新定義では，感染症に伴う臓器障害と定義される．臓器障害を伴う重篤な感染症をどのように検出するかが，臨床上の最大の問題である．

　旧来のSIRSに基づく定義では，心拍数と呼吸数というバイタルサインの一部が含まれていた．これらの簡単に取得できる臨床所見から敗血症を疑うのが，一般臨床ではよく行われる方法である．2016年の敗血症の新定義の発表に際しては，quick SOFA(qSOFA)というスクリーニングツールが発表された[1]．これは，呼吸数，血圧，意識状態の3項目中，2項目の異常があれば，敗血症の患者である可能性が高い可能性（高死亡率を呈しうる重症患者）があるというものである．しかし，その後の検証から，qSOFAは，敗血症患者を拾い上げる方法としては，それほど鋭敏な指標ではなく，早期警告スコア（Early Warning Score）として提唱されている英国のNational Early Warning Score（NEWS）のようなもののほうが，鋭敏に敗血症患者を抽出できることが指摘されている[6]．ちなみにNEWSで採用されている項目は，呼吸数，心拍数，血圧，体温といったバイタルサインの4項目に加え，SpO_2，酸素投与の有無，意識レベルといったものである．

　小児患者においても，同様のアプローチがとられよう．病歴などから感染症を疑う症例においては，バイタルサインに加えて，意識レベル（あるいは活気の程度），SpO_2といった所見を重要視して判断することになる．現行の敗血症定義でのバイタルサインの異常値の問題点は，次の項で述べる．

バイタルサインの正常値・敗血症診断基準

● 要点：2005年の小児用敗血症定義に用いられているバイタルサインの基準値には問題があり，これらの基準値の再考が必要である．

　2005年の小児敗血症定義（Goldstein定義）には，呼吸数・心拍数の基準が記されている[2]．また，敗血症性ショックを診断するための血圧の基準も記されている．しかし，これらの基準は，どうみても変である．例えば，呼吸数の基準では，年長児（13～18歳）の多呼吸の閾値が14/minと記されている．これは，成人での多呼吸の基準として一般に

表2　SIRS用小児の呼吸数の基準（改訂版）

age group	Pediatric Systemic Inflammatory Response Syndrome Criteria (1)	proposed cutoffs	Pediatric Advanced Life Support (4)	Canadian Triage and Acuity Scale (5)
0d to 1wk	50	60	N/P	N/P
1wk to 1mo	40	60	60	60
1mo to 1yr	34	50	60	45～60
2～5yr	22	30	40	30
6～12yr	18	24	30	24
13～18yr	14	20	20	20

N/P＝not provided.

（文献9より引用）

認められている 20/min よりも圧倒的に低い．Fleming ら研究の小児の呼吸数の検討でも，Goldstein 基準に示された多呼吸閾値は，正常値かそれよりも低い数字であることがわかる[7]．Goldstein 基準を用いたアフリカでの研究では，対象患者の 90% 以上で多呼吸と認定されることになり[8]，この基準がスクリーニングツールとなりえないことがわかった．したがって，Goldstein 定義の多呼吸の基準値は，明らかに変であり，我々は，Goldstein 定義の呼吸数の改訂を提案した（表2）[9]．

初期治療とその評価

敗血症の治療は時間との勝負である．オーストラリア・ニュージーランドでの大規模研究（1,697 人を対象）[10] では，死亡率は 8.5% だったが，死亡患者のうち 48 時間以内に亡くなった患者の割合は 51% にも及んだ．多変量解析では，死亡と関連する因子としては，酸素化の指標，人工呼吸管理，低血圧，心停止，血清乳酸値，瞳孔所見，免疫抑制状態が指摘された．

初期治療後の評価をどのように行うかも重要である．バイタルサインの安定化は，臨床上，比較的よく用いられる指標である．それに加えての評価として，小児患者でも血清乳酸値を用いることが多い．lactate clearance が小児敗血症患者での生死を見極めるのに有用だったというものがある[11]．集中治療では乳酸値測定は一般的であるが，小児患者に対しても敗血症を疑ったなら，乳酸値を測定することが重要である．

輸液管理

●要点：1）我が国の環境では，敗血症性ショックの患者には積極的な急速輸液を行うことが重要である．
　　　　2）輸液反応性の評価には，身体所見に加え，積極的に超音波検査を活用すべきである．

敗血症を疑ったなら，速やかな培養検査と抗菌薬投与，それに加えての循環管理が重要である．循環管理の第一歩は，輸液管理である．

輸液管理においては，ここ 10 年くらいの間でコンセンサスが大きく変化し，一定の見解をみない．敗血症性ショックに対しては，積極的な輸液（早期に 40〜60 mL/kg の細胞外液の輸液を行うこと）を行うことが推奨されてきた[12]．しかし，小児領域では，アフリカで行われた大規模研究から，輸液のボーラスを戒める考えが提唱された[13]．さらに，成人領域では，early goal-directed therapy の見直しが行われ，また，輸液の入れすぎを懸念する向きもある[14]．

一方で，小児の敗血症性ショックに対しては，輸液を控えることは，敗血症によって崩れた循環動態の立て直しが遅れることにもなり，その結果として，腎障害の発生や死亡患者の増加につながる危険性も指摘されている[15]．また，積極的な輸液をしなかった群での入院期間の延長も指摘されている[16]．

また，敗血症における心筋抑制の状態に関しては，積極的に心臓超音波検査を用いることで診断ができることが示されている[17]．敗血症に伴っては，左心不全だけでなく右心不全も起こりうることが指摘されている[17]．また，収縮障害のみならず拡張障害も起こりうる[18]．

日本の環境では，小児の敗血症性ショック

に対して急速輸液を躊躇する理由は少ないと考えられる．アフリカでの研究では，低栄養，重症貧血やマラリア患者を多く含んでいるため，これらの患者が急速輸液に耐えられなかった可能性がある．一方で，理学所見のみに頼らず，心臓超音波検査での循環動態の評価は有意義であると考えられ，それを日本集中治療医学会の委員会が発表した小児敗血症診療の合意意見には，心臓超音波検査の利用を盛り込んである[19]．

[文 献]

1) Singer M, Deutschman CS, Saymour CW et al：The Third International Consensus Definition for Sepsis and Septic Shock (Sepsis-3). JAMA 315：801-810, 2016
2) Goldstein B, Giroir B, Randolph A et al；International Consensus Conference on Pediatric Sepsis：International pediatric sepsis consensus conference, definitions for sepsis and organ dysfunction in pediatrics. Pediatr Crit Care Med 6：1-8, 2005
3) Shime N, Kawasaki T, Nakagawa S：Proposal a New Pediatric Sequential Organ Failure Assessment Score for Possible Validation. Pediatr Crit Care Med 18：98-99, 2017
4) Matics TJ, Sanchez-Pinto LN：Adaptation and Validation of a Pediatric Sequential Organ Failure Assessment Score and Evaluation of the Sepsis-3 Definitions in Critically Ill Children. JAMA Pediatr 171：e172352, 2017
5) Leteurtre S, Duhamel A, Salleron J et al；Groupe Francophone de Réanimation et d'Urgences Pédiatriques (GFRUP)：PELOD-2, an update of the PEdiatric Logistic Organ Dysfunction Score. Crit Care Med 41：1761-1773, 2013
6) Churpek MM, Snyder A, Han X et al：Quick Sepsis-related Organ Failure Assessment, Systemic Inflammatory Response Syndrome, and Early Warning Scores for Detecting Clinical Deterioration in Infected Patients outside the Intensive Care Units. Am J Respir Crit Care Med 195：906-911, 2017
7) Fleming S, Thompson M, Stevens R et al：Normal ranges of heart rate and respiratory rate in children from birth to 18 years of age, a systematic review of observational studies. Lancet 377：1011-1018, 2011
8) Wiens MO, Larson CP, Kumbakumba E et al：Application of Sepsis Definition to Pediatric Patients Admitted With Suspected Infections in Uganda. Pediatr Crit Care Med 17：400-405, 2016
9) Nakagawa S, Shime N：Respiratory rate criteria for pediatric systematic inflammatory response syndrome. Pediatr Crit Care Med 15：182, 2014
10) Han YY, Carcillo JA, Dragotta MA et al：Early reversal of pediatric-neonatal septic shock by community physicians is associated with improved outcome. Pediatrics 112：793-799, 2003
11) Schlapbach LJ, MacLaren G, Festa M et al；Australian & New Zealand Intensive Care Society (ANZICS) Centre for Outcomes & Resource Evaluation (CORE) and Australian & New Zealand Intensive Care Society (ANZICS) Paediatric Study Group：Prediction of pediatric sepsis mortality within 1 h of intensive care admission. Intensive Care Med 43：1085-1096, 2017
12) Kim YA, Ha EJ, Jhang WK et al：Early blood lactate area as a prognostic marker in pediatric septic shock. Intensive Care Med 39：1818-1823, 2013
13) Maitland K, Kiguli S, Opoka RO et al；FEAST Trial Group：Mortality after fluid bolus in African children with severe infection. N Engl J Med 364：2483-2495, 2011
14) Angus DC, Barnato AE, Bell D et al：A systematic review and meta-analysis of early goal-directed therapy for septic shock, the ARISE, ProCESS and ProMISe investigators. Intensive Care Med 41：1549-1560, 2015
15) Akcan Arikan A, Williams EA, Graf JM et al：Resuscitation Bundle in Pediatric Shock Decreased Acute Kidney Injury and Improves Outcomes. J Pediatr 167：1301-1315, 2015
16) Paul R, Neuman MI, Monuteaux MC et al：Adherence to PALS Sepsis Guidelines and Hospital Length of Stay. Pediatric 130：e273-e280, 2012

17) Ranjit S, Aram G, Kissoon N et al：Multimodal monitoring for hemodynamic categorization and management of pediatric septic shock, a pilot observational study. Pediatr Crit Care Med 15：e17-e26, 2014
18) Raj S, Kilinger JS, Gonzalez JA et al：Myocardial dysfunction in pediatric septic shock. J Pediatr 164：72-77, 2014
19) 日本集中治療医学会小児集中治療委員会：日本での小児重症敗血症診療に関する合意意見．日集中医誌 21：67-88, 2014

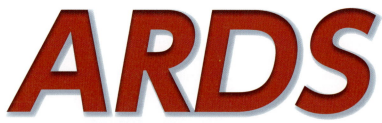

特集 エキスパートに学ぶ Sepsis 敗血症バンドル
実践編 ―敗血症の管理ポイント―

エコーのベッドサイドでの積極的利用

東京女子医科大学 集中治療科 吉田拓也，西周祐美，野村岳志

Key words point-of-care ultrasonography，心エコー，肺エコー

point

- 敗血症ショック時の心機能は高心拍出量と低心拍出量がある．
- ショック経過中に，高心拍出量状態から低心拍出量状態に移行する場合がある．
- 初期輸液蘇生中や心血管作動薬投与中も適時エコーにて心機能や血管内容量を評価する．
- 敗血症時のエコーを用いた循環評価は，まず心窩部から心機能と下大静脈の定性的評価を短時間で行う．
- 肺エコーで B-line が肺の全領域で観察される場合は，肺水分量の増加を疑う．

Q 敗血症で施行するとよい，ベッドサイドエコーについて教えてください

 敗血症の患者管理において，ベッドサイドエコー*¹ での評価が患者管理の decision make に最も役立つのは，ショック急性期の循環管理です．またショック期を過ぎても種々のエコーを用いた病態評価が敗血症患者の治療に役立ちます．心臓，肺，腹部，腎臓，下肢など病態・病期によって必要となる超音波検査は表1のように多岐にわたります¹⁾．ここでは敗血症時の病態評価に頻用されている，心エコー，肺胸郭エコー，腎エコーなどについて説明します．

*¹ Point-of-care ultrasonography．医師が自ら患者の状態の把握において，ベッドサイドで評価目的をもって短時間に行う超音波検査を示す．

表1 敗血症時に用いられるベッドサイドエコー

- 心機能
- 有効血管内容量（輸液適正量，輸液反応性）
- 肺水分量（肺うっ血，sonographic interstitial syndrome）
- 腹水，胸水
- 水腎症，腎動脈血流
- 深部静脈血栓症
- 感染巣検索
- その他

● 心エコー

> **Q** 心エコーで循環評価するタイミング，内容について教えてください

A 敗血症初期のショックは体血管抵抗が減少した血液分布異常性ショックであり，**高心拍出量性ショック**（hyperdynamic shock, warm shock）の病態を呈します．さらに進行すると，末梢循環不全を伴う cold shock となり，後負荷が上昇するため，心拍出量は低下し，**低心拍出量性ショック**（hypodynamic shock）に移行します．また，敗血症に伴う心筋障害（sepsis-induced myocardial dysfunction）により敗血症性ショックの約半数では初期より心機能の低下が報告されています．また高度のストレスにさらされることによるたこつぼ心筋症（stress-induced cardiomyopathy）を併発することもあります．これらは，一見同じようなバイタルサインや臨床像を呈することも珍しくなく，エコーを用いて評価しないと正確に病態を見極めることは困難です．しかし，それぞれの病態で治療方針は大きく異なるので注意が必要です．

　日本版敗血症ガイドライン 2016 では，敗血症の初期蘇生でエコーを用いた心機能評価を行うことを推奨しています[2]．「エコーを用いた心機能評価」とは，定性評価を中心とした **point-of-care ultrasonography** を示しています．刻々と変化する敗血症において，繰返しエコーで評価し，病態にあった治療方法を選択する必要があります．

■ 心エコー観察の基本画像と評価項目[*2]

　基本となる断層像は，**傍胸骨長軸像，乳頭筋レベル傍胸骨短軸像，心尖部四腔像，心窩部四腔像**（心窩部下大静脈像）です．人工呼吸中や体位変化が難しい集中治療の現場では，すべての音響窓で心臓が観察できるとは限りません．一つの部位からの描出にこだわらず，評価可能な画像が描出できる部位を探し，迅速に判断することが必要です．限られた時間の中で施行するため定量評価にこだわらず，定性評価（視覚的評価）できるようになることも大切です．仰臥位での心機能定性評価と下大静脈の虚脱などを確認できる，心窩部からの観察を第一選択とするとよいと思います．

　評価項目は，サイズ・形態，壁運動評価，弁膜症の有無が挙げられます．敗血症においてよくみられる異常は，左室の拡張，左室拡張障害・収縮障害，左室流出路狭窄，右室拡張障害・収縮障害などがあります[3]．また，感染性心内膜炎，疣贅の有無にも注意しなくてはなりません．感染性心内膜炎の確定診断には，経食道心エコーが必要です．

　エコーは治療方針の決定・効果判定に欠かせないものですが，臨床像やその他のモダリティの所見とエコー所見が一致しない場合，エコー所見ばかり重視せずに総合的に判断することが重要です．

[*2] 簡易的経胸壁心エコー検査としては，Focused Cardiac Ultrasound（FoCUS）プロトコールやFocus Assessed Transthoracic Echocardiography（FATE）プロトコールがよく用いられている．

● 肺胸郭エコー

Q 肺胸郭エコーで評価する内容を教えてください

A 肺胸郭エコーは，その簡便性から救急や集中治療領域において間欠的なモニタリングのツールとしてベッドサイドで使用されることが増えてきました．特に気胸，胸腔内水分貯留（胸水など），肺炎や肺水腫の診断に肺エコーはよく用いられています．敗血症患者において胸部X線写真で肺野の透過性の低下が認められるとき，精査のためにCT検査を行いたくとも移動が困難な場合があり，このようなときにはベッドサイドで検査可能な肺エコーが非常に有効なツールになります．

敗血症患者の管理では，肺エコーは主に肺水分評価に利用することもできます．ここでは肺水分量，胸水量の評価方法を紹介します．肺胸郭エコーの観察部位は，表層に近い胸膜部と深部の胸水，肺実質や横隔膜です．胸膜部の観察にはリニアプローブまたはコンベックスプローブが適しており，後者にはセクタープローブまたはコンベックスプローブが用いられます．

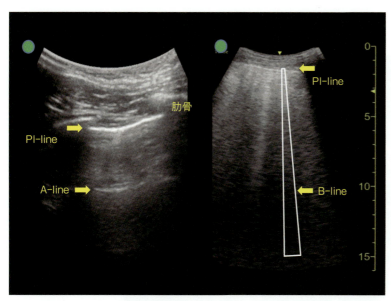

図1 肺エコーのA-lineとB-line
左画像：正常肺の超音波画像．肋骨深部に胸膜が高輝度の線として描出され，そのアーチファクト（A-line）が胸膜ラインと等数倍の距離の深部に作られる．
右画像：多くのコメットテイル形状のアーチファクトが観察できる．B-lineと称されるアーチファクトは胸膜ラインから画像深部にまで作成され，A-lineを画像から消す．
Pl-line＝胸膜ライン[*3]

[*3] 胸膜ライン（Pleural line）は他にSonographic pleural lineまたは胸膜エコーコンプレックスといわれることがある．

1. 肺水分量（肺うっ血，間質症候群）および輸液管理における肺エコーの基本[4]

(1) A-line と B-line（Comet tail artifact）

A-line は胸膜多重エコー（pleural line reverberation）とよばれるもので，プローブから胸膜面間距離の等数倍に繰返される多重反射アーチファクトのことを指します（図1左）．その胸膜面の深部に多くの空気があることを示します．

B-line は Comet tail artifact の一つで，胸膜面から始まり最深部まで減衰しない縦に伸びる高輝度の彗星状アーチファクトのことです（図1右）．B-line は肺間質浮腫や肺実質の炎症のときに観察できます．

(2) 超音波間質症候群[5] *4

肺水分量など肺実質内の密度が上昇すると，画面上に観察される B-line は増加します．1肋間に3本以上の B-line を認める状態を sonographic interstitial syndrome）とよんでいます．びまん性に間質症候群が認められる場合は肺水腫，急性呼吸促迫症候群（acute respiratory distress syndrome：ARDS），間質性肺炎などを考えます．

(3) 輸液管理における肺エコーの利用

Lichtenstein はショック時の fluid administration limited by lung sonography（FALLS）プロトコールの中で，輸液療法中に B-lines が出現した場合は，輸液を控えることを提案しています[6]．

*4 超音波間質症候群（sonographic interstitial syndrome）は超音波画像所見の呼称で，病態としての症候群ではない．

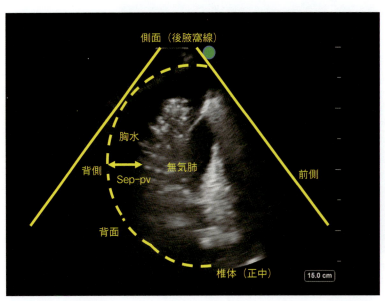

図2　胸水と無気肺
　　　セクタープローブを後腋窩線にあてた画像である．そのため，画像右が体全面，画像左が背面，画像深部が正中方向となる．胸水の中に，潰れた肺が観察できる．
　　　Sep-pv＝背側胸壁と肺実質背側までの距離

2. 胸水量の評価

エコーを用いると胸部X線写真で確認できない少量の胸水貯留が判断できるといわれています．立位や坐位では5〜10mL程度の胸水でも肋骨横隔膜角で検出することができます[7]．ベッド上での胸水量の推定は，頭部15°挙上の状態でプローブを後腋窩線上から皮膚に垂直にあて，呼気終末における画像で背側胸壁と肺実質背側までの距離（Sep-pv）により概算できます．その距離と貯留胸水量との間には胸水量（mL）＝20×Sep-pv（mm）の関係があることが示されました[8]．また胸水貯留が多くなると，胸水に接する肺が虚脱し，無気肺がエコーで観察されます（図2）．

TOPICS

人工呼吸器からの離脱困難を推測する横隔膜エコー

長期人工呼吸は横隔膜機能低下を招き，ウィーニングや抜管を困難にすることが報告されています[9]．そのため横隔膜機能をエコーで評価し人工呼吸機管理，特に人工呼吸器からの離脱の可否を判断するための重要なツールとなります．方法として主に①横隔膜の全体的な動きをみる方法（**横隔膜移動距離：diaphragm excursion**），②横隔膜の収縮（**Thickening of diaphragm**）を評価する方法があります．

1. diaphragm excursion：肋骨弓下鎖骨中線上もしくは前腋窩線上からM-modeにより横隔膜の全体的な動きを確認します．健常成人の呼吸時の横隔膜移動距離の正常値は4〜10cm程度で，10mm以下の場合や奇異性運動が認められる場合は，人工呼吸器からの

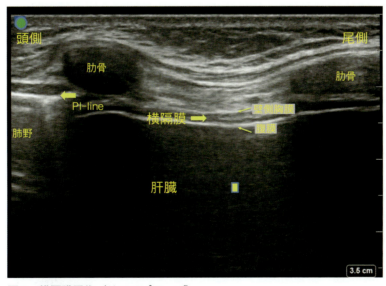

図3 横隔膜画像（リニアプローブ）
前腋窩線上からの横隔膜の観察．壁側胸膜，横隔膜（筋肉），腹膜が観察できる．横隔膜の筋組織は低エコーに描出され，壁側胸膜と腹膜が高エコーに描出される．一般的には，壁側胸膜，横隔膜，腹膜を含めた厚さを横隔膜の厚さとして計測する．
Pl-line＝胸膜ライン

ウィーニングについて失敗率が高いと報告されています[10].

2. **Thickening of diaphragm**（Tdi）：前腋窩線上からリニア型プローベで観察すると，表層に三層の構造物が確認できます．内側の低輝度な筋肉構造が横隔膜で，外側の高輝度な部分は胸膜や腹膜です（図3）．吸気時に横隔膜は収縮するため，正常であれば吸気時の横隔膜の厚さ（Tdi）は増します．具体的には，健常人の自発呼吸において，安静呼吸吸気で1.7±0.2mm，全肺気量吸気で4.5±0.9mm Tdiが増すと報告されています[10]．またM-modeを用いて，呼気時と吸気時に横隔膜厚を測定し，その変化率（ΔTdi：ΔTdi（％）＝（吸気時Tdi－呼気時Tdi）×100/呼気Tdi））から呼吸器離脱の成功率を推測する方法もあります．挿管自発呼吸試験中にΔTdi≧30％であった場合は成功率が高いとする研究[11]やexcursion 10〜14mmかつΔTdi 30〜36％が抜管の成功，不成功の境界点になる可能性[10]などが示唆されています．

●腎エコー

> **Q** 敗血症に関係する腎エコーのポイントを教えてください

 敗血症における腎エコーの役割は，「診断」と「腎機能評価」に分けられます．敗血症における腎エコーの使用を強く推奨するエビデンスは現時点ではありませんが，有用性は示唆されており今後の研究が期待されます．

■ 1．泌尿器疾患の超音波診断

敗血症における尿路感染症の割合は8〜14％であり，急性腎不全（acute kidney injury：AKI）合併は11〜42％です．その中で閉塞性尿路障害が原因となっているのは1〜3％程度です．頻度は決して高くありませんが，結石などによる閉塞性尿路障害に起因する敗血症に関しては迅速な閉塞解除が治療に必須となります．point-of-care ultrasoundでの水腎症検出は感度72.6％，特異度73.3％と報告されており，CTの閉塞機転の検出率には至りません[12]．尿路疾患の診断をすべてエコーに頼るのは危険ですが，ベッドサイドで簡便・迅速に施行できるという利点を活かし，早期に治療介入を目指して施行する意義はあります．

■ 2．腎抵抗指数（renal resistive index）

腎機能を超音波で評価する方法として，**腎抵抗指数** renal resistive index（RRI）が注目されています．葉間動脈もしくは弓状動脈にパルスドップラーを当てて計測します．

RRI＝（収縮期流速－拡張期流速）/収縮期流速

で表され，正常値は0.7〜0.9，両腎の左右差は通常5％以内とされています．ICU入室患者を中心に対象としたRRIの多変量解析では，重症患者におけるRRIの上昇は腎機能障害の永続性を予測する指標になる可能性が示されました（感度83％，特異度84％）[13]．近年の報告では，RRIの上

昇と中心静脈圧の上昇が腎灌流の低下を示唆し，敗血症関連 AKI の独立したリスク因子であると報告されています[14]．

症例提示：ICU 入室時，低心拍出量ショックに移行していた敗血症性ショック症例

症　例：76 歳，男性．身長 164 cm，体重 72 kg．

現 病 歴　尿路感染症のため，2 日前に入院加療を開始した．腎盂の拡大がみられたため，朝 9 時から腎盂ドレナージが予定されていたが，当日朝 3 時より状態が悪化した．朝 6 時には発熱（38.6℃），意識状態低下（Glasgow Coma Scale：E2V4M5），呼吸数：28 回/min，脈拍 116 beat/min，血圧 78/42 mmHg とショック状態を呈したため緊急 ICU 入室が申し込まれた．搬送準備に 20 分程度時間が必要なため，超音波装置を病棟に持参し，病棟にて経胸壁心エコーおよび下大静脈の性状を心窩部から観察した．心臓は，左室腔右室腔ともに狭小化しており，hyperdynamic であった．下大静脈も虚脱しており，血管内容量の低下と診断し，生理食塩水を急速に 2,000 mL 投与しながら，ノルアドレナリンの投与を 0.1 mcg/kg/min で開始した．手は暖かく，リザーバー付き酸素マスクにて酸素 10 L/min 投与にて SpO_2＝93％で指尖脈波も十分に観察できた．入室前に，血液検査と血液培養の提出を行った．

ICU 入室時

意識状態はさらに低下していた．心拍数 132 beat/min，血圧 82/40 mmHg

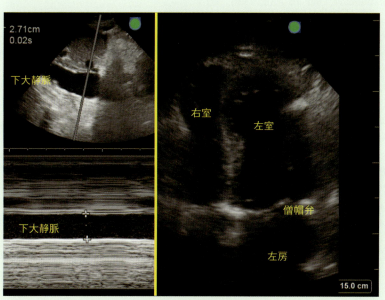

図 4　ICU 入室時の下大静脈画像と心尖部死四腔像
　　左上画像：下大静脈の B-mode 画像．拡大しているのが一瞥で観察できる．
　　左下画像：上画像の M-mode．呼吸性変動なく，径も 2.71 cm と非常に拡大している．
　　右画像：心尖部四腔像．僧帽弁が閉じていることから収縮期である．静止画ではあるが，左室は拡大していることが判断でき，収縮も低下している．

と搬送前からさらに血圧低下が進行したためにノルアドレナリンが増量（0.7mcg/kg/min）されていた．ノルアドレナリンの投与のためか，SpO_2が測定不能となっていた．気管挿管および生理食塩水の追加投与，バソプレシンの投与を準備しながら，再度，エコーにて心機能と下大静脈の性状を観察した．心窩部の下大静脈（図4左）は搬送前と異なり，呼吸性変動なく，下大静脈径2.71cmであった．また仰臥位でも心尖部からの心臓の観察が容易であり，左室の収縮低下と拡大を認めた（図4右）．心臓周囲の肺野にB-lineが多く観察できた．

ICU入室後

低心拍出量性ショックに移行したと診断して，気管挿管後，輸液を減量して，ノルアドレナリンにアドレナリンの投与追加したところ，循環は徐々に安定し，ドレナージを施行した．

[文献]

1) Cawcutt KA, Peters SG：Severe sepsis and septic shock：clinical overview and update on management. Mayo Clin Proc 89：1572-1578, 2014
2) 日本集中治療医学会，日本救急医学会　日本版敗血症診療ガイドライン2016作成特別委員会　編：クリニカルクエスション7-3."日本版敗血症診療ガイドライン2016（J-SSCG2016）ダイジェスト版"真興交易医書出版部，pp68-69, 2017
3) McLean AS：Echocardiography in shock management. Crit Care 20：275, 2016
4) Lichtenstein D, Hooland S, Elbers P et al：Ten good reasons to practice ultrasound in critical care. Anaesthesiol Intensive Ther 46：323-335, 2014
5) Soldati G, Copetti R, Sher S：Sonographic interstitial syndrome：the sound of lung water. J Ultrasound Med 28：163-174, 2009
6) Lichtenstein D：FALLS-protocol：lung ultrasound in hemodynamic assessment of shock. Heart Lung Vessel 5：142-147, 2013
7) Gryminski J, Krakówka P, Lypacewicz G：The diagnosis of pleural effusion by ultrasonic and radiologic techniques. Chest 70：33-37, 1976
8) Balik M, Plasil P, Waldauf P et al：Ultrasound estimation of volume of pleural fluid in mechanically ventilated patients. Intensive Care Med 32：318, 2006
9) Levine S, Nguyen T, Taylor N et al：Rapid disuse atrophy of diaphragm fibers in mechanically ventilated humans. N Engl J Med 358：1327-1335, 2008
10) Zombon M, Greco M, Bocchino S et al：Assessment of diaphragmatic dysfunction in the critical ill patient with ultrasound：a systemaic review. Intensive Care Med 43：29-38, 2017
11) DiNino E, Gartman EJ, Sethi JM et al：Diaphragm ultrasound as a predictor of successful extubation from mechanical ventilation. Thorax 69：423-427, 2014
12) Herbst MK, Rosenberg G, Daniels B et al：Effect of provider experience on clinician-performed ultrasonography for hydronephrosis in patients with suspected renal colic. Ann Emerg Med 64：269-276, 2014
13) Ninet S, Schnell D, Dewitte A et al：Doppler based renal resistive index for prediction of renal dysfunction reversibility：a systematic review and meta-analysis. J Crit Care 30：629-635, 2015
14) Song J, Wu W, He Y et al：Value of the combination of renal resistance index and central venous pressure in the early prediction of sepsis-induced acute kidney injury. J Crit Care 45：204-208, 2018

特集 エキスパートに学ぶ Sepsis 敗血症バンドル

トピックス編—敗血症ホットライン—

敗血症のバイオマーカー

広島大学大学院医歯薬保健学研究科 医学分野 救急集中治療医学
細川康二, 志馬伸朗

Key words バイオマーカー, プロカルシトニン, 乳酸値

point

- ▶ 敗血症の患者で, 血清バイオマーカーを測定するとき, その目的が診断のためなのか, 治療効果判定のためなのかを考える.
- ▶ 血清乳酸値は, 敗血症性ショックの定義に含まれるバイオマーカーである.
- ▶ 敗血症の診断において, それ一つで十分といえるバイオマーカーはない.

Q 敗血症のときに使えるバイオマーカーとはどのようなものでしょうか？

A まず, 敗血症の診断治療にとってよいバイオマーカーは, 特異度（と感度）が高く, 値として測ることが可能で, 一般的に使用でき, 再現性があり, それほど待たなくてよいもの, すなわちSMART〔Specific (and Sensitive), Measurable, Available (and Affordable), Responsive and Reproducible, and Timely〕で略される特徴を持つものとされます[1]. また, 臨床評価をするうえで価値があり, 確定診断までの時間を短縮し, 細菌性感染と非細菌性感染を鑑別できるとよいです. さらに, 感染の重症度や敗血症の病期, 抗菌薬など治療効果判定に有用であると, 利用価値は高まります[2].

Q 具体的に敗血症のバイオマーカーとして何が利用可能ですか？

A 日本において利用可能な代表的血清バイオマーカーには, C反応蛋白（CRP）とプロカルシトニン[*1]（PCT）があります.
日本版敗血症診療ガイドライン2016においては, CRP, PCTとともに, 炎症性サイトカインの一つであるインターロイキン-6（IL-6）が検討されましたが[3], IL-6を日常的に評価することは勧められていません.

[*1] カルシトニンの前駆物質である.

TOPICS

バイオマーカーとその役割

バイオマーカーの定義は，正常な生理学的な過程や治療経過を評価することが可能な測定指標とされる．血清，腹水，髄液，気管支洗浄液などの中に存在する蛋白質などの物質ばかりではなく，バイタルサインなど生理学的指標も含まれる．

バイオマーカーの役割は5つに分類できる[4]．スクリーニング，診断，リスク分類，治療経過判定，代理の臨床転帰の5つである．

TNF-αも古くから研究されてきたサイトカインの一つですが，一般臨床には使われていません．

さらに，最近は，プレセプシン[*2]も利用が可能な医療機関が増えてきました．これは，CD-14の可溶性部分とされ，感染時に組織で産生されます．敗血症におけるアルブミン投与の有効性を調べたALBIOS研究において計測され，プレセプシンの値とSOFAスコアなどで示される臓器障害の重症度や敗血症患者の死亡率とが相関しました[5]．腎機能悪化時に高値となり，評価時には注意が必要とされていますが，今後利用価値についての評価が進むと思われます[6]．

この他にも，100を超えるバイオマーカーが敗血症の診断や治療経過の判定に利用可能との研究が発表されています[7]．心筋梗塞のときのトロポニンTや腫瘍マーカーは確立したものですが，これらと同じ程度に**敗血症に特異的な血清バイオマーカーはありません**．敗血症の病態の複雑性のためと考えられます．

[*2] 敗血症（sepsis）発症前（pre）から血中濃度が上昇する蛋白質（prote<u>in</u>）であることからPresepsinと命名された．

Q たくさんの血清バイオマーカーの測定を行って，費用がかさみませんか？

A

測るときに，その意義と必要性を考える習慣をつけておくとよいと思います．敗血症のスクリーニングに利用できるバイオマーカーとして確立したものはありません．まず，症状から敗血症を疑うことから始めます．qSOFA（血圧，意識の変化，呼吸数）を用いてスクリーニングします．次に，感染症の有無の判断と敗血症の診断を行いますが，**敗血症診断のために必要なバイオマーカーはありません**．

PCTは治療効果の判定に利用でき，その減少を証拠として，抗菌療法を早期に中止できるという研究が多くあります[7〜9]．その際の測定頻度は，診断の日，翌日，5日，7日などで，連日測定する必要はないでしょう．CRPについても同様の利用価値があるかもしれませんが，連日測定する意義はありません．

なお，PCTあるいはプレセプシンは，エンドトキシンの測定と併せて行うと，主となる方のみしか保険請求できないことにも注意が必要です．

一番，よいバイオマーカーは何でしょうか？

これまで，体温，WBC，CRP，PCT の4つの炎症バイオマーカーが感染症あるいは敗血症の診断に有用かどうかが比較検討されてきました[7,8]．メタ解析では，PCT が，敗血症と感染によらない全身性炎症性反応（systemic inflammation response syndrome：SIRS）とを弁別するときの感度，特異度は，0.77，0.79 とされ[8]，感染症診断において比較的利用価値の高い血清バイオマーカーとされます．しかしながら，感染を示すカットオフ値ははっきりしません．また，これ単独で診断に至ることはありません．

また，細菌性感染症の抗菌療法治療経過を判断する際に，PCT は一定の評価を得ています．具体的には，下気道感染について，多くの研究が行われ，システマティック・レビューの結果として，PCT 値を補助的に用いることで患者の予後を変えずに抗菌療法の投与期間を短くすることができます[9]．しかしながら，PCT の測定は，抗菌薬の使用量を変えないという研究もあり[10,11]，PCT 測定の意義については，一定の結果になっていません．

敗血症は，さまざまな病原微生物による感染症に臓器障害が生じている場合をさす症候群です．単一の血清バイオマーカーにより，診断，治療効果判定が可能とは考えられず，臨床的診断と評価が重要となります．

 敗血症性ショックの診断では，どのバイオマーカーで評価が必要でしょうか？

2016 年に発表された敗血症の定義である Sepsis-3 のなかで，敗血症性ショックは，「敗血症，かつ，適切な輸液をしても平均血圧を 65 mmHg 以上に維持するために血管作動薬の使用が必要，かつ，血中乳酸値が 2 mmol/L を超えた状態」と定義されています[12]．つまり，血清乳酸値というバイオマーカーが必要となります．

 もっとよいバイオマーカーが今後利用できるようになるでしょうか？

日本では臨床使用されていない血清バイオマーカーのいくつかが，世界中でさかんに研究されています．可溶性 triggering receptor expressed on myeloid cells type 1（sTREM-1），high mobility group box-1（HMGB-1），soluble urokinase-type plasminogen activator receptor（suPAR），fatty acid binding protein（FABP），osteopontin（OPN）などがありますが，ここでは，CD-64，PTX3 について簡単に紹介します．

CD-64は，通常時，単球や好酸球の表面に発現する受容体で，IgGのFc部分と高い親和性を持ちます．感染が起こると好中球の表面に発現が増強されます．8研究を集めたメタ解析で，敗血症の早期診断時での有効性が示されています[13]．PTX3は，リポポリサッカライドに反応して血管内皮細胞と血管平滑筋細胞で産生される敗血症マーカーです．敗血症におけるアルブミン投与の有効性を調べたALBIOS研究で計測され，PTX3値と臓器障害の重症度が相関しました[14]．

　さらに，近年，SepticCyte™ LABが話題です[15,16]．これは，敗血症の宿主で初期に発現するとわかっているヒトの4遺伝子（mRNA）を全血サンプルより直接測定するものです[15,16]．この検査によって，SIRSから敗血症を鑑別する診断妥当性が評価され，感度特異度を評価するROC曲線の曲線下面積が0.82〜0.89とされました[16]．しかし，これでも，現在使用可能なPCTを含む臨床診断の価値をすこし上回るだけでした．なお，これまでも，細菌や微生物の遺伝子またはその耐性遺伝子を検出する技術はいくつもあり，臨床でも利用できるようになっていますが，SepticCyte™ LABは，微生物の遺伝子ではなく，宿主であるヒトで敗血症となった際に発現する遺伝子を測定する点で，考え方の異なるものです．今後は，SepticCyte™ LABに類似した，使用する遺伝子パターンの違うさらに診断価値の高い敗血症診断迅速検査が出てくるかもしれません[7]．

[文　献]

1) Shehabi Y, Seppelt I：Pro/Con debate：is procalcitonin useful for guiding antibiotic decision making in critically ill patients? Crit Care 12：211, 2008
2) Reinhart K, Meisner M, Brunkhorst F：Markers for sepsis diagnosis：what is useful? Crit Care Clin 22：503-519, 2006
3) 西田　修，小倉裕司，井上茂亮 他：日本版敗血症診療ガイドライン2016作成特別委員会：日本版敗血症診療ガイドライン2016　CQ1 定義と診断．日集中医誌 24（suppl 2）：2017
4) Marshall JC, Reinhart K；International Sepsis Forum：Biomarkers of sepsis. Crit Care Med 37：2290-2298, 2009
5) Masson S, Caironi P, Fanizza C et al：Circulating presepsin (soluble CD14 subtype) as a marker of host response in patients with severe sepsis or septic shock：data from the multicenter, randomized ALBIOS trial. Intensive Care Med 41：12-20, 2015
6) 細川康二，志馬伸朗：日本発の新感染症マーカー"プレセプシン"に寄せる期待と現実．医学のあゆみ 263：1224-1228, 2017
7) van Engelen TSR, Wiersinga WJ, Scicluna BP et al：Biomarkers in Sepsis. Crit Care Clin 34：139-152, 2018
8) Wacker C, Prkno A, Brunkhorst FM et al：Procalcitonin as a diagnostic marker for sepsis：a systematic review and meta-analysis. Lancet Infect Dis 13：426-435, 2013
9) Schuetz P, Wirz Y, Sager R et al：Procalcitonin to initiate or discontinue antibiotics in acute respiratory tract infections. Cochrane Database Syst Rev 10：CD007498, 2017
10) Chu DC, Mehta AB, Walkey AJ：Practice Patterns and Outcomes Associated With Procalcitonin Use in Critically Ill Patients With Sepsis. Clin Infect Dis 64：1509-1515, 2017
11) Huang DT, Yealy DM, Filbin MR et al；ProACT Investigators：Procalcitonin-Guided Use of Antibiotics for Lower Respiratory Tract Infection. N Engl J Med 379：236-249, 2018

12) Singer M, Deutschman CS, Seymour CW et al：The Third International Consensus Definitions for Sepsis and Septic Shock（Sepsis-3）. JAMA 315：801-810, 2016
13) Wang X, Li ZY, Zeng L et al：Neutrophil CD64 expression as a diagnostic marker for sepsis in adult patients：a meta-analysis. Crit Care 19：245, 2015
14) Caironi P, Masson S, Mauri T et al；ALBIOS Biomarkers Study Investigators：Pentraxin 3 in patients with severe sepsis or shock：the ALBIOS trial. Eur J Clin Invest 47：73-83, 2017
15) McHugh L, Seldon TA, Brandon RA et al：A Molecular Host Response Assay to Discriminate Between Sepsis and Infection-Negative Systemic Inflammation in Critically Ill Patients：Discovery and Validation in Independent Cohorts. PLoS Med 12：e1001916, 2015
16) Miller Iii RR, Lopansri BK, Burke JP et al：Validation of a Host Response Assay, Septicyte™ LAB, for Discriminating Sepsis from SIRS in the ICU. Am J Respir Crit Care Med Apr 6. doi：10.1164/rccm.201712-2472OC, 2018［Epub ahead of print］

敗血症に対するステロイド療法

特集 エキスパートに学ぶ Sepsis 敗血症バンドル
トピックス編 ―敗血症ホットライン―

鹿児島大学大学院医歯学総合研究科 救急・集中治療医学分野
宮本昇太郎, 垣花泰之

Key words 敗血症，相対的副腎不全，CIRCI

point

- 血漿コルチゾール濃度は上昇しているが，ACTH 濃度は低下している．
- ステロイド療法はショックからの早期離脱を可能にする．
- ステロイド療法は重症度の高い症例の死亡率改善につながる可能性がある．
- 敗血症に限らず重症疾患では重症疾患関連副腎不全（CIRCI）が惹起される．

Q 敗血症における副腎機能低下について教えてください

A 副腎皮質から分泌されるコルチゾールはストレスホルモンといわれ，生体内外から侵襲が加わると HPA（hypothalamic-pituitary-adrenal）軸[*1]の活性化によりその分泌が促進され，生体内の恒常性維持に働きます．副腎機能低下によりコルチゾールの分泌が障害されるとさまざまな症状がひき起こされ，その中で最も重要なものにショックがあります．これはコルチゾールの心血管系作用（血管平滑筋の $α_1$ 受容体の感受性の増強，微小循環や組織灌流の改善，NO などの血管拡張物質の抑制，ミネラルコルチコイド様作用）や抗炎症作用（NF-κB や AP-1 阻害を介した炎症性サイトカインの抑制）によるものです．敗血症患者において血漿コルチゾール濃度は上昇していますが，コルチゾールの最終分泌促進ホルモンである血漿 ACTH 濃度は低下しており，一見矛盾したコルチゾールと ACTH の乖離が起きています[1]．これは敗血症において，ACTH を介する HPA 軸の活性化だけではなく，炎症性サイトカインが直接副腎皮質を刺激してコルチゾール産生を促進したり，肝臓や腎臓におけるコルチゾール分解能が低下するなど ACTH を介さない形でも血漿コルチゾール値の上昇が起き，ネガティブフィードバックにより ACTH 産生が抑制されるためです．

この ACTH の産生抑制に加えて，HPA 軸の各臓器（主に副腎）におけ

[*1] ストレスが加わると視床下部から CRH（コルチコトロピン放出ホルモン）が分泌され，それが脳下垂体から ACTH（副腎皮質刺激ホルモン）を分泌させる．すると，副腎皮質から，コルチゾールが分泌される．

る出血や壊死などの器質的異常，副腎髄質におけるエステル化コレステロールの枯渇，薬物（鎮静薬，鎮痛薬，アゾール系抗真菌薬，外因性のステロイド）など複数の要因が HPA 軸の障害を起こし，さらにコルチゾール受容体が減少することによる組織のコルチゾール抵抗性の上昇や[2]，肝臓におけるコルチゾール結合蛋白の合成障害によるコルチゾールの組織への輸送の低下[3] などが複雑に絡んで副腎機能低下を起こします．このような病態は敗血症に限らず重症疾患において認め，**重症疾患関連副腎不全**（critical illness-related corticosteroid insufficiency：CIRCI）[*2] とよばれています[4]．

Q 敗血症性ショック患者に ACTH 負荷試験が推奨されなくなったのはどうしてですか？

以前より敗血症性ショックの血漿コルチゾール濃度は，危機的状況で放出される最大量ほどではありませんが上昇しており，絶対的な副腎機能低下を起こすことはまれであることが知られていました．つまり敗血症性ショックに対するステロイド療法は副腎機能低下に対してというよりは，ショックや炎症に対する薬理的作用を期待したものであり，特に 1970～1980 年代では大量のステロイドが投与されていましたが，その効果は芳しくありませんでした．

Siballd[5]や Rothwell[6]は敗血症患者に対して迅速 ACTH 負荷試験を行い，反応が悪い患者では有意に死亡率が高いことから，「健常者では十分なコルチゾールの値であっても，敗血症患者においては侵襲に見合ったコルチゾールが分泌されておらず，HPA 軸の障害によって**相対的な**副腎機能低下を起こしており，それは迅速 ACTH 試験で診断できる」との仮説を立てました．1990 年代には，ステロイドの投与量もこれまでの大量投与から，より**相対的副腎機能低下**という考え方に即した生理的な低用量投与に変化していきます．

ACTH 刺激試験の有用性が検討されたのは，Annane らの French 試験です[7]．この多施設 RCT では初期大量輸液や昇圧薬に反応のない 300 人の敗血症性ショック患者を対象に，介入前に迅速 ACTH 刺激試験を行い，コルチゾールの反応があった群と無反応群に振り分けたところ，無反応群においてステロイド投与群がショックからの有意な早期離脱と，28 日死亡率（ステロイド群 53％ vs プラセボ群 63％，$p=0.02$）の改善を認めました．これを契機に敗血症性ショック患者に対しては，まず迅速 ACTH 刺激試験を行い，無反応症例に対して低用量ステロイド投与を行う治療法が広まり，SSCG2004 でも迅速 ACTH（250 μg）負荷試験が推奨されました．しかし，その後の検討で French 試験における ACTH 刺激試験結果とステロイドの有効性の間に統計学的に有意な関連性は認められないことが報告され，その後に行われた多施設トライアル CORTICS study[8] において

[*2] 2017 年のガイドラインではこれまで診断のために推奨されてきた ACTH 刺激試験とランダム血中コルチゾール濃度の測定の明確な推奨はなくなった．しかし診断の一助となることは否定されていない．

も，ACTH刺激試験の無反応群のステロイド群とプラセボ群の間に死亡率の有意差を認めませんでした．その結果をもとに迅速ACTH負荷試験はSSCG2008の推奨からはずされ，現在では大量輸液や昇圧剤に反応しない敗血症性ショック患者に対して，迅速ACTH負荷試験はせずに診断的治療として低用量ステロイドの投与が推奨されています．

Q 敗血症におけるステロイド療法の最新エビデンスを教えてください

A 敗血症性ショックに対する低用量ステロイド投与の有効性を評価した最新の臨床試験は，2018に報告されたフランスの大規模RCT（APROCCHSS試験）[9]とオーストラリアを中心とした6ヵ国の大規模RCT（ADRENAL試験）[10]があります．APROCCHSS試験では対象患者の重症度評価はSOFAスコアで行い，介入はヒドロコルチゾンに加えてフルドロコルチゾンを使用し，90日死亡率（介入群43.0% vs プラセボ群49.1% $p=0.03$）で有意差を認め，一方ADRENAL試験では対象患者の重症度の評価は人工呼吸管理中であることを条件とし，介入はヒドロコルチゾンのみを使用し，90日死亡率（介入群27.0% vs プラセボ群28.8% $p=0.50$）で有意差を認めませんでした．両試験の大きな違いは対象患者の重症度であり，APROCCHSS試験の対象患者の重症度が明らかに高いことがわかります．French試験とCORTICS試験を比較した際も，**重症度の高い患者に対するステロイド投与が死亡率改善につながる**ことが指摘されていましたが，今回の2つのRCT（APROCCHSS試験とADRENAL試験）でも矛盾しない結果となりました．

このように，ステロイドの予後改善効果に関しては未だ明確な結論は出ていませんが，重症度の高い症例に限定すると死亡率改善につながる可能性はあるのかもしれません．一方，ステロイドのショックの離脱時間に関しては両試験とも有意に短縮することが示され，これまでのRCTで指摘されていたように，敗血症性ショックに対する低用量ステロイド投与は，**ショックからの離脱を早める**ことは確かなようです．

Q ステロイドの具体的使用方法を教えてください

A 日本版敗血症診療ガイドライン[11]には「初期輸液と循環作動薬に反応しない成人の敗血症性ショック患者に対して，ショック発生6時間以内に，HC（ハイドロコートン）300 mg/day相当量以下の量で，ショック離脱を目安に（最長7日間程度）投与する」とあります．このガイドラインに沿ってステロイドを使用する場合，3つのポイントがあります．1つ目が「循環作動薬に反応しない」というのがどの時点かということ，2つ目が「HC 300 mg/day相当量以下の量」を「反復ボーラス投

与するのか，持続投与にするのか」ということ，3つ目が「ステロイド中止の方法」です．

「循環作動薬に反応しない」という状況が，初期大量輸液に加えて第一選択薬のノルアドレナリンで十分に昇圧ができない場合を指すのか，それともノルアドレナリンの次に推奨されているバソプレシンやアドレナリンに対する反応まで確認する必要があるのかということですが，これに関しては施設間で意見が分かれると思います．敗血症性ショックに対するステロイド療法でこれまで明らかになっているのは早期投与がより効果的であることです．ステロイド投与のタイミングが遅くなることは避けたいため，当施設ではノルアドレナリンの必要量が0.3γ以上になった時点（バソプレシンやアドレナリン投与前）で，ステロイドの投与を開始するようにしています．「ステロイドを反復ボーラス投与するのか，持続投与にするのか」に関しては，どちらがショックの離脱効果が優れているかということが重要なポイントです．

フィンランドの多施設RCTでは持続投与とボーラス投与でショックの離脱率は変わらなかったとの報告があります[12]が，離脱時間などの詳細な比較はなく，さらなる検討が待たれます．一方，血糖管理においては持続投与の方が好ましいとされています[13]．明確なエビデンスはありませんが，これまでの報告はボーラス投与が主流であったことや，なるべく早く血中濃度を上げたほうが早期の循環改善効果が期待できると思われることなどから，当院ではまずHC 100 mgをボーラス投与し，その後にHC 200 mg/dayの持続静注を行っています．「ステロイド中止の方法」に関しては，漸減中止や一気に中止する方法があります．漸減中止と一気に中止する方法を比較したRCTはありませんが，100 mgボーラスに続く10 mg/hrのヒドロコルチゾン3日間継続後，急な中止で平均血圧の低下，サイトカインの再上昇，血管収縮薬の増量を必要としたとの報告もあるため[14]，当施設ではショック離脱を目安に200→100→50 mg/dayと漸減中止するようにしています．

まとめ

当施設では，感染源のコントロール，適切な抗菌薬，初期大量輸液に加えてノルアドレナリンを0.3γまで上昇しても反応がない敗血症性ショック患者に対して，まずはHC 100 mg静注し，その後HC 200 mg/day持続静注を開始します．ショックから離脱し循環が安定した段階でステロイド投与中止を決定し，200 mg/dayから1日半量ずつ減量し，最長7日間を目安に中止に持っていきます．ステロイドによる副作用についても十分注意し，適切な対処を行っています．

[文 献]

1) Polito A, Sonneville R, Guidoux C et al：Changes in CRH and ACTH synthesis during experimental and human septic shock. PLoS One 6：e25905, 2011
2) Ledderose C, Möhnle P, Limbeck E et al：Corticosteroid resistance in sepsis is influenced by microRNA-124--induced downregulation of glucocorticoid receptor-α. Crit Care Med 40：2745-2753, 2012
3) Nenke MA, Rankin W, Chapman MJ et al：Depletion of high-affinity corticosteroid-binding globulin corresponds to illness severity in sepsis and septic shock；clinical implications. Clin Endocrinol (Oxf) 82：801-807, 2015
4) Annane D, Pastores SM, Arlt W et al：Critical illness-related corticosteroid insufficiency (CIRCI)：a narrative review from a Multispecialty Task Force of the Society of Critical Care Medicine (SCCM) and the European Society of Intensive Care Medicine (ESICM). Intensive Care Med 43：1781-1792, 2017
5) Sibbald WJ, Short A, Cohen MP et al：Variations in adrenocortical responsiveness during severe bacterial infections. Unrecognized adrenocortical insufficiency in severe bacterial infections. Ann Surg 186：29-33, 1977
6) Rothwell PM, Udwadia ZF, Lawler PG：Cortisol response to corticotropin and survival in septic shock. Lancet 337：582-583, 1991
7) Annane D, Sébille V, Charpentier C et al：Effect of treatment with low doses of hydrocortisone and fludrocortisone on mortality in patients with septic shock. JAMA 288：862-871, 2002
8) Sprung CL, Annane D, Keh D et al；CORTICUS Study Group：Hydrocortisone therapy for patients with septic shock. N Engl J Med 358：111-124, 2008
9) Annane D, Renault A, Brun-Buisson C et al；CRICS-TRIGGERSEP Network：Hydrocortisone plus Fludrocortisone for Adults with Septic Shock. N Engl J Med 378：809-818, 2018
10) Venkatesh B, Finfer S, Cohen J et al；ADRENAL Trial Investigators and the Australian-New Zealand Intensive Care Society Clinical Trials Group：Adjunctive Glucocorticoid Therapy in Patients with Septic Shock. N Engl J Med 378：797-808, 2018
11) 西田　修，小倉裕司，井上茂亮 他；日本版敗血症診療ガイドライン2016作成特別委員会：日本版敗血症診療ガイドライン2016. The Japanese Clinical Practice Guidelines for Management of Sepsis and Septic Shock 2016 (J-SSCG2016). 日集中医誌 24(suppl 2)：S97-S106, 2017
12) Loisa P, Parviainen I, Tenhunen J et al：Effect of mode of hydrocortisone administration on glycemic control in patients with septic shock：a prospective randomized trial. Crit Care 11：R21, 2007
13) Weber-Carstens S, Deja M, Bercker S et al：Impact of bolus application of low-dose hydrocortisone on glycemic control in septic shock patients. Intensive Care Med 33：730-733, 2007
14) Keh D, Boehnke T, Weber-Cartens S et al：Immunologic and hemodynamic effects of "low-dose" hydrocortisone in septic shock：a double-blind, randomized, placebo-controlled, crossover study. Am J Respir Crit Care Med 167：512-520, 2003

特集 エキスパートに学ぶ Sepsis 敗血症バンドル

トピックス編―敗血症ホットライン―

Q&A 免疫グロブリン

札幌医科大学医学部 集中治療医学 升田好樹,赤塚正幸,巽 博臣

Key words 免疫グロブリン療法,SBITS study,低 IgG 血症

point

▶ 敗血症診療のガイドライン普及後の免疫グロブリン療法に関する RCT はない.

▶ 敗血症では IgG 濃度が低下し,補充療法としての意義がある.

▶ 免疫グロブリン療法による生命予後以外の改善効果の評価は医療経済的にも重要である.

はじめに

　敗血症の治療に関しエビデンスが確立したものは非常に少なく,多くの臨床医が治療の指針としてガイドラインを用いることも少なくありません.我が国で保健収載されたがゆえに独自に使用できる治療法もいくつかあり,それらは海外からの新たなエビデンスの発信がないためエビデンスとして確立できません.我が国では多くの施設で用いられている免疫グロブリン（IVIG）療法もその一つです.しかし,我が国のガイドラインでは IVIG 療法の推奨は提示できないという,現場の臨床医が混乱する表現となっています.本稿では,敗血症診療におけるガイドラインからみた IVIG 療法の推奨と補充療法としての IVIG 療法の考え方について概説します.

Q ガイドラインにより IVIG 療法の推奨の違いはなぜ生じるのでしょうか？

A 我が国の日本版敗血症診療ガイドライン 2016（以下,診療ガイドライン 2016）ならびに海外のガイドラインである Surviving Sepsis Campaign Guideline 2016（以下,SSCG2016）での敗血症に対する IVIG を投与の推奨の有無は異なります[1,2].SSCG2016 では一貫して「敗血症性ショックに対する IVIG の投与は推奨しない」としています.一方,

表1 IVIG療法に関するRCTのまとめ

	J-SSCG2016	Cochrane Review 低bias	Cochrane Review すべて
1. Lindquist[14] 1981			○
2. De Simone[15] 1988	○		○
3. Dominioni[16] 1996	○		○
4. Grundmann[17] 1998	○		○
5. Masaoka（日本語）[5] 2000	○		
6. Darenberg[18] 2003	○	○	○
7. Werdan[6] 2007	○	○	○
8. Burns[19] 1991		○	○
9. Just（ドイツ語）[20] 1986			○
10. Yakut（ドイツ語）[21] 1998			○

診療ガイドライン2016では「推奨は提示できない」となっています．果たしてIVIG療法そのもの，つまり投与量や投与方法，製剤の内容などが海外と日本では異なっているためこのような推奨の違いが生じたのでしょうか．後述しますが投与量は海外と日本では異なりますが基本的な製剤に違いはみられないため，ガイドライン作成の過程の違いということになります．

　診療ガイドライン2016では推奨作成のために改めてsystematic review（SR）とmeta-analysis（MA）を行っています．**表1**にその際に選択された無作為対照比較試験（randomized control trial：RCT）の一覧を示しました．さらに表内には2013年に発表されたCochrane reviewでのMA/SR内で採用された文献を含み，それらの比較です．詳細は診療ガイドライン2016に記載されているので参照していただきたいですが，要約すると診療ガイドライン2016では日本語と英語の文献を含む6文献が採用されました．一方，SSCG2016ではCochrane review[3]にあるように，エビデンスを抽出するためによりバイアスの少ない質の高い文献を採用しています．それぞれの結果を**図1**と**図2**に示しました．図1すなわち，診療ガイドライン2016作成のために行ったMR/SRの結果では生命予後の改善がみられるという結果が得られました．しかし，ガイドラインに参画された委員の投票でこの結果は承認されなかったため，最終的には「推奨は提示できない」という表現となりました．一方でSSCG2016では図2に示したように，よりバイアスの少ない研究で質の高い文献のみを用いたMA/SRの結果を元に「推奨しない」という表現となりました．

　MA/SRを行うために検索したRCTについては，表1をみていただければわかるように論文の掲載年ではなく，実際にここ20年の間に臨床データの収集が行われたRCTはほとんどありません．しかも，多くが敗血症

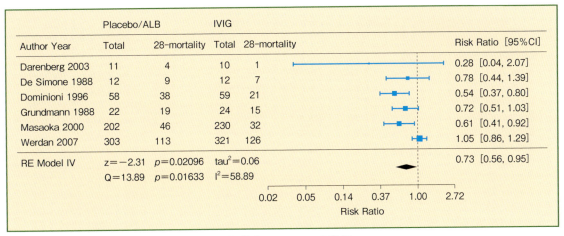

図1 日本版敗血症診療ガイドライン2016作成時のSR/MAの結果

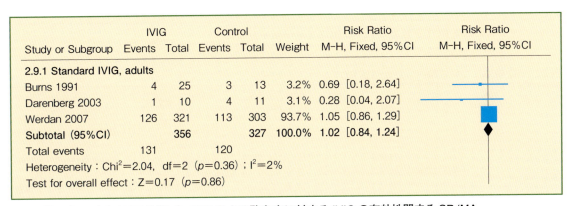

図2 質の高い（バイアスの低い）RCTによる敗血症に対するIVIGの有効性関するSR/MA

の定義としてSepsis-1[4]が用いられる以前のRCTであるという点です．したがって敗血症治療の標準化として用いられるようになったSSCG2004発表以前の臨床研究であるということからも，高い質をもったRCTであっても高い質をもった治療内容であるとは限りません．適切な治療効果すなわち生命予後の改善を求めるためには，治療内容も検討しなければなりませんが，詳細に記載されていないRCTもあり判断に苦慮します．いずれにせよ1981年から近年の2007年までに発表された英語，ドイツ語，日本語で書かれたRCTのMA/SRの結果を図3に示しました．バイアスはある程度あるものの，結論としては敗血症に対するIVIG療法は生命予後の改善と関連する，ということになります．

　SR/MAの結果を左右する論文として表2に示すように2つのものがあげられます．1つは我が国の正岡ら[5]のRCTで，日本語での記載と死亡率の記載がないことが問題でした．この点については主著者に死亡率の確認をしたうえでSR/MAを行っています．もう1つはドイツで行われたscore-based immunoglobulin therapy of patients with sepsis（SBITS）study[6]です．実際に行われたのが1991〜1995年ですが論文として掲載

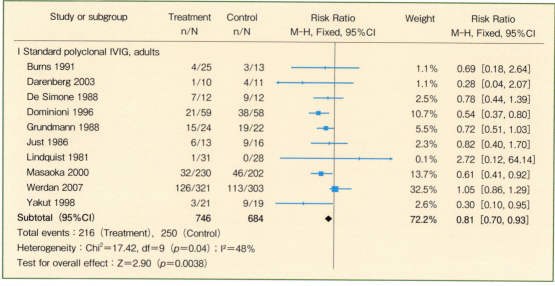

Study or subgroup	Treatment n/N	Control n/N	Risk Ratio M-H, Fixed, 95%CI	Weight	Risk Ratio M-H, Fixed, 95%CI
I Standard polyclonal IVIG, adults					
Burns 1991	4/25	3/13		1.1%	0.69 [0.18, 2.64]
Darenberg 2003	1/10	4/11		1.1%	0.28 [0.04, 2.07]
De Simone 1988	7/12	9/12		2.5%	0.78 [0.44, 1.39]
Dominioni 1996	21/59	38/58		10.7%	0.54 [0.37, 0.80]
Grundmann 1988	15/24	19/22		5.5%	0.72 [0.51, 1.03]
Just 1986	6/13	9/16		2.3%	0.82 [0.40, 1.70]
Lindquist 1981	1/31	0/28		0.1%	2.72 [0.12, 64.14]
Masaoka 2000	32/230	46/202		13.7%	0.61 [0.41, 0.92]
Werdan 2007	126/321	113/303		32.5%	1.05 [0.86, 1.29]
Yakut 1998	3/21	9/19		2.6%	0.30 [0.10, 0.95]
Subtotal (95%CI)	746	684		72.2%	0.81 [0.70, 0.93]
Total events: 216 (Treatment), 250 (Control)					
Heterogeneity: Chi^2=17.42, df=9 (p=0.04); I^2=48%					
Test for overall effect: Z=2.90 (p=0.0038)					

図3 バイアスのある RCT を含めたすべての RCT での meta-analysis

表2 IVIG 療法について検討した大規模 RCT

著者	論文,発表年	研究デザイン	対象	IVIG の投与量,期間	一次アウトカム	患者数	アウトカム（IVIG 対プラセボ）
正岡 徹他	2000	多施設非盲検 RCT	抗菌薬投与3日後に症候の改善がみられない16歳以上の重症感染症患者	5g, 3日間連日投与（50kg計算で 0.1g/kg/日）	1) 解熱率と起炎菌の陰性化率 2) CRP の変化率 3) 熱と症状から「有効度」	682人	(1) 解熱率：54.8%対37.2%（p=0.002） (2) 起炎菌陰性化率：67.9%対50.0%（p=0.24） (3) CRP の変化率：有意差なし (4) 有用度：61.5%対47.3%（p<0.001）
Werdan K et al（SBITS study）	2007	23の多施設 ICU による二重盲検 RCT.（1991年1月〜1995年4月の研究）	sepsis score 12〜27, APACHEⅡスコア20〜35	初回：0.6g/kg 2日目 0.3g/kg	1) 28日後死亡率	653人	(1) 28日後死亡率：39.3%対37.3%（p=0.6695） (2) 二次アウトカムの ICU 生存率，VFD は改善，しかし7日後死亡率，呼吸機能の有意な改善もなし

Scored-based immunoglobulin therapy of patients with sepsis (SBITS) study group

されたのが 2007 年とかなり時間がかかっています．いずれも論文として重要視されるのは対象患者数が 600 例以上と非常に多いことがあげられます．したがって，これらの論文を採用するか否かで結果が変わってきます．また，投与量が大きく異なり，正岡らの論文では日本で標準的に使われている 5g を 3 日間（0.3g/kg）という投与計画であり，一方 SBITS study では，0.9g/kg と 3 倍もの差があるのが特徴です．2016 年から用いられている新しい敗血症の定義 Sepsis-3[7] に合せて SR/MA を行う場合，患者の選択が変わることも予想されます．正岡らの論文では臓器障害の表記がみられないため敗血症の定義から外れる可能性もあります．

> **Q** 日本の診療に即した場合，補助療法としての IVIG 療法は有用ですか？

A RCT からもう少しエビデンスレベルを下げるとさらに多くの観察研究がみられます．海外と我が国では投与量が異なる可能性があり，実際に我が国で用いている投与方法での比較が必要です．2007 年と 2009 年とで日本集中治療医学会が行った敗血症症例の治療や生命予後に関する registry が報告されています．表 3 は 2007 年の結果で，266 例の登録があり，半数に IVIG 療法が行われています．非 IVIG 群と IVIG 群の比較では 28 日の生命予後に差はありませんが，APACHE Ⅱ スコアは IVIG 群の方が有意に高かったです．すなわち，より重症例に IVIG 投与が行われている中での生命予後に差がないということであり，重症度を揃えることができれば生命予後に差がみられる可能性があります．同様に日本救急医学会が行った sepsis registry の結果においても初期 3 日以内に施行した IVIG 療法は敗血症の生命予後と関連する独立した因子であることが報告されています[8]．このようにエビデンスレベルは低いものの日本での診療実態に即した検討では敗血症に対する IVIG 療法の有効性が得られる可能性があります．一方，さらに症例数を増やした検討としては DPC による解析が報告されています．田上らの報告では，下部消化管穿孔による敗血症と肺炎による敗血症では IVIG の補助療法としての効果はみられなかったとしています[9,10]．このように研究方法や対象疾患の選択方法によっても大きく結果が異なることがあり，エビデンスレベルで有効性を評価するためにはまだ十分ではありません．

表 3　日本集中治療医学会が施行した Sepsis Registry での IVIG 施行と重症度，生命予後（2007 年）

	IVIG（＋）	IVIG（－）	p
症例数	124	122	
年齢（歳）	69.4±13.5	66.3±15.1	N.S
性別（男性/女性）	83/41	76/46	N.S
APACHE Ⅱ score	21.9±10.8	18.6±9.1	0.012
SOFA score	8.9±4.7	7.8±4.7	0.050
予後			
ICU	41 (33.1)	32 (26.2)	N.S
28 日	48 (38.7)	39 (40.0)	N.S
病院	49 (39.5)	42 (34.4)	N.S

補充療法としての IVIG 投与の臨床効果――低 IgG 血症は IVIG 療法の適応となりますか？

 重症感染症における生体での病原微生物に対する IVIG が効果を示す機序について列挙しました．

1) オプソニン効果による好中球の貪食能亢進作用
2) 補体活性化による免疫溶菌作用
3) 毒素中和作用
4) 抗菌薬の感受性亢進作用
5) 抗サイトカイン作用
6) ウイルス中和作用
7) 抗体依存性細胞障害活性（ウイルス感染）(antibody dependent cell mediated cytotoxicity：ADCC)

これらの多くの機序により重症感染症の治療効果が得られると考えられてきました．そのため，IgG そのものが消費されるなどにより重症感染症や敗血症では低 IgG 血症が生じるため，補充療法が有効であるという根拠の一つとなっています．実際に重症感染症や敗血症/敗血症性ショックでは約 70％に低 IgG 血症が生じると報告されています[11]．血清 IgG が低下する理論的な機序として，①免疫機序による消費性の低下，②敗血症による産生能力の低下，③血管透過性亢進に伴う血管外マトリックスへの再分布による血管内濃度低下，が考えられます．どの機序が敗血症での低 IgG 血症の主要因であるのか十分には検討されていません．免疫グロブリン産生時に生じる Free Light Chains（FLC）は半減期が非常に短いため，免疫グロブリン産生能を反映するといわれています．Taccone ら[12]は敗血症発症時の血中 FLC は低 IgG 群と正常 IgG 群で差はなく，少なくとも IgG 産生能は低下していないと報告しているように免疫グロブリンそのものの産生が抑制されているのではなく，消費性の低下か再分布に伴う低下が考えられます．

このような敗血症での低 IgG 血症と生命予後との関連があれば IVIG 投与の理論的な根拠となる可能性はありますが，近年報告された観察研究での SR/MA[11]では ICU 入室時の IgG などの免疫グロブリン濃度と生命予後との関連は認められないとされています．これらの観察研究では，低 IgG 血症の cut-off 値が異なり 610〜870 mg/dL と広い範囲にわたることからも個々の報告を吟味することが必要です．

近年の報告では[13] Sepsis-3 の基準を満たした敗血症症例で SOFA スコアが 8 未満で IgG が 407 mg/dL（さらに IgM＜43 mg/dL，IgA＜219 mg/dL を満たす）の場合には ICU 死亡率と病院死亡率が有意に高いことを報告しています（図 4）．上述したように低 IgG 血症となる背景には血管透過性亢進に伴う IVIG の再分布の可能性があり IVIG 投与にても必要な濃度に達しない可能性がありますが十分に検討されていません．

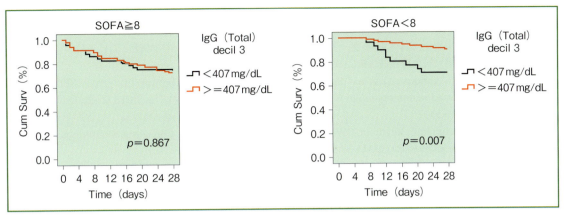

図4 SOFA 8点により分類した層別患者群での低IgG血症の累積生存率の推移 （文献3を参照して作成）

　敗血症における生命予後と関連する低IgG血症の閾値は不明ですが，報告の中では600～700mg/dLが多いです．従来，設定された目標値である500mg/dLは無γグロブリン血症の患者に対し感染症の発症を抑えることができる値として補充する際の目標値としています．しかし近年の無γグロブリン血症の治療ガイドラインでは目標値はさらに高くすることが推奨されており，正常値により近い方がよいとされています．したがって，敗血症治療の補助・補充療法としてはきちんと血中濃度のモニタリングを行ったうえでの有効性の評価が必要で，今後，このような病態を把握したうえでのIVIG投与計画を検討していかなければ有効症例を見いだすことは困難です．

おわりに

　敗血症に対するIVIG療法のエビデンスは21世紀前のデータを元に判断せざるを得ない状況であり，SR/MAでは選択した文献により有効性の結果は大きく異なります．生命予後を最終評価項目とした場合には大規模RCTの結果に左右されます．一方，ICU滞在日数に関してはIVIG療法により短縮することが多くの報告で示されており，IVIGの医療費投入を凌駕する医療費の削減が得られる可能性があります．敗血症に対するIVIG療法は生命予後改善以外の面からも検討する必要があると考えられます．

[文　献]
1) 西田　修, 小倉裕司, 井上茂亮 他；日本版敗血症診療ガイドライン 2016 作成委員会：日本版敗血症診療ガイドライン 2016. pp 91-97, 2017
2) Rhodes A, Evans LE, Alhazzani W et al：Surviving Sepsis Campaign：International Guidelines for Management of Sepsis and Septic Shock：2016. Intensive Care Med 43：304-377, 2017
3) Alejandria MM, Lansang MAD, Dans LF et al：Intravenous immunoglobulin for treating sepsis, severe sepsis and septic shock (Review). Cochrane Database Syst Rev 9：CD001090, 2013
4) Bone RC, Balk RA, Cerra FB et al：Definitions for sepsis and organ failure and guidelines for the use of

innovative therapies in sepsis. The ACCP/SCCM Consensus Conference Committee. American College of Chest Physicians/Society of Critical Care Medicine. Chest 10：1644-1655, 1992

5）正岡　徹，長谷川廣文，高久史麿 他：重症感染症に対する抗菌薬との併用療法における静注用ヒト免疫グロブリンの効果．日化療会誌 48：199-217, 2000

6）Werdan K, Pilz G, Bujdoso O et al；Score-Based Immunoglobulin Therapy of Sepsis（SBITS）Study Group：Score-based immunoglobulin G therapy of patients with sepsis：The SBITS study. Crit Care Med 35：2693-2701, 2007

7）Singer M, Deutschman C, Seymour CW et al：The Third International Consensus Definitions for Sepsis and Septic Shock（Sepsis-3）. JAMA 315：801-810, 2016

8）小谷穣治，齋藤大蔵，丸藤　哲 他：日本救急医学会 Sepsis Registry 委員会報告 Severe Sepsis 治療データ解析結果．日救急医会誌 24：291-296, 2013

9）Tagami T, Matsui H, Fushimi K et al：Intravenous immunoglobulin use in septic shock patients after emergency laparotomy. J Infect 71：158-166, 2015

10）Tagami T, Matsui H, Fushimi K et al：Intravenous immunoglobulin and mortality in pneumonia patients with septic shock：an observational nationwide study. Clin Infect Dis 61：385-392, 2015

11）Shanker-Hari M, Culshaw N, Post B et al：Endogenous IgG hypogammablobulinaemia in critically ill adults with sepsis：systematic review and meta-analysis. Intensive Care Med 41：1393-1401, 2015

12）Taccone FS, Stordeur P, De Backer D et al：Gammaglobuline levels in patients with community-acquired septic shock. Shock 32：379-385, 2009

13）Martin-Loeches I, Muriel-Bombín A, Ferrer R et al；GRECIA group：The protective association of endogenous immunoglobulins against sepsis mortality is restricted to patients with moderate organ failure. Ann Intensive Care 7：44, 2017

14）Lindquist L, Lundbergh P, Maasing R：Pepsin-treated human gamma globulin in bacterial infections. A randomized study in patients with septicemia and pneumonia. Vox Sang 40：329-337, 1981

15）De Simone C, Delogu G, Corbetta G：Intravenous immunoglobulins in association with antibiotics：a therapeutic trial in septic intensive care unit patients. Crit Care Med 16：23-26, 1988

16）Dominioni L, Bianchi V, Imperatori A et al：High-dose intravenous IgG for treatment of severe surgical infections. Dig Surg 13：430-434, 1996

17）Grundmann R, Hornung M：Immunoglobulin therapy in patients with endotoxemia and postoperative sepsis - a prospective randomized study. Prog Clin Biol Res 272：339-349, 1988

18）Darenberg J, Ihendyane N, Sjolin J et al；StreptIg Study Group：Intravenous immunoglobulin G therapy in streptococcal toxic shock syndrome：a European randomized-blind placebo-controlled trial. Clin Infect Dis 37：333-340, 2003

19）Burns ER, Lee V, Rubinstein A et al：Treatment of septic thrombocytopenia with immune globulin. J Clin Immunol 11：363-368, 1991

20）Just HM, Metzger M, Vogel W et al：Effect of adjuvant immunoglobulin therapy in patients in a surgical intensive care unit. Results of a randomized controlled study. Klinische Wochenschrift 64：245-256, 1986

21）Yakut M, Cetiner S, Akin A et al：Effects of immunoglobulin G on surgical sepsis and septic shock. Bulletin of Gulbane Military Medical Academy 40：76-81, 1998

特集 エキスパートに学ぶ Sepsis 敗血症バンドル

トピックス編―敗血症ホットライン―

中心静脈カテーテルの医療安全：安全な挿入と管理

[1] 稲沢市民病院 麻酔・救急・集中治療部門, [2] 名古屋大学医学部附属病院 外科系集中治療部

貝沼関志[1,2], 竹田道宏[2]

Key words 中心静脈カテーテル, エコーガイド下穿刺, エコーガイド下腋窩静脈穿刺, エコーガイド下 PICC 挿入, カテーテル関連血流感染

point

- ▶ 中心静脈カテーテル挿入時の機械的合併症は, ときに死に至る重篤な合併症を生ずることがある.
- ▶ エコーガイド下腋窩静脈穿刺では穿刺針の針先を含めた腋窩静脈長軸像を常に描出する.
- ▶ エコーガイド下 PICC 挿入をベッドサイドで行う場合は, カテーテル先端を心電図と磁場でモニタできるデバイスを用いるとよい.
- ▶ カテーテル関連血流感染を防ぐには, 留置継続の必要性を毎日評価し, 不要になったらすぐ抜去することが大切である.

 中心静脈カテーテル挿入時の機械的合併症にはどんなものがありますか？

 機械的合併症には以下のようなものがあります.
　①動脈穿刺, 血腫
　②気胸
　③血胸, 縦隔血腫, 胸水, 心タンポナーデ
　④空気塞栓
　⑤不整脈
　⑥局所神経損傷
　⑦その他, 腕神経叢損傷, 左内頸静脈や左鎖骨下静脈の穿刺による胸管損傷・乳び胸, カテーテルの結節形成, ガイドワイヤー残置, 事故抜去, 大腿静脈穿刺に伴う大腿神経損傷, 腹腔穿刺・後腹膜血腫など

表1 ランドマーク法，エコーガイド下リアルタイム法別に穿刺部位ごとの合併症の頻度

部位	方法	合併症		
		動脈穿刺	血腫	気胸
すべて	ランドマーク	6.9%	8.2%	3.1%
	超音波ガイド	1.4%	1.6%	1.3%
内頸静脈	ランドマーク	5.8〜10.6%	8.4〜9.1%	2.4〜3.0%
	超音波ガイド	0.3〜1.1%	0.2〜1.2%	0〜1.2%
鎖骨下静脈	ランドマーク	6.2%	4.6%	3.7%
	超音波ガイド	2.0%	1.5%	0.7%

(文献1より引用)

 ランドマーク法，エコーガイド下リアルタイム法別に穿刺部位ごとの合併症の頻度はどう違いますか？

リアルタイムエコーガイド下穿刺の普及により機械的合併症の頻度は減少してきましたが，機械的合併症はときに死に至る重篤な状態をひき起こします（**表1**）．肺動脈カテーテル挿入を含めた中心静脈挿入の際に，死亡率の高い合併症は肺動脈損傷，血胸，心タンポナーデ，空気塞栓の順です[2]．

 内頸静脈，大腿静脈からのエコーガイド下カテーテル挿入のポイントを教えてください

内頸静脈や大腿静脈の穿刺では主に短軸交差法を用います．静脈の短軸像を観察しながら，超音波断層像に交差するように穿刺針を刺入します．最も推奨されるのは追尾法です．具体的には，エコーの走査線内に針を誘導したとき，最初に白輝点（針先）を確認，次に，走査線をごくわずか進行方向に（リニアプローブを針の進行方向に）移動させ，常に，針先を白輝点として確認してゆく方法です．

静脈前壁に針先が触れると，ごくわずかな凹みが生じ，静脈がハート型に変形します．針先にスナップを利かせて静脈の前壁だけを貫きます．この方法を成功させるためには，穿刺前に，プローブを sweep scan し静脈の走行を確かめること，およびプローブを swing scan しプローブを静脈に対して垂直に置くように心がけることが有用です．内頸静脈，大腿静脈穿刺法の解説は多くの解説書にみられますので本稿では特に，腋窩静脈穿刺，および末梢挿入型中心静脈カテーテル（peripherally inserted central catheter：PICC）挿入について以下詳述します．

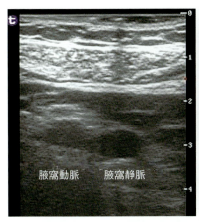
図1 穿刺前
腋窩動静脈短軸像.

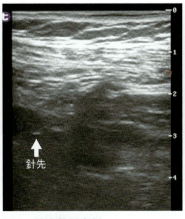
図2 腋窩静脈穿刺
長軸像.

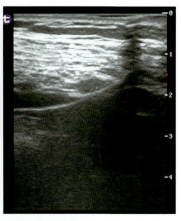
図3 腋窩静脈
ガイドワイヤー挿入，長軸像.

Q 腋窩静脈からのエコーガイド下中心静脈カテーテル挿入のポイントを教えてください

A 鎖骨下静脈では鎖骨より遠位を走行する腋窩静脈をエコーで描出することが可能です[3]．これには長軸平行法が有用です．静脈の長軸像を観察しながら，超音波走査線内で針を進める方法です．エコーガイド下腋窩静脈穿刺はやや高度の技術が必要のため，内頸静脈穿刺などで経験を積んだ上級者が行うべきです．リニアプローブを烏口突起のすぐ内側で矢状断面上に置き，腋窩動静脈短軸像を出します（図1）．腋窩静脈を画像の中心においたままプローブを回転させ腋窩静脈長軸像を出します．ここで腋窩静脈が全長にわたって最大径に描出される像を得ることが大切でありプローブを若干頭側に傾けるとよいです．描出した血管が腋窩動脈でないことを確かめます（圧排法やカラードプラの使用）．腋窩動脈は腋窩静脈の頭側に位置しています．最適な腋窩静脈長軸像を出したまま，プローブの外側約1 cmから穿刺します（図2）．最も重要なことは，プローブの位置を動かさずに，穿刺針の針先を含めた全長を常に描出することです．プローブの位置を微調整しようとするとエコー走査面と針方向にわずかなずれができ，穿刺距離の長い腋窩静脈穿刺では動脈穿刺や気胸などの重大な合併症を招きやすくなります．ガイドワイヤー挿入（図3）後に鎖骨上窩にプローブを置きガイドワイヤーが内頸静脈に上がらず腕頭静脈に向かっていることを確認します．

Q PICCのエコーガイド下挿入のポイントを教えてください

A 末梢挿入型中心静脈カテーテル（PICC）は末梢静脈（主に上腕の尺側皮静脈）から挿入し，先端を中心静脈に留置するカテーテルで

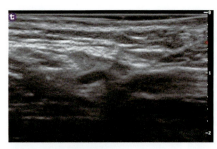

図4 尺側皮静脈穿刺
長軸像.

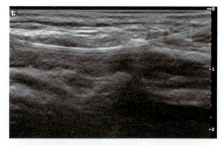

図5 尺側皮静脈ガイドワイヤー挿入
長軸像.

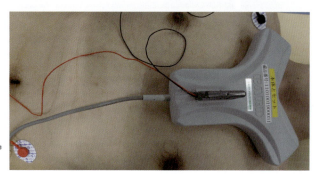

図6 シャーロック3CG® Yセンサー

す．気胸，血胸のリスクが少なく，カテーテル関連血流感染の発生率が低いとされています．尺側皮静脈は上大静脈への走行がなだらかで直線的であり上腕の血管径が比較的太いため第一選択とされます．患者は仰臥位，上肢は外転，外旋方向とします．腋窩近くを駆血しエコーで尺側皮静脈を描出します．上腕動脈，またはその両側を走る上腕静脈と間違えないようにします．エコーのリニアプローブで尺側皮静脈短軸像を出し穿破し，ニードルガイドを使用していない場合で可能であればエコーの長軸像にて確認します（図4）．ガイドワイヤーが5cmほど無理なく挿入できれば介助者に駆血帯をはずしてもらい，さらに15cmほど挿入し，エコーの長軸像でも確認します（図5）．必要ならば刺入部を小切開（2～3mm）しイントロデューサーを挿入します．イントロデューサーシースを残しガイドワイヤーとダイレーターを抜去しカテーテルを挿入します．このとき，カテーテル先端を心電図と磁場でモニターできるデバイス（シャーロック3CG®およびPower PICC®）を用いると便利です．このデバイスはYセンサー（ECG電極リード接続部を有する）（図6）と接続して，体表および血管内心電図とカテーテル先端位置および方向をPICC挿入中に表示します．機器に接続されているにもかかわらず，血管内心電図が表示されない場合はスタイレットの入ったルーメンを生理食塩液でフラッシュすると正常に表示される場合があります．PICCのスタイレットから得られる血管内心電図のP波が上大静脈と右心房の接続部に近づくにつれ大きくなり，

右心房内では二相性になる（P波の始めが陰転化する）ことでPICC先端が大静脈心房接合部（CAJ）を通過したことがわかります．P波の始めが陰転化しない位置（CAJ）までPICCを引き戻します．最後にカテーテル内腔のスタイレットを抜去しカテーテルを固定します．最終的には胸部X線撮影を行いカテーテルの走行および先端位置の確認を行います．PICC挿入は先端位置異常が起こりやすいためシャーロック3CG®を使用しない場合は可能な限り透視下にて挿入を行います[3]．

中心静脈カテーテル挿入に共通する施行時の特別の注意点を教えてください

いずれの静脈の穿刺でも，ガイドワイヤーが抵抗なく進む場合は，10〜15cm程度挿入し，そのガイドワイヤーに沿って穿刺針の外套を根元まで送り込みます．次に外套のみ残して内套とガイドワイヤーをいったん抜去し，外套にシリンジを接続し静脈血がスムーズに吸引できることを確認します．この手技は安全上，絶対に省略してはなりません．もう一つの特別の注意点は，ガイドワイヤーの走行をエコーで確認することです．いずれの静脈の穿刺でも，ガイドワイヤーの走行は短軸像だけでなく可能な限りガイドワイヤーの先端まで長軸像で確認します．静脈に入っている場合，ガイドワイヤーの走行が徐々に血管壁と平行になるように角度が変化していけば，静脈を貫通している確率は低くなります．

CRBSI（カテーテル関連血流感染）の予防策を教えてください

施行者は手洗い，マスク，清潔グローブ，キャップ，清潔ガウンを使用し，患者の全身を覆う清潔ドレープを使って中心静脈穿刺を実施します．しかし，免疫力が低下した患者やハイリスク新生児など以外は，抗菌薬を予防的に投与する必要はありません．皮膚消毒薬は1％クロルヘキシジンアルコールまたは10％ポビドンヨードとします[1]．開放式三方活栓はカテーテル関連血流感染（catheter-related blood stream infection：CRBSI）を増やしますので，閉鎖式輸液回路を用います．閉鎖式回路の三方活栓でも，使用する際には接続口を消毒薬（クロルヘキシジン，ポビドンヨード，70％アルコール）に浸した綿で，15秒以上しっかりと拭きます．穿刺は，汚染された部位（感染した皮膚や熱傷部位）や汚染される可能性がある部位（鼠径部，気管切開口周囲，手術開放創）は避けます．大腿静脈からのカテーテルの細菌定着率は有意に高いですが内頸静脈と鎖骨下静脈では差は明らかになっていません．穿刺部位の被覆は，感染予防のために生物学的密封されたドレッシング材を使用します．カテーテル留置期間が長いほど感染のリスクは高くなりますが，留置期間の

目安はなく，継続の必要性を毎日評価し，不要になったらカテーテルを抜去します．定期的に中心静脈カテーテルを入れ替えても，カテーテル関連血流感染の頻度は低下しません．カテーテル穿刺部位は毎日，感染徴候がないか確認し，感染徴候がある場合はカテーテルを抜去し，留置部位を変更します．CRBSIが疑われた場合は，ガイドワイヤーを使ってカテーテルを交換するより，穿刺部位を変更したほうがよいでしょう．

［文　献］
1）公益社団法人 日本麻酔科学会 安全委員会：安全な中心静脈カテーテル挿入・管理のためのプラクティカルガイド 2017
　http://www.anesth.or.jp/guide/pdf/JSA_CV_practical_guide_2017.pdf（accessed 2018-08-29）
2）Domino KB, Bowdle TA, Posner KL et al：Injuries and liability related to central vascular catheters：a closed claims analysis. Anesthesiology 100：1411-1418, 2004
3）柴田康之：超音波ガイド下中心静脈穿刺．平行法による腋窩静脈穿刺．Anet 16：36-39, 2012
4）笹野　寛，増田和彦，吉澤佐也：麻酔科医がPICCについて知っておきたいこと．LISA 21：102-107, 2014

特集 エキスパートに学ぶ Sepsis 敗血症バンドル

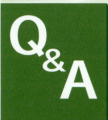

トピックス編 —敗血症ホットライン—

展望　敗血症のグローバリズム
―Global Sepsis Alliance の役割―

名古屋市立大学大学院医学研究科　先進急性期医療学　松嶋麻子

Key words　Global Sepsis Alliance, World Health Organization, 世界敗血症デー, 敗血症.com

point

- Surviving Sepsis Campaign Guidelines や日本版敗血症診療ガイドラインにより，敗血症の診療は救急・集中治療領域で発展してきた．
- 敗血症の認知度は救急・集中治療領域以外ではあまり高くない．
- 世界では年間 600〜900 万人が感染症から敗血症に至り死亡しているが，その多くは「防ぎ得た死」といわれている．
- GSA では医療従事者と一般市民を対象に敗血症の予防，早期発見・早期治療を中心とした啓発活動を行っている．
- GSA は WHO と連携し，世界中で今後さらに敗血症の対策を推進する．

Q Surviving Sepsis Campaign（SSC）と Global Sepsis Alliance（GSA）について教えてください

 2002 年，欧米の集中治療医学会が中心となり，**Surviving Sepsis Campaign（SSC）**が設立されました．SSC では，敗血症の定義を定め，敗血症の治療・ケア・教育を広めることに重点をおき，敗血症による死亡を 25％減らすことを目標に掲げています[1]．SSC により出される **Surviving Sepsis Campaign Guidelines（SSCG）**は 2004 年の初版に始まり，4 年ごとの改定が行われて 2016 年には第 4 版が出されました．SSCG の発刊以来，欧米やアジア諸国の集中治療室に敗血症の知識が広まり，SSCG が敗血症診療の基準となって世界の敗血症診療は大きく進歩しました．

一方，世界では未だ敗血症に罹患する人は年間 27〜30 億人，敗血症で死亡する人は年間 600〜900 万人とされ，その多くが「**防ぎ得た死亡**」といわれています．そして，敗血症と診断される患者の 80％以上が病院外で発症していることから，病院の中で最初に敗血症患者に出会う救急外

来，敗血症患者の多くが最初に受診する地域医療機関，さらには一般市民にまで敗血症の予防と早期発見・早期治療の知識を広めることが重要と考えられるようになりました．このような考えのもと，2010年にドイツのDr. Konrad Reinhartが中心となり，**Global Sepsis Alliance（GSA）**が結成されました．GSAにはSSCと同様に欧米の集中治療医学会も参加していますが，先進国から発展途上国まで，医療関係者から一般市民まで敗血症に関連するさまざまな団体，個人が参加しています．GSAのホームページには現在，世界各国の70以上の組織がGSAに加盟していることが示されており，日本からは日本集中治療医学会が参加しています[2]．

Q GSAと世界敗血症デーについて教えてください

A GSAでは癌や心臓病，脳血管障害と同じように，敗血症が医療従事者や一般市民に広く認知され，2020年までに敗血症による死亡を25%減少させることを目標に掲げています．敗血症の知識を一般市民にも広めることを目的に，GSAは2012年より9月13日を「World Sepsis Day：WSD 世界敗血症デー」と定め，各国で敗血症の啓発イベントを開催してきました．医療従事者向けのセミナーや市民公開講座，ランニング大会やピクニックなど，参加地域や参加組織の工夫によって，さまざまな啓発イベントが開催されています[3]．2013年には40余りの国が参加していましたが，その数は年々増加しています（図1）．ちなみに9月13日をWSDに定めた特別な理由はなく，「世界○○デー」として空いていたのが9月13日だったから，というのがGSAの説明です．偶然ではあ

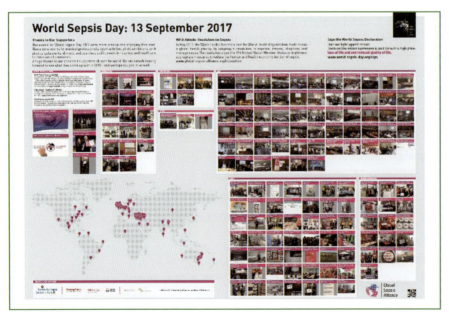

図1 世界敗血症デー 2017

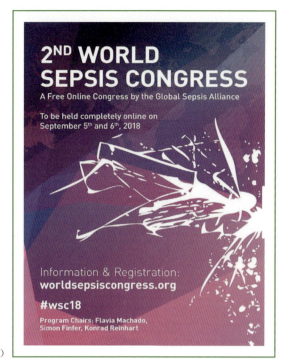

図2 World Sepsis Congress
　　　　（文献4より引用）

りますが，米国ではCenter for Disease Control and Prevention（CDC）が「September Sepsis」と語呂合わせをして9月を敗血症対策月間に指定し，日本でも9月9日の「救急の日」と合わせて9月に敗血症の啓発イベントや敗血症セミナーを開催しています．

さらに，GSAでは2017年からインターネット上のWorld Sepsis Congress（WSC）を始めました．2日間にわたり，インターネット上で敗血症に関するさまざまな講演を無料で聞くことができるイベントです．今年（2018年）は9月5日と6日の2日間，敗血症に関する新たな治療や研究の講演，啓発活動，生存者によるパネルディスカッションなどが行われました（図2）[4]．講演は後日，インターネットでも無料公開されますので，ぜひ視聴してみて下さい．

また，GSAでは一般市民向けに敗血症をわかりやすく解説した3分間ビデオを作成しています（図3）[5]．GSAではこのほかにも敗血症の啓発ビデオを作成し，インターネットを通して各国の言葉で配信することにより，**世界中に広く敗血症の予防と早期発見・早期治療の知識，理解を広めようとしています**．

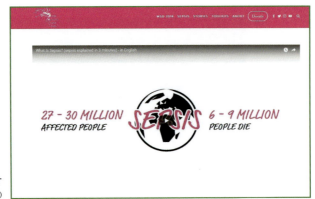

図3　Sepsis 啓発ビデオ
　　（文献5より引用）

Q GSA と World Health Organization（WHO）の連携について教えてください

A GSA では活動の早期から，World Health Organization（WHO）と連携し，世界的な敗血症の啓発活動を推進することを目指してきました．2017 年 5 月の WHO 総会において，「**敗血症の予防，正しい診断，適切な治療を先進国，発展途上国にかかわらず推進すること**」が世界中の人々の健康における重要な課題であることが 194 の国・地域の賛成により議決されました[6]．これにより 9 月 13 日は WHO も定める「**世界敗血症デー**」となりました．

　この議決の中で WHO は先進国だけでなく，発展途上国も含めて敗血症の予防から治療までの一貫した対策を行うことを求めています（**表 1**）[7]．WHO はこれまでも公衆衛生対策，周産期対策，ワクチン接種，多剤耐性菌対策，高齢化対策などに取り組んできました．先進国，発展途上国において，これらの対策の優先順位は異なりますが，敗血症対策においては，**先進国と発展途上国が一体となり，一貫した取り組みを行うこと**を WHO は求めています．この議決を受けて，今後，日本においても敗血症の予防と対策がさらに進められるものと思います．

表1　2017 年 5 月：WHO 総会の決議

1　敗血症は世界中で毎年，約 600 万人の命を奪っており，その多くが防ぎ得た死である．
2　敗血症は感染症が重篤化して死亡に至る過程の反応である．
3　敗血症には有効な抗菌薬が必須である．
4　敗血症を予防するため周産期管理，公衆衛生の改善が強く求められる．
5　敗血症の予防のため国家主導のワクチン接種が強く求められる．
6　敗血症は緊急性の高い病態であり，医療従事者，一般市民への啓発が重要である．
7　敗血症の診断と治療に関する研究を推進する必要がある．
8　敗血症を 9 月 13 日の世界敗血症デーを通して広める必要がある．
9　敗血症の予防から治療までの統合した取り組みが急がれる．
10　ICD 登録の改善とサーベイランスシステムの構築が必要である．

（文献 7 より引用）

Q 日本におけるGSAの活動について教えてください

A 日本では，日本集中治療医学会の委員会として2013年にGlobal Sepsis Alliance (GSA) 委員会が設立されました．GSA委員会では，各国と同様に一般市民に向けた敗血症の啓発活動として，2013年から毎年9月13日を中心に世界敗血症デーのイベントを開催してきました．2013年から2015年までは東京や横浜でトークショーや市民公開講座を開催しましたが，2016年と2017年はより多くの方々に敗血症を知ってもらうため，新幹線駅や羽田空港でのデジタルサイネージを行い，敗血症の情報サイト「**敗血症.com**」も開設しました[8]．今年（2018年）は広告範囲を日本全国へ拡大するために，インターネットを用いた敗血症の広告を行います．情報サイトの「敗血症.com」やインターネット広告を通して，医療従事者以外にも「敗血症」について知っていただき，予防や早期発見，早期治療につなげることが目的です．

さらに，GSA委員会では，2013年より医療従事者向けに年2〜3回の「**敗血症セミナー**」も開催してきました．「敗血症セミナー」は救急・集中治療に関わる医師だけでなく，地域医療を担う開業医，看護師や理学療法士，臨床工学士，薬剤師などの多職種を対象としています．テーマは敗血症診療ガイドラインをはじめ，輸入感染症，Rapid Response System，患者のケアやリハビリテーションなど「**敗血症のトータルケア**」を目指した多彩なセミナーを開催しています．2018年は9月に東京，12月には名古屋で開催する予定です．

このように，GSA委員会ではGSA本部と連携しながら敗血症の啓発活動を行ってきましたが，2017年のWHO決議を受け，敗血症に関わる他学会との連携も進めています．2018年には日本救急医学会と合同委員会を設立し，世界敗血症デーや敗血症セミナーの開催を合同で行うことになりました．さらに感染症学会や他の関連学会との連携も視野に入れ，**敗血症に関わる専門集団が「All Japan」で取り組む体制を構築**しようと考えています．

まとめ

以上，GSAと世界敗血症デーの取り組みを紹介しました．SSCGや日本版敗血症診療ガイドラインにより，敗血症の診療は発展を続けています．一方，未だ敗血症の認知度は救急・集中治療領域以外ではあまり高くありません．世界では年間600〜900万人が感染症から敗血症に至り死亡していますが，その多くは「防ぎ得た死」といわれています．GSAではこのような敗血症の現状を広く伝え，癌や脳血管障害，心臓病と同じように敗血症を予防し，早期発見・早期治療を心がける意識を医療従事者や一般市民の間に醸成するために活動を続けています．

［文　献］
1） http://www.survivingsepsis.org/About-SSC/Pages/History.aspx（accessed 2018-08-16）
2） https://www.global-sepsis-alliance.org/members（accessed 2018-08-16）
3） https://www.world-sepsis-day.org/wsd2018（accessed 2018-08-16）
4） https://www.worldsepsiscongress.org/（accessed 2018-08-16）
5） https://www.global-sepsis-alliance.org/sepsis/（accessed 2018-08-16）
6） http://www.who.int/news-room/fact-sheets/detail/sepsis（accessed 2018-08-16）
7） Reinhart K, Daniels R, Kissoon N et al：Recognizing Sepsis as a Global Health Priority—A WHO Resolution. N Engl J Med 377：414-417, 2017
8） http://xn--ucvv97al2n.com/（accessed 2018-08-16）

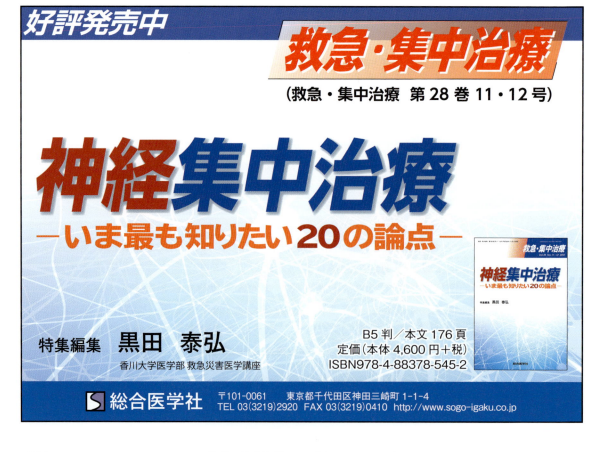

2019年度 年間購読受付中

Critical Careの総合誌
救急・集中治療

季刊 年4冊(2・5・8・11月) + 臨増号(不定期)1冊／B5判／本文平均300頁

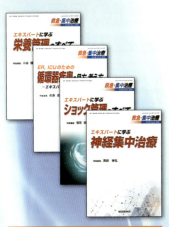

■ 2019年(31巻)の特集予定 ■
通常号：定価(本体7,600円+税)
臨増号：定価(本体7,600円+税)

1号	救急・集中治療におけるPoint-of-Care超音波 —basicからadvance—(仮)
2号	ICU治療指針(仮)
臨増号	急性血液浄化法(仮)
	:(以下続刊)

■ 2018年(30巻)の特集 ■
通常号：定価(本体5,600円+税)
臨増号：定価(本体6,500円+税)

1号	エキスパートに学ぶ 栄養管理のすべて
2号	ER, ICUのための循環器疾患の見方,考え方 —エキスパートの診断テクニック—
3号	エキスパートに学ぶ ショック管理のすべて
4号	エキスパートに学ぶ 神経集中治療
5号	エキスパートに学ぶ Sepsis 敗血症バンドル
6号	エキスパートに学ぶ 心不全治療の極意 —Evidence and Experience—(仮)
臨増号	徹底ガイド DICのすべて 2019-20

● Honorary Editors
天羽 敬祐
早川 弘一
島崎 修次
相馬 一亥
山科 章

● Editors
岡元 和文
行岡 哲男
横田 裕行
久志本成樹
大塚 将秀
志馬 伸朗
松田 直之
山本 剛

- Critical Careにたずさわる ICU, 救急, 麻酔, 外科, 内科の医師とコメディカル対象に, 解説と情報を満載!
- 読みやすい「Q&A方式」などを用いて編集し, 季刊で刊行!

2019年度 年間購読料 40,000円(税込)〈通常号4冊+臨増号1冊〉

- 年間購読をお申込の場合 1,040円の割引です.
- 直送雑誌の送料は弊社負担. 毎号刊行次第, 確実にお手元に直送いたします.
- 本誌のFAX送信書に必要事項をお書き込みのうえ, お申し込み下さい.

総合医学社　〒101-0061　東京都千代田区神田三崎町 1-1-4
TEL 03(3219)2920　FAX 03(3219)0410　http://www.sogo-igaku.co.jp

前線医療の処置マニュアル

● 著者：佐々木　勝
（内閣官房参与／東京都保健医療公社 副理事長）

究極の現場で、命をつなぐための究極の医療の知識と技!!

アメリカの戦傷医療システムをベースに、前線における救護活動の考え方と実践的な救命処置を解説した初の前線医療専門書。銃創、爆風損傷、外傷性切断など、日常救急医療の知識だけでは対応が難しい特殊な外傷への救命技術が多く紹介されている。救命・救急医療に携わるすべての人に知ってほしい"究極のノウハウ"が詰まった一冊！

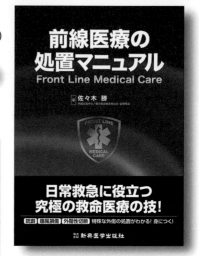

B5判　100頁
定価（本体価格3,500円＋税）
ISBN 978-4-88002-769-2

主要目次

1章　戦傷医学とTCCC
1. **戦傷傷病者治療戦略（TCCC）** 1. 戦場における治療戦略システム／2. 米国におけるTCCCの普及／3. TCCCの目標と治療原則／4. TCCCにおける前線医療
2. **戦傷医学の基本** 1. 平時の救急医療と戦傷医療の違い／2. 戦死・戦傷分析／3. 戦傷の疫学／4. 戦傷医学・医療の方向性

2章　前線医療：CUF・TFC・TECの実践
1. **砲火下の医療（CUF）** 1. CUFの基本的行動／2. CUFにおける主な外傷／3. CUFにおける止血／4. CUFにおける気道確保／5. CUFにおける頸椎保護
2. **戦術的野外医療（TFC）①　―基本処置：MARCH―** 1. M：大量出血／2. A：気道／3. R：呼吸／4. C：循環（輸液）／5. H：低血圧、低酸素症、頭部外傷、低体温
3. **戦術的野外医療（TFC）②　―その他の外傷処置―** 1. 眼外傷／2. モニタリングと外傷の再評価／3. 疼痛管理／4. 抗生剤／5. 戦場における心肺蘇生術（CPR）／6. 敵兵の治療
4. **戦術的後送医療（TEC）** 1. 気道確保／2. 呼吸／3. 出血／4. 静脈路確保／5. トラネキサム酸（TXA）／6. 頭部外傷／7. 輸液蘇生／8. 低体温予防／9. 穿通性眼外傷／10. モニタリングと生体力学／11. 疼痛管理／12. 抗生剤／13. 熱傷／14. ショックパンツ（pneumatic antishock garment: PASG）／15. 心肺蘇生／16. 敵兵の治療／17. 記録

株式会社 新興医学出版社　〒113-0033　東京都文京区本郷6-26-8
TEL. 03-3816-2853　FAX. 03-3816-2895
http://www.shinkoh-igaku.jp
e-mail: info@shinkoh-igaku.jp

日本版 敗血症診療ガイドライン 2016
（J-SSCG 2016）

The Japanese Clinical Practice Guidelines
for Management of Sepsis and Septic Shock 2016
ダイジェスト版

一般社団法人 日本集中治療医学会
一般社団法人 日本救急医学会

電子版ダウンロード 無料サービス付き！

発売中！
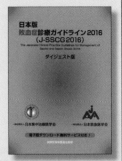

● B 5 判 204 頁／定価（本体 2,500 円＋税）
ISBN 978-4-88003-915-2

日本版 重症患者の栄養療法ガイドライン 総論 2016 & 病態別 2017
（J-CCNTG）

Japanese Guidelines for Nutrition Support Therapy in the Adult
and Pediatric Critically Ill Patients : General and Disease-Specific
Nutrition Support Therapy
ダイジェスト版

一般社団法人 日本集中治療医学会

電子版ダウンロード 無料サービス付き！

発売中！
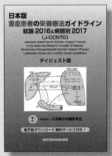

● B 5 判 160 頁／定価（本体 2,400 円＋税）
ISBN 978-4-88003-919-0

集中治療看護師のための 臨床実践テキスト 疾患・病態編

一般社団法人 日本集中治療医学会

発売中！
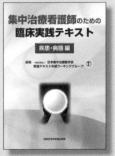

● A 4 判 320 頁／定価（本体 3,800 円＋税）
ISBN 978-4-88003-255-9

〒106-0047 東京都港区南麻布 2 丁目 8 番 18 号
電話（03）3798-3315　FAX（03）3798-3096

真興交易㈱医書出版部

URL : http://www.sshinko.com
E-mail : info@sshinko.com

総合医学社 刊行物 購読申込書　FAX：03-3219-0410

総合医学社 営業部　行

　　　　　　　　　　　　　　　　　　　　　　　　　　　年　月　日

☐ 『救急・集中治療』　2018年度 年間購読（6冊＋臨増号1冊）特別価格 40,000円・税込

☐ 『救急・集中治療』　バックナンバー　（　）巻（　）号（　）部

☐ 書籍　（書名）『　　　　　　　　　　　　　　』（　）部
　　　　　　　　『　　　　　　　　　　　　　　』（　）部
　　　　　　　　『　　　　　　　　　　　　　　』（　）部
　　　　　　　　『　　　　　　　　　　　　　　』（　）部
　　　　　　　　『　　　　　　　　　　　　　　』（　）部
　　　　　　　　『　　　　　　　　　　　　　　』（　）部

お名前（フリガナ）

送付先ご住所　　　ご自宅　　　ご勤務先　（どちらかに〇をお付けください）
〒　　　－

ご勤務先／学校名　　　　　　　　　　　　部署

TEL：　　　－　　　－　　　　　　FAX：　　　－　　　－

E-mail：

上記のデータは，商品の発送および出版目録送付以外の目的には使用致しません．

アンケート　（＊よろしければ，アンケートのご協力，お願いいたします．）

◆どのようにして本誌をお知りになりましたか？
　☐書店で　　☐ダイレクトメールで　　☐人に薦められて
　☐広告で（紙・誌名：　　　　　　　　　　　　　　　）
　☐書評で（紙・誌名：　　　　　　　　　　　　　　　）
　☐その他（　　　　　　　　　　　　　　　　　　　　）

◆今後どのような「特集」をお読みになりたいと思いますか？

◆本誌についてのご意見，ご感想をお聞かせください．

本誌バックナンバーのご案内

*バックナンバーのご注文は，最寄りの医学書取り扱い書店，または小社までお願い致します．
†：品切れ

巻号	タイトル	編者	定価
25巻1・2号	ER・ICUで必要な注射用抗菌薬—エキスパートの考え方と使い方—	（編：舘田一博）	定価（本体5,600円＋税）
3・4号	ER・ICUで必要な循環器薬の知識と使い方—日米のエビデンスの狭間で—↑➡関連書籍	（編：香坂 俊）	定価（本体5,600円＋税）
5・6号	あなたなら，どう動く？ 不整脈診療Q&A—しのぐ・備える・攻める—	（編：村川裕二）	定価（本体5,600円＋税）
7・8号	5大原則で苦手克服！急性中毒攻略法—症例から学ぶ診療の基本と精神科的評価&対応—	（編：上條吉人）	定価（本体5,600円＋税）
9・10号	今知りたい！集中治療の最新論点—Pro & Conディベート—	（編：岡元和文）	定価（本体5,600円＋税）
11・12号	けいれん・けいれん重積発作—救急外来からてんかん診療へ—	（編：加藤正哉）	定価（本体5,600円＋税）
26巻1・2号	かゆいところに手が届く循環器救急—EBMだけでは解決できない疑問に答える—	（編：田邉健吾，中澤 学）	定価（本体5,600円＋税）
3・4号	徹底ガイド急性血液浄化法 2014-'15	（編：篠崎正博，秋澤忠男）	定価（本体6,000円＋税）
5・6号	徹底ガイドDICのすべて 2014-'15	（編：丸藤 哲）	定価（本体6,500円＋税）
7・8号	Damage Control Resuscitation—重症外傷の凝固線溶異常に対する蘇生のすべて—	（編：久志本成樹）	定価（本体5,600円＋税）
9・10号	人工呼吸管理—その常識は正しいか？—	（編：大塚将秀）	定価（本体5,600円＋税）
11・12号	症例とQ&Aで学ぶ最新のECMO	（編：市場晋吾）	定価（本体5,600円＋税）
27巻1・2号	救急・集中治療医のための心エコー—FOCUSに基づいた評価法をマスターする—	（編：山本 剛）	定価（本体4,600円＋税）
3・4号	小児ICU—その常識は正しいか？—	（編：中川 聡）	定価（本体4,600円＋税）
5・6号	重症病態を診る！モニタリングの魅力—ER，ICU，OPE室での症例から学ぶ—	（編：川前金幸）	定価（本体4,600円＋税）
7・8号	重症病態の栄養治療—最新の知識とその実践—	（編：小谷穣治）	定価（本体4,600円＋税）
9・10号	病態ごとの輸液管理—その常識は正しいか？—	（編：岡元和文）	定価（本体4,600円＋税）
11・12号	sepsis・SIRS—その常識は正しいか？—	（編：久志本成樹）	定価（本体4,600円＋税）
臨増号	ER・ICUでの薬の使い方・考え方2016-'17—エキスパートの実践と秘訣に学ぶ—	（編：岡元和文）	定価（本体6,800円＋税）
28巻1・2号	心不全—その常識は正しいか？—	（編：猪又孝元）	定価（本体4,600円＋税）
3・4号	急性腎障害，慢性腎臓病—その常識は正しいか？—	（編：秋澤忠男）	定価（本体4,600円＋税）
5・6号	肝不全—その常識は正しいか？—	（編：吉治仁志）	定価（本体4,600円＋税）
7・8号	感染症診療—その常識は正しいか？—	（編：志馬伸朗）	定価（本体4,600円＋税）
9・10号	小児の呼吸管理—その常識は正しいか？—	（編：植田育也）	定価（本体4,600円＋税）
11・12号	神経集中治療—いま最も知りたい20の論点—	（編：黒田泰弘）	定価（本体4,600円＋税）
臨増号	これだけは知っておきたい循環管理—研修医からの質問323—	（編：山科 章）	定価（本体6,000円＋税）
29巻1・2号	ARDS—その常識は正しいか？—	（編：大塚将秀）	定価（本体4,600円＋税）
3・4号	不整脈—その常識は正しいか？—	（編：里見和浩）	定価（本体4,600円＋税）
5・6号	ショック管理—ショックと臓器障害連関のメカニズム—	（編：垣花泰之）	定価（本体4,600円＋税）
臨増号	ER・ICUにおける手技の基本と実際—ベテランに学ぶトラブル回避法—	（編：西村匡司）	定価（本体6,400円＋税）
7・8号	抗菌薬—その常識は正しいか？—	（編：志馬伸朗）	定価（本体5,600円＋税）
9・10号	エキスパートに学ぶ呼吸管理のすべて	（編：大塚将秀）	定価（本体4,600円＋税）
11・12号	エキスパートに学ぶ輸液管理のすべて	（編：鈴木武志）	定価（本体4,600円＋税）
30巻1号	エキスパートに学ぶ栄養管理のすべて	（編：小谷穣治）	定価（本体5,600円＋税）
30巻2号	ER，ICUのための循環器疾患の見方，考え方—エキスパートの診断テクニック—	（編：佐藤直樹）	定価（本体5,600円＋税）
30巻3号	エキスパートに学ぶショック管理のすべて	（編：垣花泰之）	定価（本体5,600円＋税）
30巻4号	エキスパートに学ぶ神経集中治療	（編：黒田泰弘）	定価（本体6,200円＋税）

関連書籍

書名	刊行	編・監	定価
FAQでわかりやすい！心臓麻酔 臨床実践ガイド〔第2版〕	（2018年4月刊）	（編：澄川耕二，原 哲哉）	定価（本体6,800円＋税）
最新主要文献とガイドラインでみる麻酔科学レビュー2018	（2018年3月刊）	（監：山蔭道明，廣田和美）	定価（本体12,000円＋税）
集中治療医学レビュー 2018-'19	（2018年2月刊）	（監：岡元和文）	定価（本体9,000円＋税）
救急・集中治療 最新ガイドライン 2018-'19	（2018年2月刊）	（編：岡元和文）	定価（本体8,600円＋税）
救急・集中治療のための輸液管理Q&A—研修医からの質問385—〔第3版〕	（2017年3月刊）	（編：岡元和文）	定価（本体4,600円＋税）
徹底ガイド小児の呼吸管理Q&A〔第3版〕	（2016年10月刊）	（編：植田育也）	定価（本体5,600円＋税）
ER・ICUで必要な循環器薬の知識と使い方—日米のエビデンスの狭間で—〔新装版〕	（2015年1月刊）	（編：香坂 俊）	定価（本体5,600円＋税）
人工呼吸器と集中ケアQ&A—ベッドサイドからの質問286—〔第2版〕	（2014年3月刊）	（編：岡元和文）	定価（本体5,600円＋税）
呼吸管理Q&A—研修医からの質問316—〔第3版〕	（2014年3月刊）	（編：相馬一亥，岡元和文）	定価（本体5,600円＋税）
PCAS 心停止後症候群に対する神経集中治療—適応，方法，効果—	（2014年2月刊）	（編：黒田泰弘）	定価（本体6,800円＋税）
ワンランク上の検査値の読み方・考え方—ルーチン検査から病態変化を見抜く—〔第2版〕ハンディ版	（2014年10月刊）	（編：本田孝行）	定価（本体2,800円＋税）

お問い合わせ先：総合医学社　〒101-0061　東京都千代田区神田三崎町1-1-4 MK88ビル
電話 03(3219)2920　FAX 03(3219)0410

● Honorary Editors	● Editors	● Editorial Board （五十音順）			
天羽敬祐 早川弘一 島崎修次 相馬一亥 山科　章	岡元和文 行岡哲男 横田裕行 久志本成樹 大塚将秀 志馬伸朗 松田直之 山本　剛	相川直樹 今中秀光 植田育也 上山昌史 氏家良人 内野博之 遠藤重厚 小川久雄 上條吉人 川名正敏 川前金幸	丸藤　哲 木村昭夫 久木田一朗 国元文生 公文啓二 神津　玲 坂本哲也 佐藤直樹 篠﨑正博 鈴川正之	炭山嘉伸 代田浩之 妙中信之 竹田　省 田中啓治 鶴田良介 寺岡　慧 長尾　建 布宮　伸 野々木宏	橋本洋一郎 林　成之 平出　敦 本田孝行 丸川征四郎 三田村秀雄 箕輪良行 山田芳嗣 山本保博 四津良平

■次号予告（Vol. 30 No. 6）

特　集　『エキスパートに学ぶ 心不全治療の極意 —Evidence and Experience—』

編集：佐藤直樹（日本医科大学武蔵小杉病院 循環器内科）

総　論
・新しい心不全ガイドラインから学ぶ心不全治療の概要と今後の課題

ベーシック編
Ⅰ．心不全予防
　・高血圧
　・糖尿病
　・冠動脈疾患
　・睡眠時無呼吸症候群
　・心房細動
Ⅱ．急性心不全
　・心原性ショック
　・心原性肺水腫
　・体液貯留
　・低心拍出・低灌流
　・右心不全

・入院中の心不全悪化対策
Ⅲ．慢性心不全
　・左室駆出率低下例
　・左室駆出率温存例
Ⅳ．心不全再入院予防
　・病態変化の早期発見・早期介入
　・心不全入院を繰返す患者に対するアプローチ

アドバンス編　心不全患者の治療をワンランクアップさせるために
　・拡張型心筋症
　・肥大型心筋症
　・虚血性心筋症
　・僧帽弁閉鎖不全症
　・大動脈弁狭窄症
　・アミロイドーシス

救急・集中治療　Vol. 30 No. 5
2018年10月20日 ©

特集　エキスパートに学ぶ
Sepsis 敗血症バンドル
特集編集：松田直之

1部定価（本体 6,200 円＋税）

発行者　渡辺嘉之
発行所　株式会社 総合医学社
〒101-0061 東京都千代田区神田三崎町1-1-4
TEL 03-3219-2920
FAX 03-3219-0410
E-mail：sogo@sogo-igaku.co.jp
URL：http://www.sogo-igaku.co.jp/
振替 00130-0-409319

印刷所　シナノ印刷株式会社

● 広告取扱　㈱医薬広告社　〒113-0033　東京都文京区本郷 2-26-3 電子ビル　Tel. 03（3814）1971
　　　　　　福田商店広告部　〒541-0046　大阪市中央区平野町 3-2-13 平野中央ビル 4 階　Tel. 06（6231）2773
　　　　　　㈱メディカ・アド　〒105-0013　東京都港区浜松町 1-12-9 第 1 長谷川ビル 2 階　Tel. 03（5776）1853

・本誌に掲載する著作物の複製権・上映権・譲渡権・公衆送信権（送信可能化権を含む）は株式会社総合医学社が保有します．
・JCOPY　＜(社)出版者著作権管理機構　委託出版物＞
　本誌の無断複写は著作権法上での例外を除き禁じられています．複写される場合は，そのつど事前に，(社)出版者著作権管理機構（電話 03-3513-6969, FAX 03-3513-6979, e-mail：info@jcopy.or.jp）の許諾を得てください．